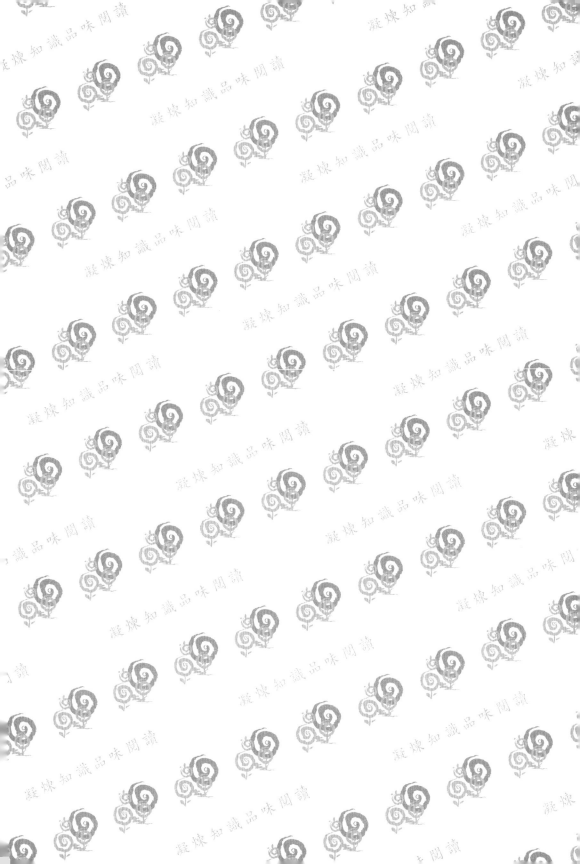

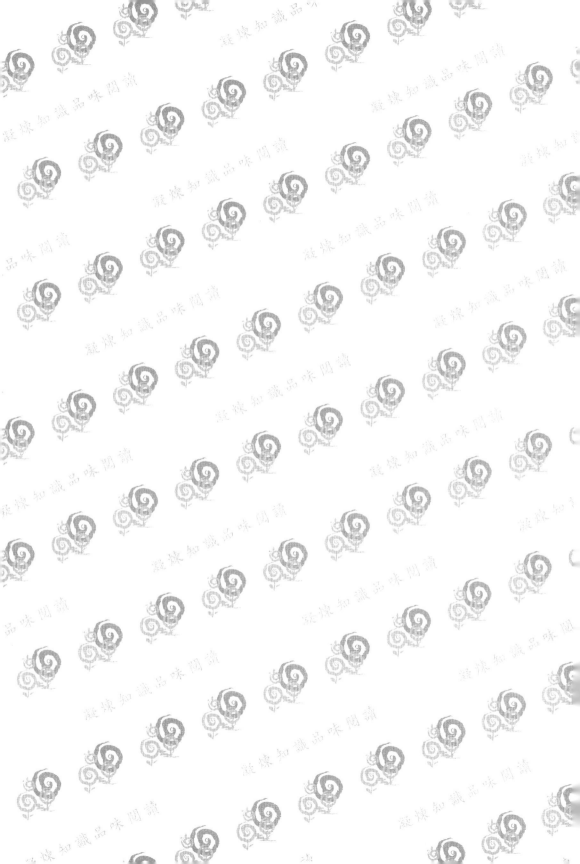

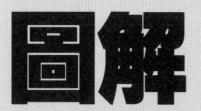

圖解

五南圖書出版公司 印行

圖解系列

衛生行政與法規

閱讀文字

理解內容

觀看圖表

圖解讓
衛生法規
更簡單

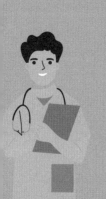
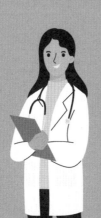
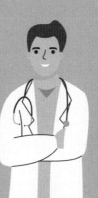
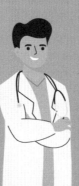
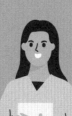

序

序

　　衛生行政是行政體系的一部分，也是公共衛生體系的一支，包括醫政、藥政、食品衛生及營業衛生管理等工作者，都脫離不了衛生行政的範疇。衛生行政與法規主要探討衛生行政學與衛生法規，對醫療衛生法規之擬定、醫療體系規劃、醫事人員及醫療機構之管理等面向及相關問題。

　　本書將衛生行政與法規拆解成一百多個小單元，藉由插圖與附表，加深學習印象與學習樂趣，適合公共衛生、醫事暨生物科技等相關科系學生及從事衛生行政工作者或對衛生行政、法規有興趣者閱讀。

　　本書系統介紹衛生行政與法規的基本內容，全書依【公務人員高等考試三級考試行政類科命題大綱】編寫，共分衛生行政學發展歷史與趨勢、專業範疇知識、專業實務、衛生法規基本概念與體系架構、衛生法規等五大部分，內容亦依命題大綱細分20章，共計136小節。主要內容包括現行衛生行政組織及執掌、衛生指標與預算、衛生行政學之理論與研究方法、衛生行政學相關之流行病學與社會科學知能、公共溝通與政策行銷知能、衛生教育、公共行政、當前重要衛生議題及相關政策、衛生企劃與評估、衛生政策的風險預測及危機處理等，所列舉的衛生法規，涵蓋醫事人員法規、傳染病防治法規、食品衛生、藥物管理法規、保健法規、環保法規等，共計52種法規。

　　筆者退休於衛生福利部，在衛生領域服務23年，也算是個衛生界的老兵，有鑑於坊間沒有關於衛生行政與法規的基礎書籍，而這個學科又是高考及公共衛生學裡的重要學科，因此這本書的出版，對我而言，意義非凡！

一、衛生行政學發展歷史與趨勢

二、衛生行政學之專業範疇知識

三、衛生行政專業實務

第11章　當前重要衛生議題及相關政策

第12章　衛生企劃與評估

第13章　衛生政策的風險預測及危機處理

四、衛生法規基本概念與體系架構

第14章　衛生法規的基本概念

第15章　衛生法律基本體系與原理原則

五、衛生法規

第16章　醫事人員法規、醫藥衛生含組織法規、全民健康保險法規

第17章　傳染病防治法規

第18章　食品衛生、藥物管理法規

第19章　保健法規

第20章　其他相關衛生法規

一、

衛生行政學發展歷史與趨勢

1.1 國際衛生行政發展

　　近代國際衛生合作發展，始於為因應 1830 年及 1847 年於歐洲爆發的霍亂大流行所產生的重大傷亡。自 1817 年起，共爆發過 7 次全球大流行，造成上千萬人死亡，社會經濟結構也為之丕變。在此之前，霍亂只是散發性疾病與區域流行，可能是因為戰爭及商業活動增加而促成大流行。

　　各國於 1851 年在巴黎舉行國際衛生會議（International Sanitary Conference）。這個會議的主要動機在於政治與商業方面，對公共衛生的興趣僅僅在於傳染病議題而已。

　　至 1892 年在威尼斯召開的第 7 屆國際衛生會議，始產生世界第一份《國際衛生公約》（International Sanitary Convention），訂定隔離方法與衛生措施用以防治霍亂。

　　1902 年在美洲成立美洲國際衛生局（International Sanitary Bureau of the Americas）以進行國際間傳染病控制的工作，當時是以黃熱病的控制為主。其後於 1923 年更名為泛美衛生局（Pan American Sanitary Bureau），為現今泛美衛生組織（Pan American Health Organization, PAHO）的前身。

　　在 1903 年第 11 屆國際衛生會議上，共簽訂了四份國際衛生公約，可見傳染病對當時工業化的歐洲社會所產生的衝擊。同時，在該次會議通過創建了一個常設的國際衛生局，以持續進行流行病學的研究調查，即 1907 年設立於巴黎的國際公共衛生署（Office International d'Hygiène Publique, OIHP）。OIHP 除了進行流行病學之研究調查、協調患者隔離的方法，並主辦過幾屆國際衛生會議。

　　國際聯盟成立後，於 1920 年基於國際合作的建設，另外成立專門防止和控制疾病的國際衛生機構——國際聯盟衛生組織（League of Nations Health Organization, LNHO），進行流行病學的資料蒐集與報告、疾病的預防與控制。國際聯盟在其盟約中，將「致力於國際間疾病預防及控制的措施」納入其目標。

　　1851 年至二次世界大戰爆發前，歐洲地區所舉行的一系列國際衛生會議，主要目的為使歐洲地區免於霍亂、鼠疫、天花及斑疹傷寒等傳染病的侵襲，使歐洲和其他地區的貿易及旅行可以順利進行。

　　1946 年聯合國經濟及社會理事會（Economic and Social Council）在紐約舉辦國際衛生大會（International Health Conference），以討論世界衛生組織（World Health Organization, WHO）之成立，會中討論該組織之領域、機制、架構等；同時提案使 WHO 成為聯合國體系下所設置的唯一國際衛生組織，並終止及接收 OIHP、LNHO 與聯合國善後救濟總署衛生部（Health Division of the United Nations Relief and Rehabilitation Administration）等機構之工作。

　　WHO 在聯合國系統內負責衛生工作，制定衛生指導原則和標準（如《國際疾病分類》、《基本藥物示範目錄》）、幫助各國解決公共衛生問題，以及支持和促進衛生研究。

　　1978 年的阿拉木圖國際初級衛生保健會議，建立了「人人享有衛生保健」的目標；2003 年通過全球第一份公共衛生條約——《菸草控制框架公約》，希望減少全世界菸草相關的死亡和疾病；2004 年通過《全球飲食、體力活動與健康戰略》；2008 年制定和實施《氣候變化和衛生工作計畫》。

近代國際衛生機構事件簡表

時間	地點	會議／成立機構／事件	效益
1851 年	巴黎	第 1 屆國際衛生會議	預防及控制歐洲地區的霍亂
1892 年	威尼斯	第 7 屆國際衛生會議	世界第一份國際衛生公約；訂定隔離方法與衛生措施用以防治霍亂
1902 年	華盛頓	美洲國家國際衛生大會	成立美洲國際衛生局：進行國際傳染病控制，使拉丁美洲地區的貿易活動不致因傳染病而中斷
1903 年	巴黎	第 11 屆國際衛生會議	1. 簽訂四份國際衛生公約 2. 通過創建常設國際衛生機構
1907 年	巴黎	國際公共衛生署	1. 進行流行病學之研究調查、協調患者隔離 2. 主辦數屆國際衛生會議
1920 年	日內瓦	國際聯盟衛生組織	1. 致力於國際間疾病預防及控制的措施 2. 進行流行病學研究、疾病預防與控制 3. 嘗試整合國際衛生機構
1946 年	紐約	聯合國經濟及社會理事會	1. 舉辦國際衛生大會 2. 提案使 WHO 成為聯合國體系下所設置的唯一國際衛生組織
1947 年	埃及	爆發霍亂	促使各國批准世界衛生組織憲章
1948 年	日內瓦	第 1 屆國際衛生大會	WHO 正式成立運作

世界衛生組織攤款比率

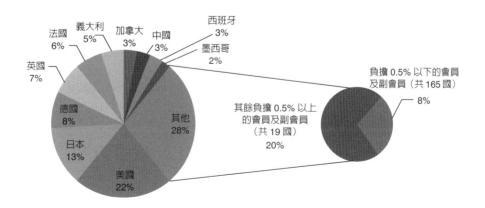

1.2 菸草控制框架公約

菸草對人類健康的危害於 1960 年代經醫學界披露後，吸菸及菸商責任相關的問題遂逐漸受到世人重視。根據世界衛生組織的統計，人類每年因為吸菸導致死亡的人數已達 500 萬人。

菸害的形成完全是人為的，在過去一個世紀，透過市場的交易機制與廣告宣傳手法，菸草的消費不斷地增加，造成當今人類因為吸菸導致每年大量死亡。

《菸草控制框架公約》（Framework Convention on Tobacco Control, FCTC）於 2005 年 2 月 17 日生效，為全球第一個公共衛生公約。

根據《菸草控制框架公約》第 1 條第 4 款，「菸草控制」係指通過消除或減少人群消費菸草製品和接觸菸草煙霧，旨在促進其健康之一系列減少菸草供應、危害及需求的戰略。

世界衛生組織期待透過 FCTC 對菸草貿易、廣告促銷及贊助、包裝與標示、走私、對未成年人銷售菸草、菸草製品定價與課稅、菸草製品成分限制、教育訓練與大眾傳播、菸商的責任與賠償等議題予以規範，以達成控制菸草的氾濫，遏止其對人體健康的傷害繼續擴大。

《菸草控制框架公約》的十大重點：1. 重視並實施提升菸品價格和稅收策略。2. 讓人民免於二手菸害及提供戒菸治療服務。3. 菸品成分與排放物的檢測、管制及申報。4. 加強菸害教育、宣導、訓練及公共認知。5. 菸品包裝、標示及菸害警示圖文的規範。6. 禁止菸品廣告、促銷及贊助行為。7. 跨國合作管制非法走私菸品貿易。8. 銷售菸品予未成年人及對弱勢族群的保護。9. 研議並追究菸商的法律責任。10. 國際間的科學、技術合作與資訊通報等措施。

《菸草控制框架公約》締約方會議決定：注意到菸草業利用國際貿易或投資規則，挑戰政府控菸努力所導致的時間和資源方面的負擔；意識到保護公眾健康的措施，包括實施世衛組織框架公約及其準則的措施，處於主權國家的權力範圍內。

1. 鼓勵締約方合作探索可能的法律方案，盡量減少菸草業針對菸草控制措施不當利用國際貿易和投資文書的風險。

2. 敦促締約方在貿易和投資領域內促進多部門合作，在貿易談判過程中根據世衛組織框架公約及其他國際義務，考慮到菸草消費在公共衛生方面的問題。

3. 在世衛組織框架公約的背景下，提醒締約方注意在其今後的貿易和投資協定中，考慮公共衛生目標的可能性。

4. 要求公約祕書處繼續加強努力與相關國際組織合作，並鼓勵在貿易和投資相關問題方面進行溝通和信息共享。

世界無菸日（World No Tobacco Day）目標

年度	目標
2013 年	禁止菸草產業廣告、促銷及贊助
2012 年	對抗菸商干擾
2011 年	拯救生命的三種方法：滅火器、救生圈、菸草控制框架公約
2010 年	兩性與菸草：關注針對女性的促銷行為
2009 年	菸草健康警示

臺灣歷年成人吸菸率

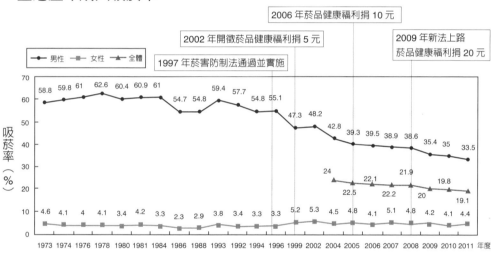

（資料來源：衛生福利部國民健康署）

戒菸共同照護網

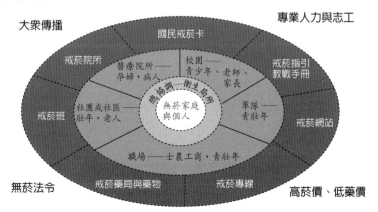

1.3 世界衛生組織

依據《聯合國憲章》第 57 條及《世界衛生組織組織法》第 69 條，在 1948 年世界衛生組織（WHO）成爲聯合國的一個專門機構，擔負著全球性的醫療保健與疾病防治政策釐訂、策略執行及方法的研發採用。

《組織法》第 1 條揭示 WHO 的宗旨：「使全世界人民獲得可能達到的最高健康水平」。

WHO 就「健康」做了概括性的定義：「身體、精神與社會安康的十足完美狀態，非僅免於疾病或虛弱而已」。指陳各個國家與政府對自己管轄統治的人民負起維護健康的責任，WHO 與各國政府間及非政府間國際組織密切合作，以增進人類的健康。WHO 所追求與所應該追求的是，全人類的最高的健康水準。

（一）WHO 任務

WHO 所擔負的任務，應可歸爲四大項目：

1. 在人類衛生的領域上給予世界性、全球性的指導原則與綱領；
2. 建立人類衛生健康的國際標準；
3. 與各國政府合作，加強提升國家的衛生工作與計畫；
4. 開發與傳播適當的關係人類衛生健康之技術、資訊及標準。所概括的範圍及於環境品質、食品安全、化學藥物、衛生諮詢及醫學技術的認證。

除衛生、健康工作以外，國際緊急救援、傳染病預防治療，亦是重要的工作。

（二）WHO 機構

WHO 規劃了下列機構，依第 9 條的規定，該組織的工作由下列機構執行：1. 世界衛生大會；2. 執行委員會；3. 祕書處。除上述三大機構外，更設有各種委員會、區域委員會及辦公室，以執行世界衛生組織的各種功能。

祕書處除了在瑞士日內瓦設有總部外，下述六個地區也設有區域委員會和辦事處：東南亞區、西太平洋區、非洲區、美洲區、東地中海區以及歐洲區。目前，整個組織大約有 4,000 位技術人才及工作人員。

WHO 只是公共衛生顧問機構，沒有執法權，只能透過發表建議和研究報告，以及提供指引和技術支援等方式應對全球的公共衛生問題。即使成員國爆發疫症，WHO 也不能以行政手段干預該國的公共衛生事務，只可以遊說、呼籲、商討、國際施壓等方式解決問題。

WHO 的建議和指引多是針對公共衛生系統和機構，較少針對個人健康，也難以改變個人的生活習慣，因此局限了 WHO 預防疾病的成效。

社會因素對公共衛生的影響相當大，但是，貧富懸殊、窮人的健康資訊不足等健康不平等問題，都不是 WHO 可以控制的。面對因社會因素而引發的公共衛生問題，WHO 實在無能爲力。

WHO 發展國際法的起點（或轉捩點），應是《國際衛生規章》（IHR）之修正與《國際菸草控制架構公約》（FCTC）的通過，這二項重要計畫是 WHO 所面臨的最大全球衛生問題，而最近幾年的世界衛生大會則是承擔了上述計畫的長期性修法和立法工作。

世界衛生組織在公共衛生的角色

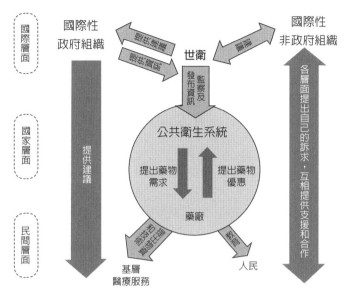

世衛與各組織通力合作，有助改善全球的公共衛生

1990～1999年與2000～2008年兒童年均死亡率下降率之比較

世界衛生組織地區	1990～1999	2000～2008
非洲地區	0.9	1.7
美洲地區	4.2	4.6
東南亞地區	2.5	3.8
歐洲地區	3.6	5.6
東地中海地區	1.5	1.7
西太平洋地區	2.5	5.7
全球	1.2	2.3

1.4 世界衛生大會

世界衛生大會（World Health Assembly, WHA）是世界衛生組織的最高機關。依《組織法》第 10 條規定：「由各會員的代表組成」。「各會員代表最多不得超過 3 人。其中一人應由會員指定為首席代表。這些代表應從衛生領域內技術能力最強的人員中選拔，並以能代表該會員國的國家衛生部門為宜。」

WHA 每年舉行一次年會，每一會員國有一票表決權、無否決權。必要時，可依組織法規定召開特別會議。大會肩負著整個組織政策決定，幹事長的指定派任及所有組織職能的推展。

WHA 有權通過與組織職權相關的國際公約或國際協定，進而就會員國的決定接受或承諾加以匯集，以決定公約或協定是否生效。

WHA 有決定組織政策的權力、選派參加執行委員會的會員國代表、任命幹事長、審查批准由幹事長向執行委員會提出的組織預算、審查執行委員會的報告、幹事長所提出的工作計劃與工作報告、決議設置推展組織工作的委員會及其他機構事項。WHA 在組織法規定的範圍內，有權將其職權功能作必要的授權，由其他機構代為行使。

WHA 的任務包括：1. 決定組織的政策。2. 選定派遣代表參加執委會的會員。3. 任命幹事長。4. 審查執行委員會與幹事長的工作報告及業務活動，並指示執委會關於應當採取行動、調查研究或報告的事項。5. 設置本組織工作所必需的各種委員會。6. 監督本組織的財務政策，並審查和通過預算。7. 指示執委會及幹事長就衛生大會認為適當的任何衛生事項，提請各會員、各政府或非政府間的國際組織予以注意。8. 邀請與組織職責有關的任何國際性或全國性的組織、政府或非政府的組織派遣代表。

執行委員會

執行委員會是 WHA 的執行機構，負責大會所交付的政策與託付任務的執行。執行委員由被選為委員會國家指派，被指派為委員的個人，原則上應該是在衛生領域上的專家或技術人才。

執委會的任務為：1. 執行 WHA 的決議與方針。2. 充任 WHA 的執行機構。3. 執行 WHA 所委託的其他任務。4. 就 WHA 向它提出的問題及由於公約、協定和規章之規定，由該組織負責的事項，向 WHA 提出意見或建議。5. 主動向 WHA 提出意見或建議。6. 擬訂 WHA 議程。7. 擬訂定期一般衛生規劃綱要，提請 WHA 考核。8. 研討其權限內的一切問題。9. 在本組織任務及財源範圍內，採取緊急措施，以應付必須採取立即行動的事件。在特殊情況下，執委會可授權幹事長採取必要步驟，撲滅流行病，參加組織受災難民的衛生救濟工作，並對任何會員或幹事長提請執委會注意的緊急事態，進行調查研究。

衛生服務覆蓋的測量和監控框架

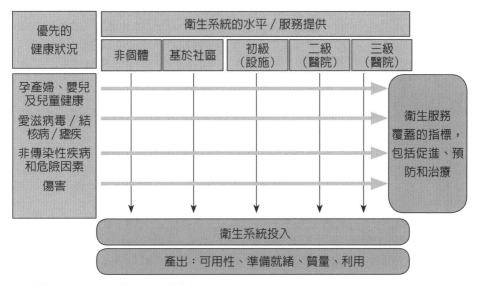

（資料來源：2013 年世界衛生報告）

WHO的主要議題及機制

議題	機制
國際衛生（Health）	國際衛生條例（International Health Regulations, IHR)）
食品安全（Food Safety）	國際食品安全網絡（International Food Safety Authorities Network, INFOSAN）
流感（Influenza）	全球疫情警報與反應網絡（Global Outbreak Alert and Response Network, GOARN）
肺結核（TB）	終止結合病夥伴組織（Stop TB Partnership）
菸草控制框架公約（FCTC）	消除菸品非法貿易議定書（Protocol on Illicit Trade in Tobacco Products）
偽藥防制	國際打擊不法藥物行動聯盟（International Medical Products Anti-Counterfeiting Taskforce, IMPACT）

1.5 我國與世界衛生組織

在 1972 年之前，臺灣還是世界衛生組織（WHO）的正式會員國。中國是 WHO 的創始會員國，在 WHO 憲章未生效前，中國是過渡時期委員會 18 個成員國之一，WHO 成立後，中國因國共內戰，未出席第二和第三次世界衛生大會。

中國共產黨贏得內戰，於 1949 年 10 月 1 日建立中華人民共和國，國民黨敗退臺灣，開始出現競爭中國代表權問題。在冷戰的國際體系架構下，以中華民國繼續存在且代表中國的主張，獲得美國的支持，得以保有聯合國席次，也因此繼續擁有 WHO 的會籍。

1951 年 9 月起至 1972 年 5 月 10 日間，臺灣是 WHO 西太平洋區域委員會的會員國，WHO 於 1959 年任命「地區代表」（area representative），以提供臺灣、關島、香港、日本、澳門、韓國和太平洋島嶼的託管地等國家及地區更有效的協助，總部設在臺北。

臺灣於 1948 年 4 月至 1972 年 5 月階段為 WHO 會員國，因此與 WHO 有密切的衛生交流，定期派遣代表團或衛生專家參與世界衛生大會（WHA），或其他與 WHO 有關之區域會議及各種衛生學術研討會，此時期與 WHO 進行合作計畫，以改善國內的衛生問題。

1971 年 10 月 25 日，第 26 屆聯合國大會通過第 2758 號決議案，由中華人民共和國取得代表中國的權利。聯合國祕書長寇特・華德翰（Kurt Waldheim）去函各聯合國機構，包括 WHO 在內，建議他們依聯合國做法，由北京取代臺北之中國席次，WHO 乃於 1972 年通過 25.1 號決議案，決定自該年 5 月 10 日起，由中華人民共和國取代中華民國在 WHO 的席次，臺灣被迫退出 WHO，而且被禁止參加 WHO 的各種工作坊、論壇，及全球衛生緊急追蹤和反應機制。

1972 年臺灣退出 WHO 後，WHO 與我國之衛生合作計畫亦全面終止，參與 WHO 工作之專家人員也全部退出，因此 WHO 於該階段的任何衛生促進計畫，臺灣皆無法參與。直至 1997 年起，臺灣因體認到 2300 萬人民的人權及健康權不應被國際忽略，因此開始每年均推動爭取加入 WHO 的行動。

2003 年春季，中國大陸爆發嚴重急性呼吸道症候群（SARS），因中國隱瞞疫情，導致疫情未能及時控制，進而擴散到越南、臺灣、新加坡、菲律賓、馬來西亞、南非、泰國和加拿大等國及香港，WHO 的官員與我國官員於 2003 年 5 月 5 日會面，這是雙方在臺灣退出世界衛生大會後，首次官方公開接觸。

WHO 總部排除中國的政治干預，決定派遣專家來臺了解及協助臺灣 SARS 防治工作，除了證明其對臺灣疫情的憂心外，更證明臺灣長期被孤立。同時深刻體會臺灣因政治因素無法成為 WHO 會員的處境，發現了臺灣公共衛生發展及醫療水準的進步，更看到臺灣社會的民主與自由，也因此邀請我方專家參與 WHO。

2003 年 5 月 16 日之流行病學視訊會議、2003 年 6 月 17 至 18 日在馬來西亞吉隆坡舉行之 WHO 全球 SARS 研討會，將臺灣列入全球爆發流行警戒及回應網路（Global Outbreak Alert and Response Network）的疫情爆發名冊（OVL）中。

我國與WHO關係演變表

WHO發展階段	我國與WHO的關係
初期 （1948～1971 年）	蜜月期：雙方合作項目配合 WHO 該時期之行動方向 1. 我國為 WHO 的創始會員之一 2. WHO 對我國進行相關衛生援助，並派專家來臺協助 3. 許多 WHO 相關會議在臺舉行，我國並常參與 WHO 會議 4. 我國之疾病防治成就受 WHO 肯定
中期 （1972～2000 年）	分手期：雙方無法針對 WHO 該階段的重點目標進行合作 1. 我國 1972 年退出 WHO 2. WHO 與我國之衛生交流全面終止 3. 我國自 1997 年起，開始爭取加入 WHO
近期 （2000 年～）	復健期：我國自行配合 WHO 的重大策略方向，大都不被承認 1. 中國於 2005 年私下與 WHO 祕書處簽訂了解備忘錄（Memorandum of Understanding, MOU），對於我國參與 WHO 各項活動設下限制 2. 我國於 2007 年的會員申請書，遭 WHO 幹事長退回，未依 WHA 議事規則處理 3. 我案在 WHA 三次表決中，支持的國家均不到半數；但我國爭取「有意義參與」陸續獲得多國認同 4. 我國於 2006 年 3 月由陳前總統簽署《菸草控制框架公約》（Framework Convention of Tobacco Control, FCTC）之加入書並送交 WHO，於 2006 年 5 月宣布提前實施 IHR 2005，卻都不被認可

臺灣歷年推動加入世界衛生組織的重要發展

年度	重要發展
1997 年	促請世界衛生組織幹事長同意邀請臺灣成為世界衛生大會觀察員
1998 年	美國眾議院以 418 票對 0 票通過決議案，支持臺灣加入世界衛生組織（H. Con Res 334）
1999 年	美國參議院通過決議案，支持臺灣加入世界衛生組織 (H. R. 1794)
2000 年	美國參、眾兩院通過法案，支持我國成為世界衛生大會觀察員（N. Con. Res. 390）
2001 年	1. 美國首次在世界衛生大會期間於日內瓦對外說明支持臺灣加入世界衛生組織 2. 世界衛生大會期間日內瓦當地輿論首次公開表達支持臺灣參與世界衛生組織之活動
2002 年	1. 歐洲議會通過決議支持臺灣以觀察員身分參加 WHO 2. 美國參、眾兩院通過法案，並由布希總統簽署授權國務院提出計畫，協助我國取得觀察員 3. 美國行政部門首次在世界衛生大會期間於日內瓦表示支持臺灣加入世界衛生組織 4. 日本政府公開支持我入會案
2003 年	臺灣抗 SARS 期間，世界衛生組織自 1972 年之後首次派員到臺灣協助防疫，兩位來自 WHA 的醫療專家抵達臺灣從事為期 13 天的疫情蒐集之旅（其後於 2004 年第 56 屆世界衛生大會通過決議，要求幹事長依據憲章針對 SARS 有關監測、預防及控制之所有要求做出適當回應，這項決議為 WHO 協助我國進行 SARS 防疫工作提供法理基礎。）
2004 年	1. 美國眾議院通過決議案，支持臺灣加入世界衛生組織 2. 美國參議院通過支持臺灣加入世界衛生組織決議案（H. R. 4019） 3. 美國布希總統簽署參議院 2092 號法案 (S. 2091) 為法律時，亦發表聲明美國完全支持臺灣參與世界衛生組織，包括觀察員地位
2005 年	在國際的支持下，《國際衛生條例》（International Health Regulation, IHR）決議文上附加草案中，將臺灣納入國際衛生體系，以落實「普世價值」，也就是說，臺灣被涵蓋在國際衛生條例中，具有國際公法的保障，得以出席會議等的國際交流活動

1.6 國際衛生條例

　　《國際衛生條例》（International Health Regulations, IHR）為 WHO 為防止傳染病在國際間擴散、減少經濟損失和交通不便的國際衛生公約。從 1969 年的僅針對 6 種傳染病（斑疹傷寒、回歸熱、黃熱病、鼠疫、霍亂及天花），至 2005 年已擴大到傳染病以外的範圍，進而包含核污染、化學污染，儼然已躍升為全方位的衛生公約。

　　2002 年爆發了由冠狀病毒所引起的 SARS，加速了 IHR 的修訂。WHA 於 2003 年成立一個工作小組，以便各國向 WHA 建議修訂 IHR。最後第 58 屆世界衛生大會於 2005 年 5 月 23 日通過 WHA58.3 號決議——《國際衛生條例》（2005），簡稱 IHR（2005），並於 2007 年 6 月 15 日生效。

　　IHR（2005）的一系列改革，包括：

1. 範圍不僅限於任何特定疾病或傳播方式，而是涵蓋「對人類構成或可能構成嚴重危害的任何病症或醫療狀況，無論其病因或來源如何」；
2. 締約國發展有最低限度的特定和新公共衛生能力的義務；
3. 締約國向 WHO 通報根據規定的標準有可能構成國際關注的突發公共衛生事件的義務；
4. 授權 WHO 考慮非官方的公共衛生事件報告，並獲得締約國有關此類事件核實的條款；
5. 總幹事在考慮突發事件委員會的意見之後，確定「國際關注的突發公共衛生事件」和發布相關臨時建議的程序；
6. 個人和旅行者的人權保護；
7. 建立國際衛生條例國家歸口單位（National IHR Focal Point）和 WHO 連絡點，供各締約國與衛生組織間就緊急情況進行溝通。

　　IHR（2005）的宗旨為：「針對公共衛生危害，以避免對國際交通和貿易造成不必要干擾的適當方式，預防、抵禦和控制疾病的國際傳播，並提供公共衛生應對措施」。在這個宗旨之下，IHR（2005）希望同時達到兩個目標，或是一個一體兩面的目標，也就是在對於國際交通等個別利益干擾最小的情況下，達到預防、抵禦與控制疾病在國際傳播的最大集體利益。為達此目的，IHR（2005）除了強調充分尊重人的尊嚴、人權和基本自由，以及尊重締約國根據其衛生政策立法和實施法規的主權權利基本原則外，更引入普世原則，以確保 IHR（2005）能被廣泛運用，以使世界上所有人都能普受其惠。

　　根據 IHR（2005）第 1 條定義中說明，「國際關切的公共衛生緊急事件」包括：1. 因疾病的國際傳播而對其他國家的公共衛生造成危害；以及 2. 可能需要採取協調一致的國際應對措施。

IHR（2005）各締約國義務

義務	說明
指定或設立國家對口單位	締約國需指定或設立國家對口單位（National IHR Focal Point）和實施當局。國家對口單位應能隨時和 IHR 連絡點保持聯繫，以進行緊急情況時之溝通；及對內向締約國行政部門傳播訊息和對外向連絡點傳遞彙整意見
具備 IHR 的基礎能力	包含監控、報告、通報、核實、應對和合作活動；以及指定機場、港口和陸路口岸的活動，以達到不論事件的起源或來源為何，締約國在意外或不尋常公共衛生事件期間的訊息共享。同時，相互提供或促進技術合作和後勤支持。此外，締約國盡可能籌集財政資源和制定法律草案、行政規定，以促進履行 IHR

IHR（2005）中WHO的職責

職責	說明
指定 IHR 連絡點	IHR 連絡點（IHR Contact Points）是由 WHO 總部或區域組織指定，以和國家對口單位（National IHR Focal Point）保持聯繫
協助評估流行病學證據並核實	考慮來自通報和磋商以外來源的報告，諸如新聞、其他組織和非締約國等都會納入其範圍。其後根據既定的流行病學原則評估，通知在其領土內發生事件的締約國

對貨物、貨櫃和貨櫃裝卸區的特別條款

條號	說明
第 33 條　轉口貨物	除非第 43 條另有規定或經適用的國際協定授權，否則除活的動物外，無須轉運的轉口貨物不應當接受本條例規定的衛生措施或出於公共衛生目的而被扣留
第 34 條　貨櫃和貨櫃裝卸區	1. 締約國應當在可行的情況下，確保貨櫃託運人在國際航行中使用的貨櫃保持無感染或污染源（包括病媒和病原窩藪），特別是在打包過程中 2. 締約國應當在可行的情況下，確保貨櫃裝卸區保持無感染或污染源（包括病媒和病原窩藪） 3. 一旦締約國認為國際貨櫃裝卸量非常繁重時，主管當局應當採取符合本條例的一切可行措施（包括進行檢查），評估貨櫃裝卸區和貨櫃的衛生狀況，以確保本條例規定的義務得到履行 4. 在可行的情況下，貨櫃裝卸區應配備檢查和隔離貨櫃的設施 5. 如貨櫃裝卸區具有多種用途，貨櫃託運人和受託人應當盡力避免交叉污染

2.1 我國衛生行政發展史

（一）日據時代

日軍入臺時因疫病而死傷慘重，因此日本據臺後，即著手推動公共衛生建設。與歐美國家的公衛發展歷程不同的是，日本在臺灣同步推動許多公衛改革，包括環境衛生改革、疫病調查、傳染病防治、衛生教育、興建醫院、培訓醫護人員等。

日本於 1899 年在臺灣設置第一所醫事學校，即總督府醫學校。1936 年，臺北帝國大學增設醫學部，即後來的國立臺灣大學醫學院。

日本推動防疫工作不遺餘力。首先在鼠疫防治方面，1896 年廣東和廈門傳出鼠疫，臺灣立即實施港口檢疫，不久，發現臺灣出現鼠疫患者之後，立即成立檢疫部，通令醫師遇有疑似病患應向警方報告，同時開設避病所，用來隔離與治療病人。日本政府開始積極滅鼠，獎勵民眾捕鼠及推動市街住宅改良，並將疫情嚴重的村莊全部燒毀。鼠疫在 1918 年之後就不曾出現於臺灣。

為了防治天花，日本政府於 1896 年即公布了臺灣種牛痘規則，規定兒童應在 1 歲前接種牛痘。由於執行認眞，天花患者的人數急遽下降，除 1920 年出現一次大流行外，每年都只有少數新病例。

在霍亂防治方面，日本政府非常積極推動霍亂防治工作，包括：車船檢疫、病患的隔離與治療；民眾衛生教育與預防接種，甚至封鎖流行地區的交通、集會，並且實施驅蠅計畫。自 1920 年後，雖仍出現零星個案，但臺灣已無霍亂的流行。

在瘧疾防治，日據初期，瘧疾是臺灣的第一位死因，1906 年日本政府開始以奎寧治療瘧疾患者，並在 1913 年頒布瘧疾防遏規則，界定瘧疾防遏地區，一方面對防遏地區內的居民進行全面血液檢查，強制帶原者服藥；另一方面整理地物、填平沼澤水窪、開設排水管等，以防止瘧蚊繁殖，瘧疾死亡率很快地從每萬人口 30 名以上降到 7 名以下。

日本政府在臺灣推動的公共衛生現代化成效斐然。臺灣居民的健康大幅提升，1906 至 1940 年間，臺籍男女性的平均餘命分別由 29 歲和 30 歲延長到 42 歲和 47 歲。

（二）臺灣光復後

臺灣光復後，由於疾病防治工作的積極推動，一些嚴重的傳染病，如天花、霍亂、鼠疫、狂犬病等，在光復後 15 年內逐一被撲滅。而疫苗可預防的傳染病，如麻疹、小兒麻痺、破傷風、白喉、百日咳等亦被妥善控制。早期疾病防治工作中，最艱辛的莫過於瘧疾與肺結核的防治工作。

撲滅瘧疾是臺灣的傲視成就。1950 年左右，臺灣瘧疾患者每年高達 120 萬人，為十大死因之一。1948 年，政府特別成立瘧疾研究所，展開全面性有系統的防治工作。1965 年臺灣被世界衛生組織宣布為「瘧疾根除區」。

結核病是臺灣傳染病防治史中，政府投注最多資源的疾病。光復初期，結核病流行極廣，死亡率高達每 10 萬人 300 名左右，占總死亡人數的 16.2%。經過漫長而艱辛的歷程，終於在 1979 年將結核病排除至十大死因之外。

臺灣地區1952～2005年之重要社會變遷指標

項目	1952年數值	2005年數值	2005值/1952值×100	附註
1. 人口數	812.8 萬	2,269 萬	279.2	
2. 人口年齡結構（%）				依賴人口指數在
(1)0～14 歲	42.2	19.3		2005 年為 40，而
(2)15～64 歲	55.3	71.2		1952 年高達 81
(3)65 歲以上	2.5	9.5		
3. 在學大學以上人數	1.0 萬	124.5 萬	12450.0	
4. 就業人口產業別（%）				
(1) 農漁牧業	61.0	5.9		
(2) 工業	18.2	35.8		
(3) 服務業	20.8	58.3		
5. 平均國民生產毛額（臺幣／元）	25,129	530,905	2112.7	依 2001 年物價計
6. 都市化人口百分比（居住省、縣轄市以上都市居民）	33.5	69.4		算，33.5 為 1963 年資料

臺灣地區結核病死亡率下降趨勢

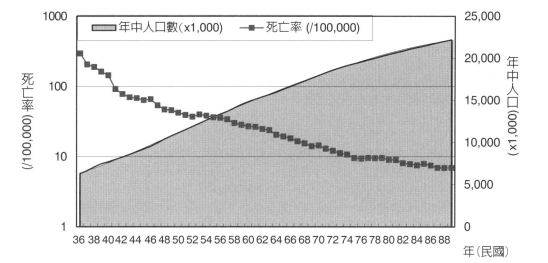

2.2 歷年衛生行政組織變革

我國衛生組織角色與功能的變遷八項特點：

1. 中央衛生主管機關變動頻繁。

2. 中央衛生主管機關變動頻繁，其主要原因係受到我國近代社會與政治不斷大幅變動的影響。

3. 中央衛生主管機關變動的規則，國家承平時期，組織擴大、層級提升；國家於戰亂時期，組織縮小、層級降低。

4. 早期政府衛生組織的主要功能與目標為防治傳染病。

5. 早期政府衛生組織因限於人力與經費，其功能之發揮多為反應式（救火式），重點在應付突發性的衛生問題。

6. 由於醫療保健工作逐漸受到重視，因此衛生機關逐漸龐大，經費增加也比以往快速。

7. 政府衛生機關近年來不斷調整擴編，以因應社會變遷之需求，因此衛生經費也大幅增加。

8. 公共衛生是經由有組織的社會力量來從事預防疾病、延長壽命與促進健康的工作。

中央衛生主管機關附屬機關方面，依成立先後順序，計有管制藥品管理局（成立於民國24年，原稱「麻醉藥品管理處」）、預防醫學研究所（成立於民國64年7月）、藥物食品檢驗局（成立於民國67年9月）、檢疫總所（成立於民國78年7月）及中央健康保險局（成立於民國84年1月）、中醫藥委員會（成立於民國84年11月）、全民健康保險監理委員會（成立於民國84年4月）、全民健康保險爭議審議委員會（成立於民國84年5月）及全民健康保險醫療費用協定委員會（成立於民國85年11月）等。

整合防疫處、檢疫總所、預防醫學研究所等三個防疫單位，於民國88年7月成立「疾病管制局」。簡併四個國民保健體系，整合保健處、家庭計畫研究所、公共衛生研究所及婦幼衛生研究所，90年7月掛牌成立「國民健康局」。原「慢性病防治局」自90年7月改制「胸腔病院」，負責病患醫療照護。

成立「食品藥物管理局」，將原衛生署食品衛生處、藥政處、藥物食品檢驗局、管制藥品管理局四個單位加以整併，成為事權統一的新機關。

衛生署改制為衛生福利部後，食品藥物管理局、疾病管制局、國民健康局、中央健康保險局均升格為署。

臺灣省政府衛生處民國36年6月正式改制成立，88年7月因精省，原臺灣省政府衛生處及其所屬業務轉移衛生署，改制為「衛生署中部辦公室」。93年7月後，配合後SRAS重建，再度進行衛生署組織再造工程，臺灣省政府衛生處轉型為醫院管理委員會。

金門縣衛生院民國34年成立，38年因縣治停施而撤銷，42年縣治恢復後重新成立，81年12月改制為「金門縣衛生局」。連江縣衛生局62年4月奉行政院核定成立，1年12月改制為「連江縣衛生局」。

彰化縣衛生局組織架構

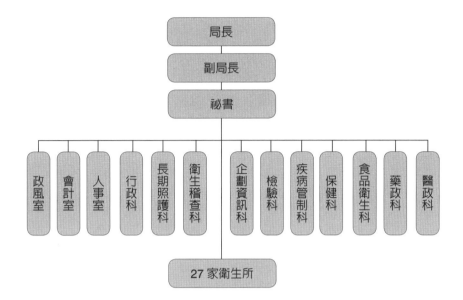

局長

副局長

祕書

政風室　會計室　人事室　行政科　長期照護科　衛生稽查科　企劃資訊科　檢驗科　疾病管制科　保健科　食品衛生科　藥政科　醫政科

27 家衛生所

臺灣地區衛生行政組織的發展及里程碑

項目	說明
組織的發展	1. 光復前（日據時期） 2. 光復後 　(1) 臺灣省行政長官公署時期（34.11～36.5） 　(2) 臺灣省政府衛生處時期（36.5～60.3） 　(3) 行政院衛生署時期（60.3.17～102.7） 　(4) 衛生福利部時期（102.7.23～迄今）
三個重要的里程碑	1. 地方衛生行政組織體系的建立（衛生局、衛生所─基層衛生工作網的建立） 2. 行政院衛生署的成立 3. 行政院環境保護署的成立

3.1 中央衛生行政組織

　　我國衛生行政組織分爲「中央、直轄市及縣（市）」二級。

　　現行最高衛生行政主管機關爲衛生福利部，負責全國衛生行政事務，並對各級地方衛生機關負有業務指導、監督和協調的責任。

　　行政院衛生署初設醫政處、藥政處、防疫處、保健處、環境衛生處及企劃室（民國86年改爲企劃處）等五處一室，民國71年擴大編制，內部業務單位增設食品衛生處，原「環境衛生處」改爲「環境保護局」，民國76年環境保護局改制爲行政院環境保護署，正式脫離衛生署管轄。

　　附屬機關方面，依成立先後順序，計有管制藥品管理局（成立於民國24年7月1日，原稱「麻醉藥品管理處」，民國88年7月1日改名）、預防醫學研究所（成立於民國64年7月1日）、藥物食品檢驗局（成立於民國67年9月20日）、檢疫總所（成立於民國78年7月1日）及中央健康保險局（成立於民國84年1月1日）、中醫藥委員會（成立於民國84年11月1日）、全民健康保險監理委員會（成立於民國84年4月28八日）、全民健康保險爭議審議委員會（成立於民國84年5月26日）及全民健康保險醫療費用協定委員會（成立於民國85年11月8日）等。

　　爲使衛生署組織保持活化，自民國88年起，便以「精簡組織，增加行政效率，建立活力政府」、「落實政策訂定及執行之分工」及「重整現有資源，落實事權統一」等原則，逐步進行組織調整，近年完成之重要工作，包括：

　　1. 整合防疫處、檢疫總所、預防醫學研究所等三個防疫單位，於民國88年7月1日成立「疾病管制局」。

　　2. 配合政府精簡臺灣省政府組織，收編「臺灣省政府衛生處」，改制爲衛生署中部辦公室，36家省立醫院及家庭計畫研究所、公共衛生研究所與婦幼衛生研究所，亦改隸爲本署之附屬機關，於民國88年7月1日統一掛牌運作。

　　3. 簡併四個國民保健體系，整合保健處、家庭計畫研究所、公共衛生研究所及婦幼衛生研究所，於民國90年7月12掛牌成立「國民健康局」。

　　4. 重建結核病防治體系，將公共衛生業務回歸防疫體系，原「慢性病防治局」自民國90年7月起，改制「胸腔病院」，負責病患醫療照護。

　　5. 配合後SARS重建，再度進行衛生署組織再造工程，於民國93年7月1起將「醫政處」改名「醫事處」，另成立「護理及健康照護處」，專責推動山地離島醫療及長期照護服務業務。以及成立「國際合作處」，專責國際衛生事務拓展業務，及成立「醫院管理委員會」，專責署立醫院及療養院之監督與管理。

　　6. 民國102年配合行政院組織改造成立「衛生福利部」，將原衛生署內21個單位與任務編組、5個所屬機關、內政部社會司、兒童局、家庭暴力及性侵害防治委員會、國民年金監理會以及教育部國立中國醫藥研究所等單位，一起整併爲8司6處事權統一的新機關——「衛生福利部」及6個所屬三級機關（構），打造以人爲中心的衛生福利網，提升國民的健康與幸福。

衛生福利部組織圖

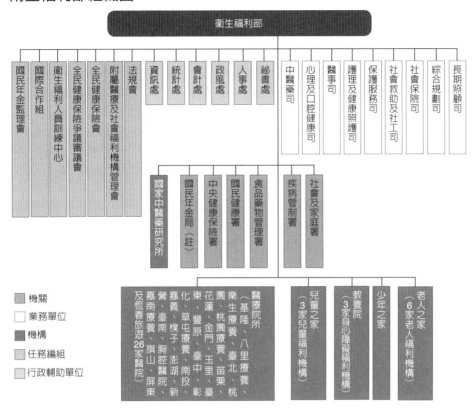

衛生福利部

國民年金監理會
國際合作組
衛生福利人員訓練中心
全民健康保險爭議審議會
全民健康保險會
附屬醫療及社會福利機構管理會
法規會
資訊處
統計處
會計處
政風處
人事處
祕書處

中醫藥司
心理及口腔健康司
醫事司
護理及健康照護司
保護服務司
社會救助及社工司
社會保險司
綜合規劃司
長期照顧司

國家中醫藥研究所
國民年金局（註）
中央健康保險署
國民健康署
食品藥物管理署
疾病管制署
社會及家庭署

醫療院所（基隆、八里療養、樂生療養、桃園療養、臺北榮、花蓮、豐原、金門、玉里、苗栗、桃、園、草屯療養、臺中、彰、東、臺南、投、新、嘉義、澎湖、營、義、樸子、胸腔醫院、旗山、屏東、及恆春療養、嘉南療養、臺南26家醫院）

兒童之家（3家兒童福利機構）

教養院（3家身心障礙福利機構）

少年之家

老人之家（6家老人福利機構）

■ 機關
□ 業務單位
■ 機構
□ 任務編組
□ 行政輔助單位

註：國民年金局暫不設置，衛福部組織法明定其未設立前，業務得委託相關機關（構）執行。

衛生福利部組織變革

序號	時間	機關名稱
1	民國 17 年 4 月	內政部衛生司
2	民國 17 年 11 月	衛生部
3	民國 24 年 4 月	內政部衛生署
4	民國 25 年 11 月	行政院衛生署
5	民國 27 年 4 月	內政部衛生署
6	民國 29 年 4 月	行政院衛生署
7	民國 36 年 5 月	衛生部
8	民國 38 年 5 月	內政部衛生署
9	民國 38 年 8 月	內政部衛生司
10	民國 60 年 3 月 17 日	行政院衛生署
11	民國 102 年 7 月 23 日	衛生福利部

3.2 地方衛生行政組織

　　光復後（民國34年），將總督府警察局衛生科改為衛生局，使衛生行政業務與警察業務分開。民國36年衛生局改為省衛生處，直屬省政府。民國40年各縣市衛生院改制衛生局。目前全國直轄市及縣衛生局共25個；基層衛生工作單位方面，則是自民國38年起，5年內建置完成每一鄉鎮市區一衛生所，臺北市政府現已將衛生所改為健康服務中心，山地、離島及較偏遠村落設有衛生室或保健站。

　　我國各地方衛生主管機關自日據時代以來亦多有更迭，目前地方衛生主管機關之業務雖受中央衛生主管機關主導，但我國縣市衛生局並非直屬衛生署管轄，而屬業務關係，因此在地方自治的趨勢下，地方衛生機關的組織架構與業務重點可能隨著當地健康問題，與地方首長之理念有所不同。

（一）臺北市政府衛生局

　　臺灣光復之初，臺北市警察局設「衛生課」，接辦日治時期之臺北市衛生課，民國35年由警察局劃出，成立「衛生院」，直屬市政府，下設4股，分掌醫政、保健、防疫及總務，附設診療室、試驗室，附屬機構包括稻江傳染病醫院、火葬管理場、牲畜屠宰場、市立各科醫院以及清潔聯合社。民國56年臺北市改制為直轄市，隸屬行政院，臺北市政府衛生局當時之組織為6科4室。

　　94年修編後設5個局內處：疾病管制處、藥物食品管理處、醫護管理處、健康管理處、企劃處，7個室：秘書室、檢驗室、資訊室、會計室、統計室、人事室、政風室。

　　106年修編後，內部一級業務單位名稱由原設「處」改設「科」；派出單位聯合稽查隊改設「衛生稽查科」；增設「長期照護科」及「心理衛生科」。共計局內九科六室。

　　另有附屬機關為臺北市立聯合醫院，計有中興、仁愛、和平婦幼、陽明、忠孝、松德、林森中醫昆明及昆明防治中心等8個院區，及12區健康服務中心（原衛生所）。

（二）高雄市政府衛生局

　　臺灣光復後高雄市政府民政科下設衛生股。民國36年成立「高雄市衛生院」，隸屬高雄市政府，內設第1股掌理醫政、第2股掌理防疫、第3股掌理總務。民國50年高雄市衛生院改制為「高雄市衛生局」，隸屬高雄市政府，設6課1室。民國68年高雄市改制為院轄市，改稱「高雄市政府衛生局」，直屬高雄市政府，並受行政院衛生署監督，設有5科4室。

　　民國97年增設疾病管制處後，目前高雄市衛生局共設有13個科處室。民國99年12月25日高雄縣、市衛生局合併。另有附屬機關為民生、聯合、凱旋、中醫、小港、旗津等9家市立醫院及38個區衛生所。

衛生組織主要功能變遷

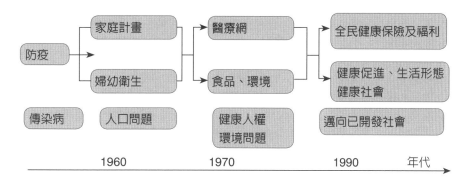

新北市政府衛生局組織架構

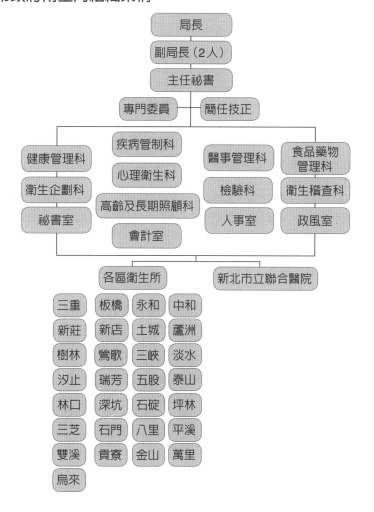

3.3 我國衛生行政組織架構

　　衛生福利部自民國 102 年 7 月 23 日起正式成立，由原衛生署內 21 個單位與任務編組、5 個所屬機關，加上內政部社會司、兒童局、家庭暴力及性侵害防治委員會、國民年金監理會，以及教育部國立中國醫藥研究所等單位組成。

　　重新規劃為 8 司（綜合規劃司、社會保險司、社會救助及社工司、保護服務司、護理及健康照護司、醫事司、心理及口腔健康司、中醫藥司）、6 處（祕書處、人事處、政風處、會計處、統計處、資訊處）、7 個任務編組（法規會、附屬醫療及社會福利機構管理會、全民健康保險會、全民健康保險爭議審議會、衛生福利人員訓練中心、國際合作組、國民年金監理會）及疾病管制署、食品藥物管理署、中央健康保險署、國民健康署、社會及家庭署、國家中醫藥研究所等 6 個所屬三級機關（構），另設有 26 家部立醫院與 13 家社會福利機構。

　　業務涵蓋醫療照護、預防保健、疫病防治、食品藥物管理、福利服務、保護服務、社會救助、社會保險等層面。

　　依《衛生福利部組織法》（民國 107 年 6 月 13 日）掌理下列事項：

　1. 衛生福利政策、法令、資源之規劃、管理、監督與相關事務之調查研究、管制考核、政策宣導、科技發展及國際合作。

　2. 全民健康保險、國民年金、長期照顧（護）財務之政策規劃、管理及監督。

　3. 生育及托育照護政策規劃、管理及監督。

　4. 社會救助、社會工作、社會資源運用與社區發展之政策規劃、管理及監督。

　5. 家庭暴力、性侵害、性騷擾防治與其他保護服務業務之政策規劃、管理及監督。

　6. 醫事人員、醫事機構、醫事團體與全國醫療網、緊急醫療業務之政策規劃、管理及督導。

　7. 護理及長期照顧（護）服務、早期療育之政策規劃、管理及監督。

　8. 原住民族及離島居民醫療、健康照顧（護）、醫護人力培育、疾病防治之政策與法令規劃、管理、監督及研究。

　9. 心理健康及精神疾病防治相關政策與物質成癮防治之政策規劃、管理及監督。

　10. 中醫藥發展、傳統調理之政策規劃、管理、監督及研究。

　11. 所屬中醫藥研究、醫療機構與社會福利機構之督導、協調及推動。

　12. 口腔健康及醫療照護之政策規劃、管理、監督及研究。

　13. 其他有關衛生福利事項。

　　次級機關及其業務如下：

　1. 疾病管制署：規劃與執行傳染病之預防及管制事項。

　2. 食品藥物管理署：規劃與執行食品、藥物與化粧品之管理、查核及檢驗事項。

　3. 中央健康保險署：規劃及執行全民健康保險事項。

　4. 國民健康署：規劃與執行國民健康促進及非傳染病之防治事項。

　5. 社會及家庭署：規劃與執行老人、身心障礙者、婦女、兒童及少年福利及家庭支持事項。

　6. 國民年金局：執行國民年金事項。

衛生福利部各單位掌理事項（衛生相關）

單位	掌理事項
護理及健康照護司	1. 護理、助產人力發展與政策之規劃、推動及相關法規之研擬 2. 護理、助產人員執業環境、制度與品質促進之規劃及推動 3. 長照政策、制度與人力發展之規劃、推動及相關法規之研擬 4. 長照服務網絡、體系與偏遠地區長照資源之規劃及推動 5. 護理機構管理政策之規劃、推動及相關法規之研擬 6. 原住民族地區醫事人力與服務體系之發展及推動 7. 離島地區醫事人力與服務體系之發展及推動 8. 身心障礙鑑定與醫療輔具服務之發展、推動及相關法規之研擬 9. 其他有關護理及健康照護事項
心理及口腔健康司	1. 心理健康促進與自傷行為防治政策之規劃、推動及相關法規之研訂 2. 精神疾病防治政策與病人權益保障政策之規劃、推動及相關法規之研訂 3. 精神醫療、精神復健機構及其業務之管理 4. 毒品及其他物質成癮防治政策之規劃、推動及相關法規之研訂 5. 家庭暴力、性侵害、性騷擾與老人、身心障礙者、兒童、少年保護事件之加害人處遇及預防服務方案之規劃、推動及督導 6. 口腔健康政策之規劃、推動及相關法規之研訂 7. 口腔醫療服務體系、專業人力及醫療科技之規劃、發展與管理 8. 口腔醫療品質與病人安全之督導與管理 9. 其他有關心理健康、精神醫療及口腔健康事項
中醫藥司	1. 中醫藥管理政策之規劃、推動及相關法規之研擬 2. 中醫藥人員管理與醫事人力發展政策之規劃、推動及相關法規之研擬 3. 中醫藥事機構管理政策之規劃、推動及相關法規之研擬 4. 中藥（材）、植物性藥材之管理與品質促進政策之規劃、推動及相關法規之研擬 5. 其他有關中醫藥管理事項
醫事司	1. 醫事人員管理與醫事人力發展政策之規劃、推動及相關法規之研擬 2. 醫事機構管理政策之規劃、推動及相關法規之研擬 3. 醫事品質、醫事倫理與醫事技術之促進、管制及輔導 4. 緊急醫療救護服務體系之規劃及推動 5. 醫療服務產業之輔導及獎勵 6. 醫事服務體系之規劃及推動 7. 醫事人員懲戒及醫事爭議處理 8. 其他有關醫事服務管理事項

衛生福利部施政願景

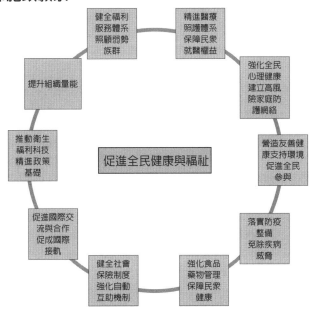

3.4 公立醫院

當前的公立醫院，依其所屬機關，可分為五大系統：1. 衛生福利部所屬醫院；2. 教育部所屬的國立醫學院、護理學院附設醫院；3. 國防部所屬的國軍醫院（由軍醫局管理）；4. 行政院國軍退除役官兵輔導委員會（退輔會）所屬的榮民醫院與榮民總醫院；5. 地方政府所屬醫院，又可再分為直轄市立醫院、縣市立醫院。

在臺灣光復初期，經濟基礎尚未發達，民間部門缺少足夠的資源興建醫院，因此，政府籌設公立醫院維護國民健康，在全國醫療體系中，著實扮演舉足輕重的角色，也為國民醫療保健的服務持續提供卓著貢獻。

現代社會對公立醫院的需求性，在於成為引導醫院建立良好醫療服務品質的引航者。理由可大分為兩部分：

1. 醫院產業具有「資訊不平等」與「非價格競爭」的特性，對人民健康的保障有不利影響：公立醫院代表的是政府挹注人力、物力與財力所組織而成的醫療專業機構，並受到層層的監督機制，公立醫院除須遵守依法行政的原則外，其專業醫事人員有來自考試院、行政院人事行政局對公務人員的把關與評量，財務支出與收入有來自國會或議會的監督，醫院的經營管理更須通過上級行政主管機關與監察院的種種審查。

2. 全民健保仍無法涵蓋人民所有就醫診療需求：(1) 公立醫院仍有平衡抑制醫療價格及協助人民減少醫療危險的作用。(2) 公立醫院具有擔保全民健保順利實施的作用，且為全民健保局議價協商優勢的後盾。

公立醫院的生存壓力來自於二方面：一是導因於整個社會的發展，也就是人民在民主自由國家的保障之下，財富與能力大幅提升，廣泛參與各項公共事務，加上國家對民間開設醫院政策的各項獎勵，以致民間醫院蓬勃發展，尤以企業投資或宗教團體開辦的法人醫院大型化，以及開辦全民健保且由特約醫院來提供醫療給付，對醫院產業所造成的生態衝擊，更是加劇行政組織體繼續營運公立醫院之難度。另一則是來自國家或地方政府組織本身的內部壓力，其中最嚴重的壓力，即是「小而美」政府的民營化壓力。

公立醫院是否仍有設置目的與行政任務，直指公立醫院的困境核心，一是因民間醫療資源的充沛，二是政府所引導有關醫療服務提供的政策，正日漸削減公立醫院所擔負的行政任務，轉由民間醫院負擔。

《醫療法》（民國 107 年 1 月 24 日）第 29 條：公立醫院應提撥年度醫療收入扣除費用後餘額之 10% 以上，辦理有關研究發展、人才培訓、健康教育、醫療救濟、社區醫療服務及其他社會服務事項。

《國軍退除役官兵輔導條例》（民國 106 年 4 月 19 日）中訂定：退除役官兵患病或負傷者，應由輔導會所設榮民醫院免費或減費治療之（第 14 條）。退除役官兵就診於公立醫院者，其醫藥費用，得予減費優待之（第 26 條）。

近 25 年醫院環境重大變革

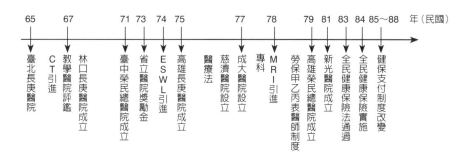

年(民國)												
65	67	71	73	74	75	77	78	79	81	83	84	85～88

65 臺北長庚醫院
67 CT引進
教學醫院評鑑
林口長庚醫院成立
71 臺中榮民總醫院成立
73 省立醫院獎勵金
74 ESWL引進
75 高雄長庚醫院成立
醫療法
慈濟醫院設立
77 成大醫院設立
專科
78 MRI引進
勞保甲乙丙表醫師制度
79 高雄榮民總醫院成立
81 新光醫院成立
83 全民健康保險法通過
84 全民健康保險實施
85～88 健保支付制度改變

總體社會變遷對醫院生態的影響

社會變遷	醫院生態
交通建設發達	區域性醫療市場重組
土地價格飛漲	醫院新建擴建成本增加
家戶所得增加	民眾醫療品質需求提高

健保對醫療院所的三波影響

第一波影響	第二波影響	第三波影響
1. 醫療需求大量化 2. 醫療價格單一化 3. 醫療申報更新化 4. 公務預算緊縮化 5. 醫師收入透明化 6. 醫療市場重組化	1. 醫政健保整合化 2. 支付制度調整化 3. 醫院資訊公開化	1. 健保體制轉型化 2. 支付制度改革化 3. 政經情勢大變化
1～2 年 95% 發生	2～5 年 75% 發生	5～10 年 50% 發生

＋ 知識補充站

公立醫院：係指醫院之所有權屬於各級政府機關、公立學校或公營事業單位者。
私立醫院：係指公立醫院以外之醫院,其所有權屬於自然人或非政府之法人者。

3.5 衛生政策

　　只要和衛生有關的政策都可以稱為衛生政策。公共衛生主要就是一種預防疾病、延長壽命與促進身心健康，藉由組織的社區力量來從事各項促進保護工作，使國民都能實現健康和長壽的天賦權力。

　　衛生政策的制定、政策的理性規劃過程，包含9個步驟：1.確立目標；2.需求評估；3.敘明目的；4.設計替選方案；5.評估替選方案結果；6.選擇替選方案；7.設計執行辦法；8.評估方法；9.回饋。

　　過去60年來，臺灣地區的衛生行政工作有明顯的進步和成果，如衛生行政工作目標，從昔日以「傳染病防治」為主，轉變成如今以「預防保健」為導向的公共衛生。尤其在民國84年3月實施全民健康保險制度後，衛生行政的工作重點更轉變在「醫療資源的分配」上。

　　從衛生福利部105年度施政目標與重點，可以看出未來臺灣衛生政策的主要目標是從福利服務輸送、關懷弱勢、醫療照護、全民健保、健康促進、疫病防治、食品藥物管理等攸關全民福祉之議題，擬定整合連續性之公共政策，以「促進全民健康與福祉」為使命。

　　1. 健全福利服務體系，優先照顧弱勢族群：推動社會福利社區化，建置社會工作專業制度。

　　2. 精進醫療照護體系，保障民眾就醫權益：均衡醫療資源分布；改善醫事人員執業環境，建立醫療糾紛處理及醫療事故補償制度，提升醫療照護品質；重塑初級健康照護網絡，落實醫療機構分工與整合。

　　3. 完善高齡照顧體系，建構高齡友善環境：建構完整長照服務制度及體系；關懷弱勢族群，推動獨居老人照護及整合性門診。

　　4. 促進全民心理健康，健全保護服務網絡：推動心理健康促進，倡導心理健康概念及心理健康行動，持續提供心理健康服務及強化自殺防治策略與作為；落實精神疾病防治與照護服務，提升社區精神病人管理效能。加強性別暴力防治與兒少、老人、身心障礙者保護服務體系三級預防功能。

　　5. 加強國際交流合作，達成國際接軌：參與衛生福利之相關國際組織；辦理國際醫療援助與合作。

　　6. 推動衛生福利科技，精進政策論證基礎：透過資通訊科技，推動雲端健康服務，促進民眾整體健康，提升臺灣醫療資訊科技發展。

　　7. 強化食品藥物管理，保障民眾健康：強化中醫醫療服務品質，提供優質醫療照護；落實中藥（材）安全衛生管理，完備中藥材之源頭管理機制，提升中藥製劑品質與安全。

　　8. 健全社會保險制度，強化自助互助機制：落實二代健保，保障就醫權益；強化國民年金制度，穩定國保財務，健全老年經濟安全保障體系。

行政院施政計畫管理機制

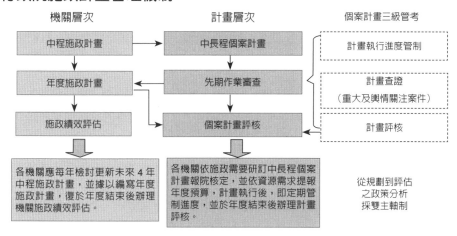

機關層次	計畫層次	個案計畫三級管考
中程施政計畫	中長程個案計畫	計畫執行進度管制
年度施政計畫	先期作業審查	計畫查證（重大及輿情關注案件）
施政績效評估	個案計畫評核	計畫評核

各機關應每年檢討更新未來 4 年中程施政計畫，並據以編寫年度施政計畫，復於年度結束後辦理機關施政績效評估。

各機關依施政需要研訂中長程個案計畫報院核定，並依資源需求提報年度預算，計畫執行後，即定期管制進度，並於年度結束後辦理計畫評核。

從規劃到評估之政策分析採雙主軸制

年度施政計畫績效評核作業之關鍵要素與邏輯

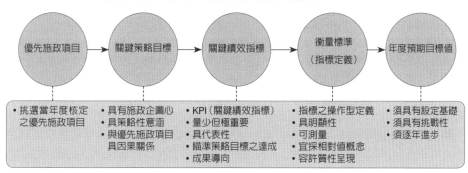

優先施政項目 → 關鍵策略目標 → 關鍵績效指標 → 衡量標準（指標定義） → 年度預期目標值

- 挑選當年度核定之優先施政項目
- 具有施政企圖心
- 具策略性意涵
- 與優先施政項目具因果關係
- KPI（關鍵績效指標）
- 量少但極重要
- 具代表性
- 瞄準策略目標之達成
- 成果導向
- 指標之操作型定義
- 具明顯性
- 可測量
- 宜採相對值概念
- 容許質性呈現
- 須具有設定基礎
- 須具有挑戰性
- 須逐年進步

行政機關策略績效管理之主要步驟與要素

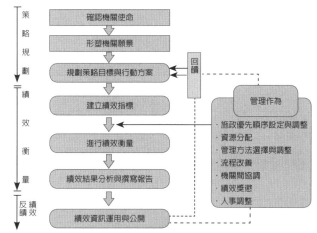

確認機關使命 → 形塑機關願景 → 規劃策略目標與行動方案 → 建立績效指標 → 進行績效衡量 → 績效結果分析與撰寫報告 → 績效資訊運用與公開

回饋

管理作為
- 施政優先順序設定與調整
- 資源分配
- 管理方法選擇與調整
- 流程改善
- 機關間協調
- 績效獎懲
- 人事調整

策略規劃 / 績效衡量 / 反饋 績效

（資料來源：增修自張四明、張育哲、胡龍騰，2012）

3.6 衛生所

民國 29 年 5 月，行政院公布《縣各級衛生組織大綱》，規定鄉鎮市（縣轄市）設立衛生所，是為設置鄉鎮衛生所最早之法源。34 年以後，臺灣為推動地方衛生事業，旋即展開設置衛生所的計畫。

67 年實施「加強農村醫療保健計畫」，由衛生署撥款補助地方重建與修建衛生所。71 年起，訂定「加強基層建設，提高農民所得方案」，其中內涵推動群體醫療執業中心計畫，改善衛生所功能，以落實基層醫療保健服務。

我國的衛生體系中，衛生所是執行基層醫療保健服務的衛生單位，綜合處理衛生保健、防疫、衛生行政與醫療等業務，依前臺灣省政府衛生處的規定，衛生所主要工作項目業務為：

1. 醫療服務：包括門診醫療服務、健康檢查、醫療檢驗檢查、緊急救護、病患轉診和行政相驗工作。

2. 衛生保健服務：包括婦幼衛生、家庭計畫、中老年慢性病防治、緊急救護、病患轉診和行政相驗工作。

3. 衛生防疫服務：包括法定傳染病防治、病媒蚊指數調查。

4. 衛生行政工作：包括醫政、藥政、食品衛生及營業衛生管理。

衛生所是全國基層衛生醫療單位，其設立的所有權屬於地方政府；衛生所屬於行政主體的一環，在基層衛生工作方面，透過縣政府衛生局各業務課室，賦予衛生所各項業務工作責任及內涵，包括各項常規工作及臨時性規劃任務，工作執行權則由上而下分層責任。

衛生所的主要價值為公共衛生與預防保健措施之推行，醫療服務僅為服務項目之一，衛生所及保健站醫療功能不佳，民眾最常利用的服務為體檢及預防注射，因社會之急速變遷與成長，衛生所之組織與功能應加以調整。

臺北市衛生所功能改造，提出衛生所業務轉型，其中以門診業務移撥市立醫院經營為最大變革，並自 87 年 1 月起執行，門診業務移撥由各市立醫院經營，係屬職權轉移，更是對衛生所的重大組織變革，自此臺北市衛生所成為不具醫療功能之機構，此乃臺北市衛生所設置 40 年來，組織功能最大的變革。

衛生所功能再造的重點之一，即衛生所未來得自負所提報的衛生服務成本盈虧，但是，衛生所服務多屬免費性質，若要自負盈虧，必然要考慮「使用者付費」制度，衛生所以往自給自足的經營方式，似乎有重新思考的空間。

衛生所組織轉型擬傾向是一種「計畫性的變革」，因應外界環境變化，調整其內部組織結構與設施整體狀況，以維持本身的均衡，進而達到組織生存和發展的目的。

衛生所轉型之方向

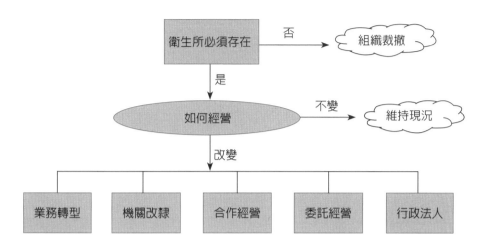

組織轉型和過程模式

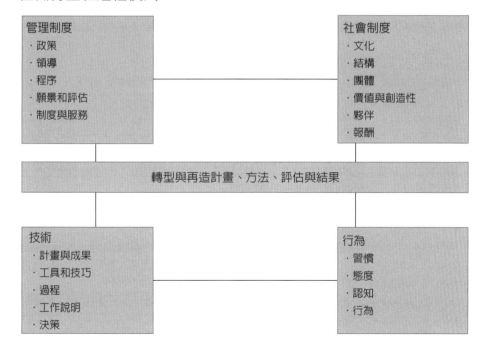

4.1 衛生指標

（一）人口指標

平均餘命是反映醫療與健康水準的具體指標，民國 100 年國人零歲平均餘命已達 79.84 歲，男、女性分別爲 76.72 歲、83.19 歲，女性較男性高 6.47 歲。

臺灣近 30 年來醫療發展進步，健康保健觀念提升，以致壽命延長，65 歲以上的老年人口於 82 年首度超過聯合國分類標準「老人國」──7%，爾後更逐年快速上升；100 年 65 歲以上人口占率已達 10.9%，較 85 年增加 3 個百分點，增幅達 39%。

人口是國家構成的重要基本要素，近年來臺灣社會晚婚、遲育及少子化的趨勢明顯，將對人口結構及政策產生影響。低出生率、低死亡率之低人口成長現象，致使出生率從 85 年每千人口 15.2 人，一路下滑至 100 年 8.5 人，同期間粗死亡率僅微幅由每千人口 5.7 人增至 6.6 人，人口自然增加率由 9.5 千分率巨幅下降爲 1.9 千分率。

（二）生命指標

臺灣醫療科技進步，健康保健觀念提升，健保就醫可近性普及全民，雖粗死亡率從 85 年每 10 萬人口 562.5 人上升至 100 年 655.5 人，其主因係人口結構快速高齡化，若以 2000 年世界人口結構調整之年齡標準化死亡率觀察，則呈下降趨勢，死亡率從 85 年的 641.1 人，降爲 100 年之 462.4 人。

嬰兒死亡率爲監測一國健康水準之重要指標，我國嬰兒死亡率近 15 年來續呈下降趨勢，從 85 年之每千活產嬰兒 6.7 人降爲 100 年之 4.2 人；同期間，新生兒死亡率由 3.5 人降爲 2.7 人。

孕產婦死亡率則從 85 年至 98 年間呈現微幅震盪，至 100 年降爲每 10 萬人 5.0 人，爲近 15 年來次低。

我國死因統計自 97 年起採用《國際疾病分類》第十版（ICD-10: International Statistical Classification of Diseases and Related Health Problems 10th Revision）發布，近十餘年來國人主要死因迭有變化，非疾病死因之事故傷害死亡率，由 85 年之每 10 萬人口 57.9 人，降至 100 年之 29.0 人，減幅明顯。疾病死因則以慢性疾病爲主，其中以惡性腫瘤及心血管疾病死亡率變化較明顯。

（三）國民醫療保健支出指標

100 年我國國民醫療保健支出（NHE）共 9,103 億元，較 85 年增加 114.9%，85 年至 100 年平均年增率爲 5.2%。100 年平均每人 NHE 爲 39,247 元，較 85 年增加 98.6%，85 年至 100 年平均年增率爲 4.7%。100 年每人國內生產毛額（GDP）爲 592,846 元，較 85 年成長 60.8%，85 年至 100 年平均年增率爲 3.2%。

100 年國民醫療保健支出以個人醫療照護服務支出 6,667 億元爲最主要項目，較 85 年 3,030 億元成長 120.0%，85 年至 100 年平均年增率爲 5.4%。

因全民健保的實施，85 至 100 年最終用途別國民醫療保健支出結構互有消長，其中 100 年較 85 年呈增勢者有：1. 個人醫藥用品用具，占率由 10.2% 增至 14.1%；2. 個人醫療照護服務，占率由 71.5% 增至 73.2%。呈減勢者有：1. 公共衛生及一般行政，占率由 7.6% 降至 6.1%；2. 資本形成，占率由 10.7% 降至 6.6%。

出生率、死亡率及人口自然增加率

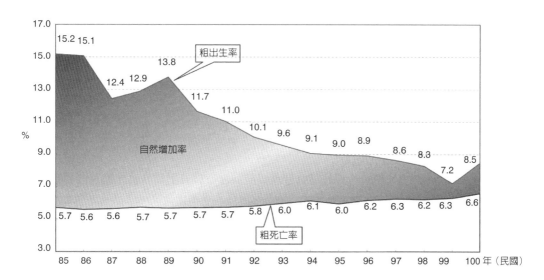

103年兩性十大癌症死亡率

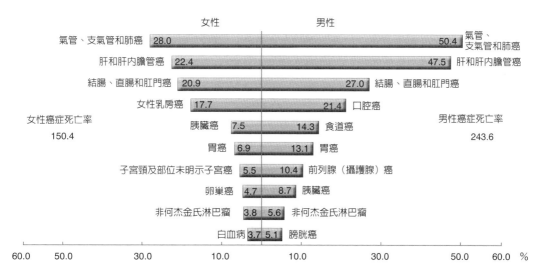

4.2 衛生預算

　　衛生機關的預算由中央到地方政府的流向、來源及結構做一簡單描繪，可知衛生機關預算主要來自於政府政事別支出、衛生福利部補助經費及其他經費。

　　衛生機關經費的用途配置，則可以劃分為經常門及資本門，其中經常門又再分為一般行政及公共衛生業務兩項；而辦理事項則為縣市政府經費辦理地方自治事項，衛生福利部經費補助則辦理中央委辦事項及補助事項。

　　我國的國民醫療保健支出，自民國 80 年代起，即參考國民所得之統計方法，陸續發展出適合我國國情的國民醫療保健支出統計，並逐年修正改進統計方法及精細各流向層級統計的內容。

　　國民醫療保健支出統計，係以「當期幣值統計醫療經費總值」為計算，以了解全國醫療資源投入與產出狀況；其概念係依當期價格計算國民醫療保健最終消費支出總值，其架構係依循於國民所得之概念，係以「最終支出」、「權責發生制」的流量統計，且未扣除當期未折舊部分，亦即並非費用統計，而是支出統計。

　　統籌分配稅、補助款與共分稅是我國主要的財政調整工具。統籌分配稅款之分配方式乃是以土地面積以及人口數計算。財劃法修正前，中央統籌分配稅款分配方式並無一定公式，完全由中央自行分配。

　　88 年度修正財劃法，同時頒布中央統籌分配稅款分配辦法，給了統籌分配稅制法源化及公式化，讓分配得以透明化；同時在支出用途上，也未予以限制，類似一般補助款，各地方政府可依其地方特性來運用分配稅款。

　　補助款分為一般補助款（或基準財政需求補助）與計畫型補助款（專案補助）兩種，前者由主計總處分配，後者則編列各部會項下。新版財政收支劃分法將一般補助款與統籌款合併，並增加地方政府統籌分配款。

衛生福利部預算

　　衛生福利部 103 年主管決算數共 1,372 億 1,409 萬 1 千元，其中，社會保險支出為936 億 6,366 萬 7 千元，占決算的 68.26%；醫療保健支出為 189 億 9,803 萬 6 千元，占決算的 13.85%；福利服務支出為 190 億 8,214 萬 9 千元，占決算的 13.91%；科學支出為 38 億 8,983 萬 4 千元，占決算的 2.83%；社會救助支出為 15 億 1,878 萬 2 千元，占決算之 1.11%；教育支出為 6,162 萬 3 千元，占決算的 0.04%。

　　104 年主管預算數共編列 1,753 億 9,310 萬元，其中，社會保險支出編列 1,331 億9,955 萬 4 千元，占預算的 75.94%；醫療保健支出編列 183 億 4,871 萬 8 千元，占預算的 10.46%；福利服務支出編列 179 億 6,594 萬 9 千元，占預算的 10.24%；科學支出編列 41 億 9,317 萬 6 千元，占預算的 2.39%；社會救助支出編列 16 億 793 萬 7 千元，占預算之 0.92%；教育支出編列 7,776 萬 6 千元，占預算的 0.05%。

地方衛生機關之經費來源及用途配置流程

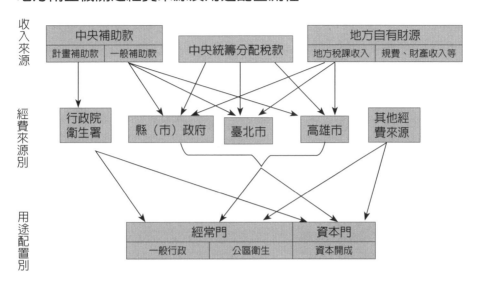

104年衛生福利經費編列分布圖

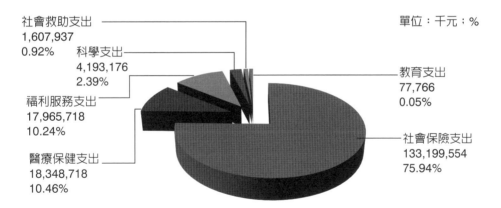

衛生經費來源別及事項類別

單位別	行政院衛生署		縣市政府	其他經費來源
經費別	業務補助	資本補助	單位預算	其他單位
事項類別	中央委辦事項及補助事項		地方自治事項	協辦或合辦事項

二、
衛生行政學之專業範疇知識

5.1 行政定義

　　達成國家存立目的之最重要手段，就是行政。行政的運作並非單純執行法律，還負有形成符合社會正義之生活關係、規劃及推動基本建設、導引及維持合於公意之政治發展任務。

　　行政的特徵（行政與司法的區別）：

　1. 行政是廣泛之國家作用：行政是一種不斷形成、整體的、一系列的，針對過去、現在、未來有目的之社會形成作用。司法則是處理過去的個案，所以，行政是不斷形成的面，司法是過去的一個點。

　2. 行政是追求利益的國家作用；司法在個案中宣示法的意旨。

　3. 行政是主動積極的國家作用；司法則是「不告不理」消極被動。

　4. 行政受法的支配，應兼顧行政行為的合法性與合目的性；司法在個案中只考慮合法性，不作其他考量。

　5. 行政本質是整體性、行政一體；司法則是獨立審判。

　6. 行政重首長制，司法為合議制。

　7. 行政重視效率，司法追求正確而妥當的裁判。

（一）行政的概念

　1. 反面定義（扣除說）：係指立於法律之下，除私法及監察以外的國家作用。

　　(1) 對法治國家而言，行政或立法都是受法律所拘束。

　　(2) 考試於此定義下包含於行政之內。

　2. 正面定義：行政係以公共利益為依歸，主動而且以未來為取向，以具體措施規律個別事件，具有形成社會生活之作用的國家行為。

　　(1) 國家存在的目的：追求公共利益，沒有私益的概念。

　　(2) 行政與司法的區別：前者為主動，以未來為取向，是積極的；後者為被動，不告不理，是消極的。

（二）行政的特性

　1. 公益性：行政的主要目的，在消極面為保障人民權益，禁止政府與私人不法與不當侵害犧牲人民權益；在積極面上開創人民福祉，引導社會的發展。

　2. 具體性：每一個行政行為都會牽涉到人民的權益，因此，行政機關裁量時，往往必須要做個案考量。

　3. 主動性：行政權的行使，可以不待人民申請而發動，如公共建設。也可接受人民的申請才開始行政程序，如專利申請。行政機關通常要居於主動地位，積極為人民促成或開創福祉，防止或去除對人民權益的侵害。

　4. 高權性：為行政的主要特性，行政的作用常常具有公法上的強制力，不能任由一方人民之意思而有差別待遇。

行政的種類

區分	種類	說明
以行政運作主體區分	直接行政	國家之行政事務由國家所設置之機關負責執行
	間接行政	國家之行政事務委由地方自治團體之機關執行或委託公權力主體以外之私人或團體處理者
以適用法規之性質區分	公權力行政	國家居於統治公權力主體，適用公法規定所為之各種行政行為
	私經濟行政	國家並非居於公權力主體行使其統治權，而是處於與私人相當之法律地位，在私法支配之下行為
以任務性質區分	干涉行政	行政機關為達成下命、禁止或確認效果，所採取之抽象或具體措施，以及必要時所使用之強制手段
	給付行政	提供人民給付、服務或給予其他利益之行政作用
	計畫行政	為達成行政上之預定目標，於兼顧各種利益之調和及斟酌一切相關情況下，準備或鼓勵將各項手段及資源作合理運用之一種作用
以適用法規之性質區分	羈束行政	行政機關嚴格受法律拘束
	裁量行政	行政機關享有裁量空間

行政學的價值與目標

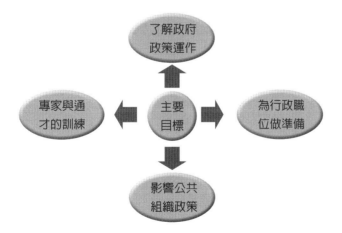

行政學範圍與內容

範圍	內容
官僚組織與行政行為	組織結構、組織動態、行政領導、計畫決策、溝通協調。
公共管理的相關技術	目標、成長、走動與危機管理，人事、財務與資訊管理。
行政倫理與公共價值	權利 vs. 義務、權力 vs. 責任、自由、平等、正義、尊嚴。

5.2 行政管理

　　行政管理係指政府行政部門的管理工作，透過協調、集體努力來實行公共政策。組織與管理是主要課題，組織是將人與職務加以配合，以進入工作程序；管理則關係到如何指引個人和職務達成預先規定的決定。行政管理是管理公共事務的方法、技術、程序與規範。

（一）行政管理的目的

　　1. 提高行政效率與效能：效率是指運用資源的程度與能力，效能則是為達成目標及解決問題的程度。

　　2. 有效運用有限資源：力求以最少的人力、物力、財力達成管理的任務。

　　3. 使機關組織有系統運作：建立制度化與系統化的運作秩序。

　　4. 達成合法的政治目標：政府的任務即在實現憲法所制定的國家目標，並積極為民謀福祉。

（二）行政管理的內涵

　　行政管理最根本的問題就是組織，是工作推行的工具，其內涵包括：

　　1. 組織結構：組織將團體的各項活動劃分為各部門，再將各部門的各項活動劃分為各職位，其中縱向的分工狀態形成「層級化」、橫向的分工狀態形成「分部化」，如此集合而成的靜態整體，即為組織結構。

　　2. 組織行為：包括了解組織成員的行為、彼此間互動所形成的關係，及衝突與整合等的處理。

　　3. 組織發展：增進成員的知識、技術，並改變成員的觀念與行為，此外還要因應組織目標與環境的需要，改變組織結構及工作的方法與程序。

（三）行政運作的內容

　　1. 政策制訂：作為行政行動的指引，政策是達成目標的基本方針，用以指導下級主管擬訂方案。

　　2. 行政計畫：為團體及其各部門確定目標及達成目標的各種手段。

　　3. 行政領導：在行政組織中，經選舉或任命而享有法定權威的領導者，依法行使行政權力，為實現一定的行政目標所進行的組織、管理、決策、指揮等社會活動。

　　4. 行政溝通與協調：在行政執行活動中、行政組織內部及不同組織間進行訊息的傳遞交流與聯繫溝通，以促進計畫順利進行及成功。

　　5. 人員激勵：了解組織成員的需求，並在管理上予以滿足，藉以激發員工的工作意願，而願為組織貢獻心力。

　　6. 公共關係：政府在施政過程中運用傳播溝通的方法，促進政府與民眾之間相互了解、理解、信任與合作的一種管理活動。

行政管理學說

學派	內容
法國礦產公司總經理費堯（Fayol），被尊稱為「現代管理理論之父」	以組織中上階層為研究重心，五種管理功能：組織、協調、領導、控制、計畫。費堯14項管理原則： 1. 專業分工　　8. 組織至上 2. 指揮統一　　9. 酬勞合理 3. 層級鎖鏈　　10. 行事有序 4. 權力集中　　11. 公平公正 5. 權責相當　　12. 積極進取 6. 紀律嚴明　　13. 人事安定 7. 目標一致　　14. 團隊精神
美國行政管理學者古力克（Gulick）及尤偉克（Urwick）	1937年合編《行政科學論文集》，提出「POSDCORB」之行政管理七大要項： 1. P 是計畫（Planning） 2. O 是組織（Organizing） 3. S 是用人（Staffing） 4. D 是指揮（Directing） 5. CO 是協調（Coordinating） 6. R 是報告（Reporting） 7. B 是預算（Budgeting）

路徑目標理論之架構

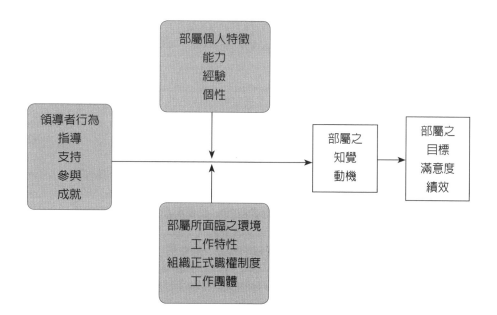

5.3 行政作用

行政作用是行政主體所為，以達到行政目的的行為總稱。行政作用便是規範行政主體及行政權力之法，也是行政法中最重要的部分。法治國家的任何行政行為，皆須依循「依法行政」，亦即行政行為的合法性。要求行政行為，尤其是行政處分，皆可受到「法」的拘束。

行政作用可分為公法行為或私法行為。在公法行為中，從作用是否發生法律效果，可分為權力行為或非權力行為。權力行為中，依行政之關係，又可分為外部行為（如行政處分、法規命令）、內部行為（如行政規則、個別指令）。從作用表示之方式，可分為意思表示之精神作用及以行動表示之物理作用。從參與行政作用者可分為單方行為（如行政命令、行政處分）及非單方行為（如行政契約、行政合同）。

行政作用法範圍，包括：行政權運作的過程及手續，此即為行政程序；行政的立法行為，此即行政命令；行政的個案決定，此即行政處分；行政上的契約行為，此即行政契約；行政上的處罰行為，此即行政罰；行政上的強制執行，此即行政執行；以及行政計畫，行政指導與事實行為等。

（一）行政程序法

行政程序亦即公行政作成各種行政行為的程序。

（二）行政罰法

為維持行政秩序，達成國家行政目的，對於違法行政上義務之人科以制裁。

（三）行政執行法

行政機關以強制方法，對不履行行政上義務的相對人，強迫其履行，使其實現與已履行義務同一狀態之行政權作用。

（四）行政作用法內容

1. 行政處分：政府立於高權地位所依法定程序作出的單方，即有法律效力的行為，是行政行為中的核心。

2. 行政契約：行政實體與個人立於平等地位，兩者透過自主性的契約行為，以意思表示合致為前提，並依其意思設定、變更法律效果的法律行為。

3. 行政命令：中央或地方行政機關發布的法規命令、要點、注意事項等，各行政機關下達的函釋，最高法院或各行政法院的判例、決議等。

4. 行政計畫：行政機關為達成某特定之目的，或實現一定之構想的方法、步驟或措施所為的設計或規劃。

5. 行政指導：類似行政契約，屬於非強制性的行政行為。

6. 接受陳情：人民對於行政興革的建議、行政命令的查詢、行政違失的舉發、行政上權益的維護，得向主管機關陳情。行政機關對於人民之陳情，應訂定作業規定。

行政行為的分類

分類		說明
秩序行政	警察行政	維護秩序、查禁違法與依法取締一切有害於社會利益的行為樣態
	監管行政	如衛生單位對流行病的預防和監控，並適時提出行政指導
	公課行政	收取租稅與規費等金錢或實務，以維繫國家公權力機構的運作
給付行政	基礎建設	如交通等主管部門或國營事業
	社會行政	如年金、健保、福利補貼
	資訊行政	政府提供資訊，保障人民知的權利
計畫行政	國土規劃	行政區域調整劃分，縣市行政單位升格與合併
	都市計畫	社區更新、建設
	經建行政	對特定事業補貼、促進發展
保護行政	保育行政	瀕臨絕種動物保護復育、農漁動植物疾病管制
	環境行政	保護環境生態、防治公害
	文化保護	保存文物古蹟

行政法

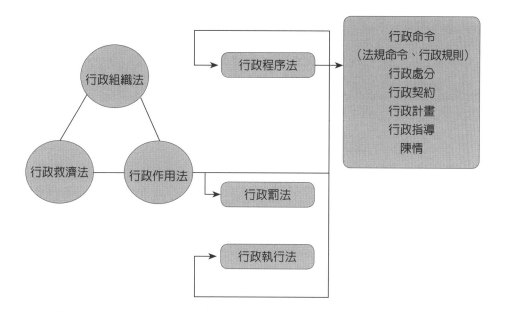

5.4 行政程序

行政程序係指行政機關行使公權力，作成行政決定前應遵循之程序，包括準備階段及決策階段在內，至於事後對於行政決定之爭訟救濟或執行程序，則不包括在內。

行政程序之功能爲貫徹依法行政、維持處分之正確性、提供人民參與決策的機會、代替行政爭訟程序、保障人民權益。

「依法行政」爲法治主義之一環，亦爲現代立憲國家普遍採行的原則，雖各國以此指涉之內容，不盡相同，惟各國行政程序法中，即普遍存在有「告知」、「聽證」、「說明理由」、「應有救濟途徑」等程序要素。「依法行政」不僅指「實體合法」，並針對「程序合法」而言。

行政程序與處理民事訴訟、刑事訴訟、行政訴訟之司法程序，同爲國家機關處理法律事件之程序，但兩者之間有相當的差異。

所謂行政程序，依《行政程序法》第2條，係指行政機關作成行政處分、締結行政契約、訂定法規命令與行政規則、確定行政計畫、實施行政指導及處理陳情等行爲之程序。所謂行政機關，係指代表國家、地方自治團體或其他行政主體表示意思，從事公共事務，具有單獨法定地位之組織。受託行使公權力之個人或團體，於委託範圍內，視爲行政機關。

行政機關爲行政行爲時，除法律另有規定外，應依本法規定爲之。下列機關之行政行爲，不適用本法之程序規定（第3條）：
1. 各級民意機關。
2. 司法機關。
3. 監察機關。

下列事項，不適用本法之程序規定：
1. 有關外交行爲、軍事行爲或國家安全保障事項之行爲。
2. 外國人出、入境、難民認定及國籍變更之行爲。
3. 刑事案件犯罪偵查程序。
4. 犯罪矯正機關或其他收容處所爲達成收容目的所爲之行爲。
5. 有關私權爭執之行政裁決程序。
6. 學校或其他教育機構爲達成教育目的之內部程序。
7. 對公務員所爲之人事行政行爲。
8. 考試院有關考選命題及評分之行爲。

行政行爲應受法律及一般法律原則之拘束（第4條），其內容應明確（第5條），非有正當理由，不得爲差別待遇（第6條），應以誠實信用之方法爲之，並應保護人民正當合理之信賴（第8條）。行政機關就該管行政程序，應於當事人有利及不利之情形，一律注意（第9條）。

原則：行政行爲，應依下列原則爲之（第7條）：
1. 採取之方法應有助於目的之達成。
2. 有多種同樣能達成目的之方法時，應選擇對人民權益損害最少者。
3. 採取之方法所造成之損害，不得與欲達成目的之利益顯失均衡。

行政程序與訴訟程序的區別

項目	行政程序	訴訟程序
角色	行政機關本身即屬程序中當事人,而非仲裁者	法院為中立的第三者,處於兩造爭端之外而為超然的裁判
主動與被動	除相對人提出申請外,多數情形為行政機關依職權發動	受「不告不理」原則拘束,僅能因當事人請訴,有訴訟才有開始程序之可能
性質	係單方行為,不具爭執(辯)性	通常有兩造當事人對立,具有爭執(辯)性
當事人資格的取得	該管機關得依職權通知權益將受影響的第三人為當事人	因起訴或應訴而取得,法院以不介入為原則
調查證據	應依職權調查相關證據,對當事人有利與不利事項一律注意	不須兼顧對造的有利事項,以求己方的勝訴
期日指定或延展之權限	行政機關(首長或聽證主持人皆可)	審判長

行政程序之種類

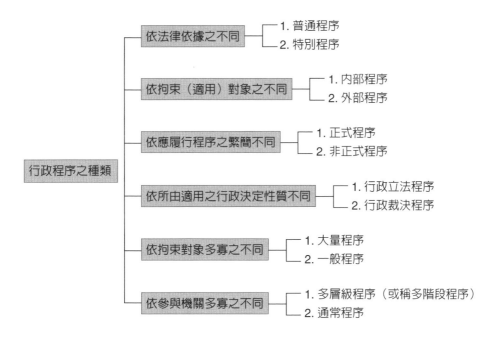

5.5 法規命令

依《行政程序法》第 150 條，法規命令係指行政機關基於法律授權，對多數不特定人民就一般事項所作抽象之對外發生法律效果之規定。法規命令之內容應明列其法律授權之依據，並不得逾愈法律授權之範圍與立法精神。《中央法規標準法》（民國 93 年 5 月 19 日）第 3 條，各機關發布之命令，得依其性質，稱規程、規則、細則、辦法、綱要、標準或準則。

行政機關訂定法規命令，除關於軍事、外交或其他重大事項而涉及國家機密或安全者外，應依本法所定程序為之。但法律另有規定者，從其規定。法規命令之修正、廢止、停止或恢復適用，準用訂定程序之規定（《行政程序法》第 151 條）。

人民或團體提議：法規命令之訂定，除由行政機關自行草擬者外，並得由人民或團體提議為之。前項提議，應以書面敘明法規命令訂定之目的、依據及理由，並附具相關資料（第 152 條）。

受理第 152 條提議之行政機關，應依下列情形分別處理（第 153 條）：

1. 非主管之事項，依第 17 條之規定予以移送。
2. 依法不得以法規命令規定之事項，附述理由通知原提議者。
3. 無須訂定法規命令之事項，附述理由通知原提議者。
4. 有訂定法規命令之必要者，著手研擬草案。

公告：行政機關擬訂法規命令時，除情況急迫，顯然無法事先公告周知者外，應於政府公報或新聞紙公告，載明下列事項（第 154 條）：

1. 訂定機關之名稱，其依法應由數機關會同訂定者，各該機關名稱。
2. 訂定之依據。
3. 草案全文或其主要內容。
4. 任何人得於所定期間內向指定機關陳述意見之意旨。

行政機關除為前項之公告外，並得以適當之方法，將公告內容廣泛周知。

聽證：行政機關訂定法規命令，得依職權舉行聽證（第 155 條）。

核定：法規命令依法應經上級機關核定者，應於核定後始得發布。數機關會同訂定之法規命令，依法應經上級機關或共同上級機關核定者，應於核定後始得會銜發布。法規命令之發布，應刊登政府公報或新聞紙（第 157 條）。

無效事由：法規命令，有下列情形之一者，無效（第 158 條）：

1. 牴觸憲法、法律或上級機關之命令者。
2. 無法律之授權而剝奪或限制人民之自由、權利者。
3. 其訂定依法應經其他機關核准，而未經核准者。

法規命令之一部分無效者，其他部分仍為有效。但除去該無效部分，法規命令顯失規範目的者，全部無效。

地方法規制（訂）定注意事項

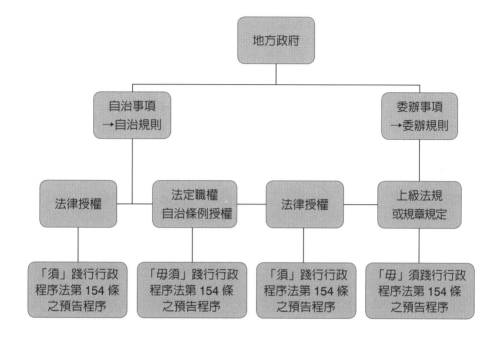

命令的類型

命令	說明	舉例
規程	規範組織制度，或明定該組織治事程序的規章	《衛生福利部處務規程》
規則	規範應為與不應為的事項，對內具有約束性、紀律性等功能	《職業安全衛生設施規則》
細則	以詳細嚴謹的文字，分條訂定以逐項說明施行手續，又分為施行細則與辦事細則，前者多依法或條例訂定之，後者一般多依章程而定	《藥事法施行細則》
辦法	指針對某一特定事項，規定其辦理方式、方法的規章	《人工生殖機構許可辦法》
綱要	將某一特定事項，提綱挈領，作一概括性規定	《社區發展工作綱要》
標準	就某一事項，既提綱挈領以規定其指標，復詳訂其受理或施行所應注意、把握的各細節者	《醫療機構設置標準》
準則	一致性的標準與規則	《藥品查驗登記審查準則》

5.6 行政處分

　　依《訴願法》第3條，行政處分係指中央或地方機關就公法上具體事件所為之決定，或其他公權力措施而對外直接發生法律效果之單方行政行為。前項決定或措施之相對人雖非特定，而依一般性特徵可得確定其範圍者，亦為行政處分。

　　依《行政程序法》第92條，行政處分係指行政機關就公法上具體事件所為之決定或其他公權力措施，而對外直接發生法律效果之單方行政行為。前項決定或措施之相對人雖非特定，而依一般性特徵可得確定其範圍者，為一般處分，適用本法有關行政處分之規定。

　　形式：行政處分除法規另有要式之規定者外，得以書面、言詞或其他方式為之。以書面以外方式所為之行政處分，其相對人或利害關係人有正當理由要求作成書面時，處分機關不得拒絕（第95條）。

　　合法送達原則：書面之行政處分，應送達相對人及已知之利害關係人；書面以外之行政處分，應以其他適當方法通知或使其知悉。一般處分之送達，得以公告或刊登政府公報或新聞紙代替之（第100條）。

　　陳述意見：行政機關作成限制或剝奪人民自由或權利之行政處分前，除已依第39條規定，通知處分相對人陳述意見，或決定舉行聽證者外，應給予該處分相對人陳述意見之機會。但法規另有規定者，從其規定（第102條）。

　　有下列各款情形之一者，行政機關得不給予陳述意見之機會（第103條）：

1. 大量作成同種類之處分。
2. 情況急迫，如予陳述意見之機會，顯然違背公益者。
3. 受法定期間之限制，如予陳述意見之機會，顯然不能遵行者。
4. 行政強制執行時所採取之各種處置。
5. 行政處分所根據之事實，客觀上明白足以確認者。
6. 限制自由或權利之內容及程度，顯屬輕微，而無事先聽取相對人意見之必要者。
7. 相對人於提起訴願前依法律應向行政機關聲請再審查、異議、復查、重審或其他先行程序者。
8. 為免處分相對人隱匿、移轉財產或潛逃出境，依法律所為保全或限制出境之處分。

　　聽證：行政機關遇有下列各款情形之一者，舉行聽證（第107條）：1.法規明文規定應舉行聽證者。2.行政機關認為有舉行聽證之必要者。行政機關作成經聽證之行政處分時，除依第43條之規定外，並應斟酌全部聽證之結果。但法規明定應依聽證紀錄作成處分者，從其規定（第108條）。

　　效力：書面之行政處分自送達相對人及已知之利害關係人起，書面以外之行政處分自以其他適當方法通知或使其知悉時起，依送達、通知或使知悉之內容對其發生效力。一般處分自公告日或刊登政府公報、新聞紙最後登載日起發生效力。但處分另訂不同日期者，從其規定。行政處分未經撤銷、廢止，或未因其他事由而失效者，其效力繼續存在。無效之行政處分自始不生效力（第110條）。

構成行政處分概念的特徵

項目	說明
行政行為	1. 須為行政機關（中央或地方機關）的行政行為
	2. 須為具有公法規制性的行政行為
	3. 須為單方的行政行為
	4. 須為對具體案件的行政行為
	5. 經申請而不作為
行政機關	指代表國家、地方自治團體或其他行政主體表示意思，從事公共行政事務，具有單獨法定地位之組織（《行政程序法》第 2 條）
公權力	行使公權力實為公法領域之各種作為或不作為
單方性	行政處分基於公權力故產生片面之權威性的羈束力，相對人應受行政機關此一片面行為的約束，必要時行政機關尚得以強制手段實現行政處分所欲達成之目標
個別性	行政處分乃規制個別事件，對象為特定人，其內容為具體的事實關係者
法效性	行政處分乃直接對外發生法律上效果 而未對外發生法律效果者，均應排除於行政處分之外

行政處分的種類

項目	說明	舉例
下命處分	以命令或禁止課予相對人作為、不作為或容忍義務的行政處分	徵兵處分、核課稅款
形成處分	設定、變更或消滅具體之法律關係、權利、資格或法律地位等之處分	國籍的歸化、離婚登記
確認處分	行政機關就法律關係或由法律關係產生的權利或義務，或就法律上具有重要性之人或物之性質，具有拘束力之確認	公務員年資的確認證明、出生登記

行政處分之效力意示圖

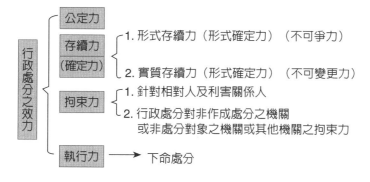

5.7 行政程序的基本原則

（一）依法行政原則

《行政程序法》第4條規定：行政行為應受法律及一般法律原則之拘束。依法行政原則可說係行政法中最重要之原理原則，其係指行政機關為行政行為時必須要有法律依據。依法行政原則之下有兩個子原則，一為法律優位原則，另一為法律保留原則。法律保留原則是指在沒有法律授權時，行政機關不能作成合法之行政行為，換言之，行政機關所為之行政行為須有法律明文規定。

（二）明確性原則

第5條規定：行政行為之內容應明確。

（三）平等原則

第6條規定：行政行為，非有正當理由，不得為差別待遇。平等係指實質之平等，因此可以斟酌規範事務的性質為合理之差別待遇。

（四）比例原則（禁止過度原則）

第7條規定：行政行為應依下列原則為之：1.採取之方法應有助於目的之達成。2.有多種同樣能達成目的之方法時，應選擇對人民權益損害最少者。3.採取之方法所造成之損害不得與欲達成目的之利益顯失均衡。

當行政行為所限制的權利愈大，則其所要追求的目的則必須愈高，該行政行為與手段之間必須要合乎一定的比例。有三個原則：第一個為「適當性原則」，其係指行政行為所採取的方法應有助於目的之達成；第二個為「必要性原則」，有數種可達目的之方法時，其應選擇對於人民權益損害較小者；第三個為狹義的「比例原則」，採取之方法所造成之損害不得與所要達到之目的顯失均衡。

（五）誠信原則（信賴保護原則）

第8條規定：行政行為，應以誠實信用之方法為之，並應保護人民正當合理之信賴。

（六）有利、不利一律注意原則

第9條規定：行政機關就該管行政程序，應於當事人有利及不利之情形，一律注意。

（七）裁量正當行使原則

第10條規定：行政機關行使裁量權，不得逾愈法定之裁量範圍，並應符合法規授權之目的。

（八）禁止不當連結原則

為行政法重要原則之一。該原則主要係指行政機關對人民課以一定的義務或負擔或對其造成不利益時，其所採取的手段與目的，必須有合理關連性；不相干之事不能連結在一起。該情形大多發生於行政處分之附款或行政契約中。該原則除了目的與手段要有合理關連之外，亦要求給付對待之間必須要實質合理，且禁止不相干的因素使用，尤其禁止行政機關濫用公益原則為由作不合理的要求。如某某酒店核准建照時，行政機關以一定比例之捐地為條件，才給予某某酒店建照，此乃違反行政法的禁止不當連結原則。

行政程序的自然法基礎

自然法基礎	內容
自然的正義原則	• 偏見排除原則 • 雙方聽審（兼聽）原則
正當法律程序原則	• 實質的正當性 • 程序的正當性 　1. 組織的正當性 　　■管轄權：事務管轄、層級管轄、行政協助、管轄權之移轉 　　■迴避制度、行政中立、公務員旋轉門條款 　　■審議會程序、諮詢程序 　2. 程序（過程）的正當性 　　■告知與聽證 　　■文書閱覽 　　■理由附記 　　■行政決定（如處分、審查）基準之設定與公布

行政行為與正當程序

項目	說明
應公正公平	• 適時迴避：有公務員行政程序中，應自行迴避之情形的相關規定（《行政程序法》第 32 條） • 禁止不必要的接觸：主要即為遏止關說的陋習 • 組織合法性的要求：行政機關應以合法的組織來作成行政行為，否則程序上欠缺正當性，違背公正公平立場
應說明理由	行政機關作行政行為時，應充分說明形成決定的理由，讓人民得以充分了解，避免權力的濫用
應告知當事人	政府的行政作為，應該讓利益受到影響的人民知道相關的事實及決定。告知可分成三種：預先告知、事後告知、救濟途徑的教示

比例原則的審查

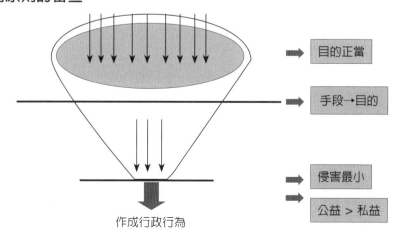

作成行政行為

目的正當

手段→目的

侵害最小

公益 > 私益

5.8 政策制定

　　公共政策的制定和政治生活流程息息相關，當政府採取行動的時候，就會有一些形式及公共政策，也就是將有限的資源做權威性分配的機構，如法律、行政命令、規章、方案、計畫、細則、衛生醫療及社會福利、補助給付等。範圍涵蓋國防、外交、教育、文化、農林、醫療與衛生行政等。而醫療衛生政策是諸多公共政策領域的一門，也是直接影響民眾健康或醫療服務的公共政策。

　　在參與決策制定過程，除行政人員外，尚包括許多與政策利害關係的成員，如政府部門的官員、公民、利益團體、政黨等有關人士。

　　政策制定係由各類參與者的交互影響，及各方意見所產生之結果。公共政策的啟動機制非常重要，它是公共政策的先驅，啟動機制有四個主要影響因素互動：「範圍、強度、時間與資源」，這些因素結合在一起，構成需求政治變遷的核心。

　　影響政策制定要素可以從二方面來看，一是「國家主觀意志的實現」，其所包含的非常廣泛，從國家的歷史傳統、政治文化背景，乃至國家領袖的心理性格等，相關目標均由政府部門制定前瞻性的長、中程政策與計畫，並轉化為年度施政計畫，予以貫徹執行。二是「客觀環境的掌握」，凡不在政治體系內的都是「環境」，通常藉由環境的刺激與反映，產生許多要求與支持，輸入政治體系內，促使政策體系運作過程，因此，環境可說是政府政策運作主要動力所在。

　　人為性是政策問題的一種概念性建構，深受個人價值體系如意識形態、價值、人格等所主導，正如所謂政策利害關係人或團體即是。因此，在政策制定上，有可能影響到某些人的權益，也可能有某些人企圖影響公共政策。而政策問題解決的方案，並非固定不變，其間是具有動態關係的，在研擬方案中，若問題癥結改變了，解決方案也須要跟著改變，就像問題環境產生政策需求，而政策需求在某些情況下也會因為政策之執行而改變。

　　政策方案決策途徑有下列六項，可供未來在政策制定方法上運用，有助於政策執行。

　　1. 政治性決策途徑：提倡者為一般的政治人物，由政治、學術、經濟、社會上居優勢地位者互動所制定出來的。

　　2. 漸進決策途徑：著重為現在已有的政策或措施去找尋漸進性的代替性政策，而不做大幅度的政策變動。

　　3. 垃圾桶決策模式：認為組織基本上是處於「有組織的混亂狀態」，具有有問題的偏好、不明確的技藝及流動性的參與三項特質。

　　4. 混合掃描途徑：將理性廣博途徑與漸進決策途徑予以綜合運用。

　　5. 滿意決策途徑：認為人事行政只追求滿意或足夠好的決策，人並非純理性的動物，只是意圖理性而已。

　　6. 理性廣博決策途徑：假設人為經紀人，即追求最大經濟利益、最佳決策。

政策制定常見模式

模式	說明
精英模式	指行政首長、高階公務員、專家或團體領袖等制定,與精英的偏好、個性、風格有關,它是政策制定的捷徑,但仍應由團體或系統模式來補助,才能做更精確的決策
團體模式	由各利益團體相互競爭和妥協的結果,只是社會公平性的原則不容忽視,對那些較沒有門路接近決策者的團體來說,在權利及利益爭取上,權益無法獲得重視與保障
系統模式	由社會全體支持的權威決定、社會需求和民意支持

政策問題結構圖

要素	問題結構		
	結構優良	結構適度	結構不良
決策者	一個或少數幾個	一個或少數幾個	許多
方案	有限	有限	無限
價值	共識	共識	衝突
後果	確定或風險	不確定	不確定
或然率	可計算	不可計算	不可計算

政策制定的過程

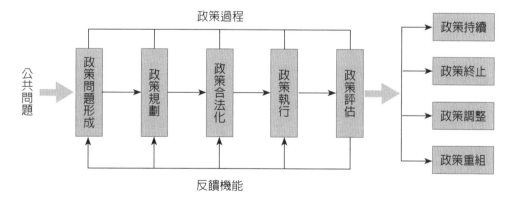

5.9 政策分析

政策分析主要在於描述、解釋各種政策的起因及後果，以此研究政府的實際功能及為何制定此種政策，並由此政策執行會產生什麼後果等。因此，政策分析過程具有相當的活動力，並且需要透過客觀而精確的處理方法來提高分析的解釋力。

政策分析的研究主要包含四個部分：目標、達成目標的手段、不同手段、連結目標與手段。政策分析乃是對政策的替選方案，及對每一方案正反兩方證據的蒐集與整合，做系統性的研究。即公共政策乃是一項解決問題的途徑，涉及資料的蒐集與解釋，並嘗試對替選方案的結果先做預測。

（一）特徵

政策分析具三個明顯的特徵：1. 政策分析者的主要興趣在解釋，而非規範；2. 政策分析者須以嚴謹的態度及科學的（冷靜的）訓練來分析公共政策的前因及後果；3. 對公共政策的前因與後果問題，致力探尋統一的前提，並逐漸累積具有一般性且普遍適用的、可靠的研究成果。

（二）貢獻

政策分析的貢獻：1. 應用各種分析工具，達成提供政策建議的目標；2. 藉由設計出新的政策選項，增加政策選擇的範圍；3. 增加新的政策價值目標，以確保各類社會價值在政策決策過程中都得到應有的重視。

政策係由公共政策簡寫而來，它具有「公共」與「政策」的兩個名詞。前者主要是以多數民眾所要解決的問題與需求而言，後者是指政府所設定且要解決該問題的策略，透過策略來解決人民的公共問題。

（三）範圍

政策研究著重政策理論的建構，範圍包括：

1. 政策內容研究：描述特定政策的背景與發展（利用個案研究）。
2. 政策過程研究：描述政策問題如何形成的各階段活動。
3. 政策產出研究：探討不同地區或是國家的公共服務水準等政策產出，究竟受到那些因素的影響，又稱為政策決定因素的研究。

（四）過程

政策分析過程係由五項政策相關資訊和五種政策分析方法所組成：

1. 政策相關資訊：指政策分析時，必須要充分掌握與政策相關的資訊與知識，包括：(1) 政策問題、(2) 政策行動、(3) 政策結構、(4) 政策績效與 (5) 政策未來。
2. 政策分析方法：指政策分析家為了產生政策相關資訊所採取的社會科學方法，包括：(1) 問題建構、(2) 推薦、(3) 追蹤、(4) 評估、(5) 預測。

（五）評估

政策評估是衡量公共政策成效的重要工具，其具有兩層涵義：

1. 檢視資源分配的妥適性。
2. 以系統的、科學的方法評估公共計畫。政策評估一方面檢視一項政策付諸實行後，是否達成制定政策時所欲達到的目標，以免浪費政府人力、資源在沒有效果或不當的政策上；另一方面，政策評估的工作亦是發現並修正政策的錯誤。

政策分析過程的模式

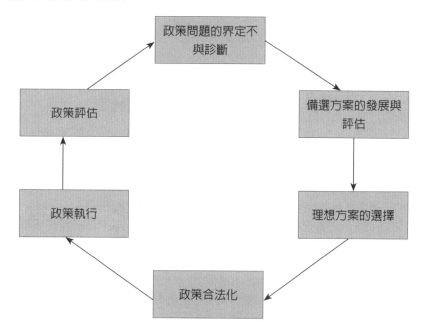

問題中心分析模式

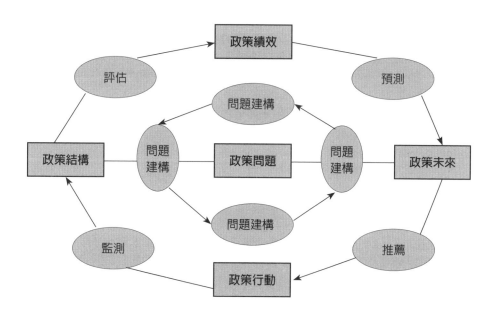

5.10 行政規則

依《行政程序法》第 159 條，本法所稱行政規則，係指上級機關對下級機關，或長官對屬官，依其權限或職權為規範機關內部秩序及運作，所為非直接對外發生法規範效力之一般、抽象之規定。

（一）行政規則規定

行政規則包括下列各款之規定：

1. 關於機關內部之組織、事務之分配、業務處理方式、人事管理等一般性規定。
2. 為協助下級機關或屬官統一解釋法令、認定事實及行使裁量權，而訂頒之解釋性規定及裁量基準。

生效要件：行政規則應下達下級機關或屬官。行政機關訂定前條第二項第二款之行政規則，應由其首長簽署，並登載於政府公報發布之（第 160 條）。

效力範圍：有效下達之行政規則，具有拘束訂定機關、其下級機關及屬官之效力（第 161 條）。

失效：行政規則得由原發布機關廢止之。行政規則之廢止，適用第 160 條規定（第 162 條）。

行政規則無需法律直接授權依據，不具法規命令的性質，實務上習稱「行政規定」均屬之，裁量性行政規則常仿照法規命令訂有名稱，惟其命名方式與法規命令不同，依其規範內容及性質，常用的名稱有「要點」、「注意事項」、「基準」、「須知」、「程序」、「原則」、「措施」、「範圍」等，此類具名稱之行政規則，其格式亦常以條列方式處理，因與法規命令類似，因此實務上亦有以「類似法規」稱之者。

（二）行政規則種類

1. 組織性行政規則：機關事務、人事管理規定。
2. 作用性行政規則：解釋性規定及裁量基準。
3. 代替立法之行政規則：依業務執行必要造出法律所未規範的制度。
4. 補充法律的行政規則：國家考試簡章。
5. 規範具體化的行政規則：由行政機關自行訂定功能性、技術規則或標準，以供行政機關遵守的行政規則。

行政規則在行政法院審理行政訴訟時，不具直接適用的重要性。雖然行政規則原則上具有內部效力，但實際上，行政規則仍對人民、亦即對外部發生影響，具「外部效力」。

行政規則大多在指示行政機關及人員應如何執行其行政任務，行政規則遂因行政機關的適用而發生「事實之外部效力」；目前一般認為，此事實的外部效力，也具有法律之外的效力，人民得根據該行政規則之法律上的外部效力請求權利保護。

行政規則因經常適用，形成成行政實務（行政慣例）；行政機關如違背其經由行政規則之適用所形成之慣例，即違反《憲法》第 7 條所揭示的平等原則，亦違背「行政自律（自我拘束）原則」。

法規命令與行政規則的區別

項目	法規命令	行政規則
本質	抽象法規具體化的立法行為	具體法律適用的一種行政行為
法源	因規定有關人民權利義務事項，需要法律明確授權，有規範上的拘束力	以行政體系內部事項為內容，原則上無須法律授權，行政機關得依職權訂定
形式	制定需要明確揭露其授權依據	為行政機關之固有行政權力，只要行政機關確有該權力，並表明制定機關即可
效力	直接對外發生效力，適用之對象為一般人民，故訂定後需經公布始生效力	原則上僅對內生效，並無對外公布周知之必要，但仍應發布並下達
後續程序	發布後應即送立法機關接受審查	不具有上述性質，原無送立法機關審查之必要，但由於《中央法規標準法》第7條後段規定，不分何種命令一律即送立法院，因此實務上不論是法規命令或行政規則，均送至立法院備查，立法院即依據《立法院職權行使法》第10章來處理

行政規則流程圖

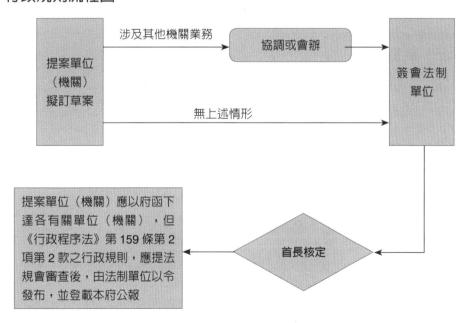

名稱為要點、須知、注意事項、基準、規定、程序或方案者
（性質特殊者，其名稱得為章程、規範、範本、原則、計畫或表。）

5.11 行政救濟

　　行政救濟為向政府機關請求權利回復之制度，可以保障人民或公法人的權益，解決公法問題的爭議，使法規可正確地適用，調整行政措施的合法化或適當化。

（一）行政救濟的種類

1. 訴願：透過行政機關官僚體系中，上級機關得對下級機關指揮監督的制度。
2. 行政訴訟：透過司法體系的救濟制。

　　訴願雖與行政訴訟同屬我國行政救濟程序之一環，但訴願並非行政訴訟之一部，其係由受理訴願之機關居於行政審查者的地位，對於原處分機關之行政處分從事行政上之自我審查。訴願程序並非司法程序，而是屬於行政程序之一種。

（二）訴願

　　依《訴願法》（民國 101 年 6 月 27 日），人民對於中央或地方機關之行政處分，認為違法或不當，致損害其權利或利益者，得依本法提起訴願。但法律另有規定者，從其規定。各級地方自治團體或其他公法人對上級監督機關之行政處分，認為違法或不當，致損害其權利或利益者，亦同（第 1 條）。

　　人民因中央或地方機關對其依法申請之案件，於法定期間內應作為而不作為，認為損害其權利或利益者，亦得提起訴願。前項期間，法令未規定者，自機關受理申請之日起為 2 個月（第 2 條）。

（三）訴願人

　　自然人、法人、非法人之團體或其他受行政處分之相對人及利害關係人得提起訴願（第 18 條）。能獨立以法律行為負義務者，有訴願能力（第 19 條）。2 人以上得對於同一原因事實之行政處分，共同提起訴願（第 21 條）。共同提起訴願，得選定其中 1 人至 3 人為代表人（第 22 條）。

（四）管轄

　　訴願之管轄如下（第 4 條）：

1. 不服鄉（鎮、市）公所之行政處分者，向縣（市）政府提起訴願。
2. 不服縣（市）政府所屬各級機關之行政處分者，向縣（市）政府提起訴願。
3. 不服縣（市）政府之行政處分者，向中央主管部、會、行、處、局、署提起訴願。
4. 不服直轄市政府所屬各級機關之行政處分者，向直轄市政府提起訴願。
5. 不服直轄市政府之行政處分者，向中央主管部、會、行、處、局、署提起訴願。
6. 不服中央各部、會、行、處、局、署所屬機關之行政處分者，向各部、會、行、處、局、署提起訴願。
7. 不服中央各部、會、行、處、局、署之行政處分者，向主管院提起訴願。
8. 不服中央各院之行政處分者，向原院提起訴願。

　　原行政處分機關之認定，以實施行政處分時之名義為準。但上級機關本於法定職權所為之行政處分，交由下級機關執行者，以該上級機關為原行政處分機關（第 13 條）。

訴願之主體

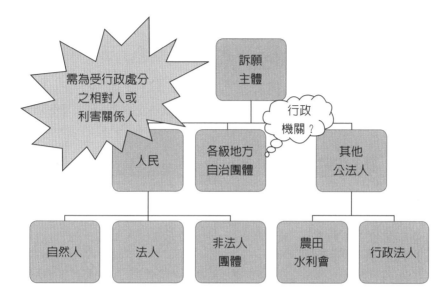

訴願決定的種類

種類	說明
訴願不受理	• 訴願書不合法定程序不能補正或經通知補正逾期不補正者 • 提起訴願逾法定期間,或未於第 57 條但書所定期間內補送訴願書者 • 訴願人不符合第 18 條之規定者 • 訴願人無訴願能力而未由法定代理人代為訴願行為,經通知補正逾期不補正者 • 地方自治團體、法人、非法人之團體,未由代表人或管理人為訴願行為,經通知補正逾期不補正者 • 行政處分已不存在者 • 對已決定或已撤回之訴願事件重行提起訴願者 • 對於非行政處分或其他依法不屬訴願救濟範圍內之事項提起訴願者
實體駁回	訴願主張無理由
原處分撤銷	• 單純撤銷:原處分機關必須受拘束 • 諭示原處分機關另為處分:撤銷原處分,責由原處分機關另為處分。原處分機關重核所作的新處分,有可能維持原處分,也有可能另為處分 • 諭示原處分機關另為處理:撤銷原處分,責由原處分機關另為處理時,表示原處分機關並無作成處分之權限 • 自為改處:為保護訴願人的權益,對事實已查明的案件,即逕為訴願決定,加以改處

5.12 行政契約

　　行政契約指兩個以上之當事人，就公法上權利義務設定、變更或廢止所訂立之契約。《行政程序法》第135條：公法上法律關係得以契約設定、變更或消滅之。但依其性質或法規規定不得締約者，不在此限。

（一）行政契約的形式種類

　　和解契約：行政機關對於行政處分所依據之事實或法律關係，經依職權調查仍不能確定者，為有效達成行政目的，並解決爭執，得與人民和解，締結行政契約，以代替行政處分（第136條）。

　　雙務契約：行政機關與人民締結行政契約，互負給付義務者，應符合下列各款之規定（第137條）：
1. 契約中應約定人民給付之特定用途。
2. 人民之給付有助於行政機關執行其職務。
3. 人民之給付與行政機關之給付應相當，並具有正當合理之關聯。

（二）行政契約的原則

　　行政契約當事人之一方為人民，依法應以甄選或其他競爭方式決定該當事人時，行政機關應事先公告應具之資格及決定之程序。決定前，並應予參與競爭者表示意見之機會（第138條）。

　　形式：行政契約之締結，應以書面為之。但法規另有其他方式之規定者，依其規定（第139條）。

　　效力：行政契約依約定內容履行將侵害第三人之權利者，應經該第三人書面之同意，始生效力。行政處分之作成，依法規之規定應經其他行政機關之核准、同意或會同辦理者，代替該行政處分而締結之行政契約，亦應經該行政機關之核准、同意或會同辦理，始生效力（第140條）。

（三）行政契約的瑕疵及無效

　　行政契約準用《民法》規定之結果為無效者，無效。行政契約違反第135條但書或第138條之規定者，無效（第141條）。

　　代替行政處分之行政契約，有下列各款情形之一者，無效（第142條）：
1. 與其內容相同之行政處分為無效者。
2. 與其內容相同之行政處分，有得撤銷之違法原因，並為締約雙方所明知者。
3. 締結之和解契約，未符合第136條之規定者。
4. 締結之雙務契約，未符合第137條之規定者。

　　行政契約之一部無效者，全部無效。但如可認為欠缺該部分，締約雙方亦將締結契約者，其他部分仍為有效（第143條）。

（四）行政契約的補償

　　行政契約當事人之一方為人民者，其締約後，因締約機關所屬公法人之其他機關於契約關係外行使公權力，致相對人履行契約義務時，顯增費用或受其他不可預期之損失者，相對人得向締約機關請求補償其損失。但公權力之行使與契約之履行無直接必要之關聯者，不在此限（第145條）。

行政契約的要素

項目	說明
行政契約係法律行為	法律效果的發生，取決於當事人主觀上之意願（即意思表示），而非基於客觀上法律之規定
行政契約係雙方法律行為	因雙方意思一致而成立的法律行為，就成立契約的特定法律關係而言，雙方意思表示具有相同價值，而有別於一方命令他方服從之關係
行政契約發生行政法（公法）上的效果	行政機關選擇行政契約作為行為方式，性質上仍屬公權力行政，因其適用規範及所生的效果均屬公法性質，而非私法

行政契約與須申請之行政處分的區別

項目	行政契約	須申請之行政處分
相對人意思表示	人民作為契約之一造當事人時，其意思表示影響契約內容之形成	處分相對人之申請僅屬行政程序之發動，對內容形成不生影響
意思表示	必須締約人雙方意思表示一致，始能生效	因行政機關單方意思表示而生效
簽署	必須以書面為之，經締約人雙方簽署	書面處分僅由作成機關簽署
內容	契約內容可能包括作成內部行為或事實行為	行政處分須對外發生法律效果，故內部行為、事實行為均不得為處分的內容
片面廢止	合法之契約除有調整或終止原因之外，通常不得以片面之意思表示予以廢止，如有主張亦應循訴訟途徑	合法之行政處分在不違背羈束行政及信賴保護之前提下，原處分機關得隨時片面廢止
無效原因	行政契約除具有行政處分相同之無效原因外，民法上契約無效之原因，亦有準用之餘地	行政處分無效原因限於有重大明顯或其他類比之瑕疵

行政契約與私法契約的區別

項目	行政契約	私法契約
適用法律不同	《行政程序法》之規定，並準用《民法》的規定	適用私法的規定
行政機關所受的拘束不同	不適用私法自治原則	適用私法自治原則，在給付行政的情形下，則應考量行政私法的問題
救濟管道不同	行政法院	普通法院

5.13 行政計畫

　　政府在推動重大複雜的公共建設過程中，常涉及多數不同利害關係人的利益，基於民主法治及行政公開之原則，該項政策於推展前，應將開發計畫公開並經聽證程序，以廣納各方意見，進行溝通、協調，並尋求認同與支持，為確保此一程序之履行，適用行政計畫之「計畫確定程序」的規範。

　　行政計畫是行政作用法中不可忽視的行政行為。

　　行政計畫，依《行政程序法》（民國 104 年 12 月 30 日）第 163 條，係指行政機關為將來一定期限內達成特定之目的或實現一定的構想，事前就達成該目的或實現該構想有關的方法、步驟或措施等所為之設計與規劃。

　　行政計畫有關一定地區土地之特定利用或重大公共設施之設置，涉及多數不同利益之人及多數不同行政機關權限者，確定其計畫之裁決，應經公開及聽證程序，並得有集中事權之效果。行政計畫的擬訂、確定、修訂及廢棄之程序，由行政院另定之（第 164 條）。

　　行政計畫係指計畫的內容或措施涉及土地利用，直接影響人民土地所有權的保障及使用自由；或公共事業的設立、公共設施的設置，影響地方的開發與發展，關乎地方人民生活環境與品質及地方繁榮的計畫。由於其係關於一定地區土地的特定利用，或重大公共設施且有對外法效的計畫。

（一）行政計畫的功能

　　1. 作為行政發展的指導與協調手段：國家計畫的主要功能在於作為國家發展的指導手段，因此行政計畫的首要功能亦在作為行政發展的指導手段。

　　2. 行政機關之自我確定：行政計畫通常附隨經費資源之配置，以便計畫的執行推動，加上經費須經立法院審議確定，故其額度及計畫執行規模便愈形確定。

　　3. 提高人民的預期可能性：消極而言，行政計畫可使人民得以估量其未來的行為舉止，以提高預測的可能性、減少意外的法律秩序風險；更積極的功能，在社會福利國家的時代趨勢下，國家或行政主體得以透過行政計畫履行其生存照顧的義務，包括社會權中的生存權、教育權、工作權或住宅基本權利等，得經由行政（或國家）給付的機制滿足，並形成一種制度保障。

（二）計畫確定程序

　　計畫擬定後，應經一定的程序，始為確定，而後才能開始實施者，此種程序，稱為計畫確定程序。且需經一公開及聽證的程序而制定，並欲藉此計畫的確立，以達行政機關間事權統一的效果（集中事權）。

　　確定計畫程序並非一體適用於所有各種類型的行政計畫，而僅適用於特定土地的利用，將直接影響人民的權利或利益者，以及公共事業之設立或公共設施設置，將影響地方的開發與發展者。

行政計畫的內容

分類	說明
財政計畫	如預算。原則上以一年為準，但遇到重大計畫時，可有跨年度的預算
經濟計畫	如西進或南進計畫，有時並無拘束力，經常只是一些誘導性行政
專業計畫	如核電廠、道路
地域性計畫	如都市計畫、區域計畫

行政計畫的分類

分類	說明
拘束性計畫	直接拘束關係人的行為，即計畫本身即具有法規範上的拘束力。例如：都市計畫的主要計畫中，關於土地區分使用的規定
影響性計畫	為達到規劃的目的，採取的規劃手段並非令行、禁止，而是藉助其他誘導手段。如透過租稅優惠或水、電優惠，以吸引廠商投資某行業（此即誘導行政）
建議性的計畫	集合所有資訊，將其整理後（通常亦包含有價值判斷），提供民眾參考，有時亦基於此資訊而為一定的建議

計畫確定程序流程圖

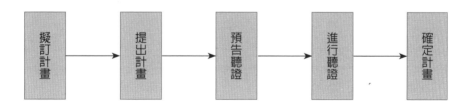

5.14 行政指導

　　《行政程序法》（民國 104 年 12 月 30 日）所稱行政指導，謂行政機關在其職權或所掌事務範圍內，為實現一定之行政目的，以輔導、協助、勸告、建議或其他不具法律上強制力之方法，促請特定人為一定作為或不作為之行為（第 165 條）。

　　行政機關為行政指導時，應注意有關法規規定之目的，不得濫用。相對人明確拒絕指導時，行政機關應即停止，並不得據此對相對人為不利之處置（第 166 條）。

　　行政機關對相對人為行政指導時，應明示行政指導之目的、內容、及負責指導者等事項。前項明示，得以書面、言詞或其他方式為之。如相對人請求交付文書時，除行政上有特別困難外，應以書面為之（第 167 條）。

　　行政指導應遵守依法行政原則，並不得違反比例原則、平等原則、信賴保護原則及誠實信用原則等一般法律原則。行政指導應具有一定之行政目的，而為促請特定人為一定作為或不作為。

（一）行政指導的態樣

　1. 規制性行政指導：為達成特定行政目的，對危害公益或妨礙秩序之行為加以規制、預防或抑制而實施之行政指導。

　2. 調整性行政指導：以解決私人間紛爭為目的之行政指導，雖類似於斡旋或調停，但雙方（或多方）當事人未必有任意性，因為行政機關通常對其中一方握有一定權限，而於事實上施壓以擔保指導之效果。如勞資爭議、醫療糾紛、消費者爭議等。

　3. 助成性行政指導：行政機關提供私人資訊，或進而助成私人活動之行政指導，以不具任何事實上之強制力為擔保。

（二）行政指導的法律途徑

　　行政指導的法律救濟途徑，內容包括：

　1. 訴願：行政指導並非行政處分，故不得提起訴願。

　2. 行政訴訟：

　　(1) 撤銷訴訟與課予義務訴訟：行政指導並非行政處分，不得提此兩類訴訟。

　　(2) 確認訴訟：行政指導屬事實行為，故此種訴訟亦無利用之可能。

　　(3) 給付訴訟：若以行政指導為原因（尤其是損害賠償），或請求作成行政處分以外之其他非財產上之給付，可提起一般給付之訴（《行政訴訟法》第 8 條）。

　3. 國家賠償：

　　(1) 行政指導屬公法性質之給付行政，故行政機關所為之行政指導行為符合國家賠償之其他要件者，人民自得請求國家賠償。

　　(2) 若被指導者已知將受損害而基於自由判斷願意服從時，依「同意阻卻侵權行為」之法理，不應給予補償。

　4. 損失補償：

　　(1) 特別犧牲：應視情形而定，如業者為克服不景氣而接受指導，致減損收益，應非特別犧牲。

　　(2) 信賴保護：行政機關違反禁反言之法理，倘相對人有值得保護之信賴，得主張損失補償。

行政指導的問題

問題	說明
行政主義空洞化	由於行政指導不受法律保留原則的拘束，居於優越支配地位的行政機關，或可利用法律賦予之行政權限迂迴強制人民服從其指導，而不以正規的立法及法律授權方式規制，此舉將導致法治主義陷於空洞化
權利救濟手段的不備	行政指導既非行政處分，依現行制度並無提起行政訴訟的機會，而且可能因行政指導之任意性，有否認其有信賴保護之問題。此一問題的解決，應可認為行政指導在特殊的情形下，具有阻卻違法與信賴保護的效果

行政指導的功能

功能	說明
增進行政機動	行政指導相對人任意服從的非權利行為，不須有法律根據亦可為之，還有緊急行政需要，無法依據而不能以公權力行為處理時，行政指導即可發揮其機動應急之效用
簡化行政程序	行政指導並非要式行為，原則上無須遵守繁複之行政程序，而且可以口頭為之，故極具簡便性
緩和依法行政的嚴格	行政指導之內容不受法規拘束，且能考量相對人立場而於對方同意或協力之下進行，故為一柔軟的行政手段。可降低人民與行政機關間較為嚴格的依法行政關係。依比例原則來看，行政指導的利用，是屬於侵害較少的手段
減少行政爭訟	由於行政指導係任意性行為，不具強制力，以人民服從為前提，人民對之不得提起行政訴訟，故無訴願與訴訟的問題

行政指導的法律效果

效果	說明
阻卻違法的事由	服從行政指導在刑事責任及行政責任上，是否具有阻卻違法的效力？在學理上有肯定說與否定說的爭議。所謂肯定說，即如果該行政指導係依法為之，並符合行政目的，在刑事責任方面，應視為超法規阻卻違法事由。在行政責任方面，應不得視為不法的行為
信賴保護效果	對於遵循行政指導而與行政機關發生信賴關係，特別是遵循行政機關具有強烈誘導性的行政指導，事後擬將依附在行政指導的行政處分撤銷或廢止，因而致使人民在財產上有所損失時，就應該考慮信賴利益補償的問題

5.15 政策執行

　　政策方案在經過行政部門或民意機關核准後，即取得合法地位，進入政策執行階段，是政策運作過程當中最重要的一環，假使政策方案不能有效的執行與落實，則整個方案的理想將會落空，將無法達到既定效益及目標。

　　缺乏有效的執行，政策制定者的意圖將無法成功地實現。

　　政策執行就是政府建立組織及詮釋政策內容後，將其付諸實行的過程。政策執行是一種動態過程，在這個過程中，負責執行的機關與人員組合各種必要的要素，採取各項行動，扮演管理的角色，進行適當的裁量，建立合理可行的例規，培塑目標共識與激勵士氣。

（一）政策過程

　　政策過程包括三個階段：

　　1. 規劃階段：發生於政策採納之後和政策開始正式運作之前，活動包括協調活動的負責人、政策溝通、人員訓練和動用資源、提出書面的指導綱領。

　　2. 啟動階段：指新程序、新活動、新任務、新設備等政策運作面向的初始採用。

　　3. 微調階段：始於政策啟動後不久，而結束於政策成為例行化之時，針對執行過程所遭遇到的困難或錯誤一一排除和化解。

　　4. 例行化：政策運作已進入軌道，為正常程序所控制，不會再有變遷出現。

　　政策執行的概念，可以從三個角度加以觀察：(1) 政策執行為科層體制的控制過程。(2) 政策執行為上下階層的互動過程。(3) 政策執行為政策與行動相互演進的過程。

　　從政策執行過程三種面向來觀察，以科層體制觀點來看，中央與地方階層部分，中央負責規劃與制定，地方則負責政策執行與推動，從上、下階層互動性來看，基層的執行才是決定目標的達成與否，再從政策執行的演進觀點——「控制」與「互動」來看，有基層的服從性與達成性之影響。

　　政策執行本身即具有動態性，在政策執行過程中，順應不斷的變遷的政治、社會環境，減少環境阻礙，爭取大眾的支持，以有效達成目標。從行動者的水平互動分析政策執行過程來看，可區分為利益衝突與組織管理兩個構面，衝突情境所產生的阻礙執行進展，解決之道在於營造參與執行過程的行動者產生合作的機制。

　　因此，任何在執行過程中所產生的衝突，解決之道在於重視溝通、資源與官僚的更有效管理，也就是說，有效管理是解決執行問題的重要關鍵。

（二）提升執行力的方法

　　提升政策執行力的方法有：1.強化政策規劃品質；2.政策工具選擇與資源分配；3.化執行紀律；4.執行人力品質；5.與地方政府合作之執行網絡；6.資訊工具運用與支援決策可作為政策執行上之參考。

影響政策執行因素

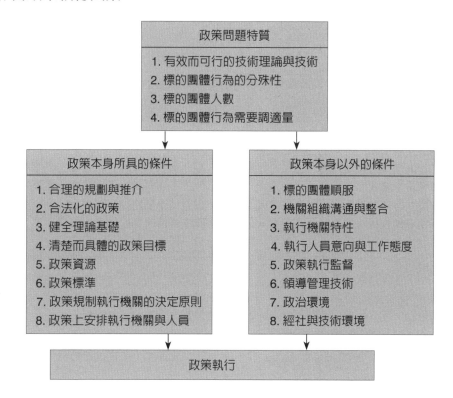

政策問題特質

1. 有效而可行的技術理論與技術
2. 標的團體行為的分殊性
3. 標的團體人數
4. 標的團體行為需要調適量

政策本身所具的條件

1. 合理的規劃與推介
2. 合法化的政策
3. 健全理論基礎
4. 清楚而具體的政策目標
5. 政策資源
6. 政策標準
7. 政策規制執行機關的決定原則
8. 政策上安排執行機關與人員

政策本身以外的條件

1. 標的團體順服
2. 機關組織溝通與整合
3. 執行機關特性
4. 執行人員意向與工作態度
5. 政策執行監督
6. 領導管理技術
7. 政治環境
8. 經社與技術環境

政策執行

史密斯（Thomas B. Smith）的政策執行力模式

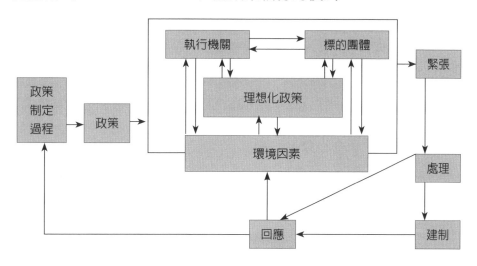

6.1 流行病學

　　流行（epidemic）係指一個地區某種疾病的發病率，明顯超過歷年的發病率水準。大流行（pandemic）則指疾病迅速蔓延，涉及地域廣泛，經常在較短時間內超逾縣市、省界、國家，甚至洲際，形成大流行。

　　流行病學（epidemiology）是一門應用的學科，也是研究健康與疾病的重要手段之一。狹義的說，流行病學是研究傳染病的一門科學，它涉及一個人口群健康狀態之分布與決定因素的研究。目前的流行病學則將研究範圍擴大到包含傳染病，也包含其他疾病或身體損傷，例如癌症與心臟病等。

　　流行病學者對於疾病的探查，可比喻成調查犯罪現場中找尋犯罪線索的偵探，而犯人就像是一種疾病或是其他危害健康的問題。他們不僅探討與人類健康及其環境有關的人類生態學，也藉由不同來源數據之蒐集，研究健康問題的起因與疾病分布，並且建構出邏輯推理程序，以解釋整體社會或某特殊族群健康問題的可能因素。

　　流行病學是研究所有因素，包括：生物、社會、經濟、文化等因素與社會疾病相關的學問。流行病學的主要目的在於找到發病的易感人群，從而發現、消除、控制或預防疾病，並促進或提升人類健康。流行病學者主要關注的不是個人，而是社會群體或較大人口群的健康問題與特徵。為了有效地疾病預防，醫療從業人員往往運用流行病學方法探究疾病原因與流行規律，以期更好地控制、預防或消滅疾病。

（一）流行病學基本原理

　1. 分布論：疾病或健康狀況在人群中的分布不是隨機的，分布論是流行病學最基本的理論。

　2. 病因論：所有能引起某疾病發生概率增高的因素，都可以稱為該病的病因或危險因素。

　3. 健康—疾病連續帶的理論：身體由健康到疾病是一個連續的過程，在這個過程中，受到多種因素的影響。

　4. 預防控制理論：根據疾病發生、發展和健康狀況的變化規律，疾病預防控制可以採取三級預防理論。

　5. 數理模型：人群中疾病與健康狀況的發生、發展及分布變化，受到環境、社會和身體多種因素的影響，它們之間具有一定的函數關係，可以用數學模型來描述疾病或健康狀況分布的變化規律。

（二）流行病學基本內容

　　流行病學研究設計的基本內容：

　1. 查閱有關文獻提出研究目的：這是研究設計的首要前提。

　2. 根據研究目的確定研究內容：研究者應對所研究的科學問題及其相關知識有著深刻的理解。

　3. 結合具體條件選擇研究方法：選擇既能實現研究目的，又是能力所及的研究方法。

　4. 根據研究內容設計調查表格：調查表分為自評表及他評表。

描述流行病學方法舉例

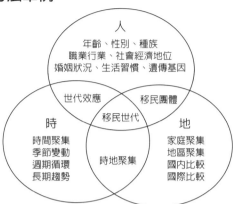

疾病的「冰山現象」

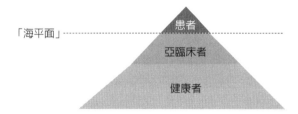

有關需進行流行病學調查的法律

法律名稱	內容
《職業安全衛生法施行細則》（103.6.26）第27條	特定對象及特定項目之健康檢查：指對可能為罹患職業病之高風險群勞工，或基於疑似職業病及本土流行病學調查之需要，經中央主管機關指定公告，要求其雇主對特定勞工施行必要項目之臨時性檢查
《口腔健康法》（92.5.21）第11條	中央主管機關應設口腔醫學委員會，其任務包含口腔疾病流行病學調查之審議
《傳染病防治法施行細則》（102.11.29）第3條	本法所定調查，其具體措施包含流行病學調查
《工廠設立許可或核准登記附加負擔辦法》（104.10.2）第10條	中華民國行業標準分類第八類食品製造業及第九類飲料製造業工廠，於「製造、加工生產食品或食品添加物及其使用原料」及「使用食品器具、食品容器或包裝、食品用洗潔劑」，於核准登記或變更登記時，主管機關應附加負擔包含：一、製造、加工生產食品或食品添加物及其使用原料，不得有下列情形：……（五）染有病原性生物，或經流行病學調查認定屬造成食品中毒之病因
《傳染病流行疫情監視及預警系統實施辦法》（104.3.23）第6條	中央主管機關應視需要指定設有臨床檢驗單位之醫院、衛生局（所）或研究單位之實驗室，定期報告特定病原體檢驗項目與檢驗結果等資料，如附表；必要時實驗室應提供檢體或病原體，供流行疫情監視及流行病學調查之用

6.2 公共衛生監測

　　公共衛生監測就是連續地、系統地收集疾病或其他衛生事件的資料，經過分析、解釋後，及時將資訊回饋給所有應該知道的人（如決策者、衛生部門工作者和公眾等），並且利用監測資訊的過程。

　　公共衛生監測的重點最初是傳染性疾病，而後擴充到其他領域，包括慢性非傳染性疾病（慢性病），如癌症和糖尿病。20世紀80至90年代，公共衛生監測的概念應用到一些新的公共衛生領域，如職業衛生、環境衛生、危險監測（有毒的化學物質、物理和生物製劑）、新興傳染性疾病、傷害控制、行為危險因素、災難後的重大事件、藥物監測、精神衛生和精神疾病。

（一）監測的要素

　　公共衛生監測三要素：1.連續地、系統地收集疾病或其他衛生事件資料，發現其分布特徵和發展趨勢；2.對原始監測資料進行整理、分析、解釋，將其轉化成有價值的信息；3.及時將資訊回饋給所有應該知道的人，利用這些資訊來制訂或調整防制策略和措施，三者缺一不可。

（二）監測的目的

　　公共衛生監測的目的：確定主要的公共衛生問題，掌握其分布和趨勢；查明原因，採取干預措施；評價干預措施效果；預測疾病流行；制訂公共衛生策略和措施。

（三）監測的內容

　　傳染病監測的內容：人口學資料；傳染病發病和死亡及其分布；病原體型別、毒力、抗藥性變異情況；人群免疫水準的測定；動物宿主和媒介昆蟲種群分布及病原體攜帶狀況；傳播動力學及其影響因素的調查；防治措施效果的評價；疫情預測；專題調查（如爆發調查、漏報調查等）。

（四）監測的挑戰

　　公共衛生監測在21世紀面臨的挑戰如下：

　　1. 擴展當前的監測系統，除了死亡，包括新發疾病的案例。

　　2. 發展監測系統的長期計畫，避免臨時系統。

　　3. 當新的科學證據出現時，發展關於什麼時間增加、如何增加或刪除或改變監測變數的定義及基本標準。

　　4. 以人群為基礎，發展大規模、廣泛的資料收集系統。

　　5. 發展基於主要健康結果，也包括風險和干預指標的即時監測系統。

　　6. 發展為促進疾病預防和控制的新穎分析工具和統計方法。

　　7. 發展監測系統與病原學研究的密切結合。

　　8. 發展更好更準確的預報方法。

　　9. 發展更為直接有效的機制，將資訊植入公共衛生決策制定過程。

　　10.發展更好的評估方案，以便將監測資料應用於公共衛生項目和干預研究中。

　　11.發展更好的資訊傳播方法，將監測資訊傳播給所有需要知道的人。

　　12.在平等、沒有偏倚的情況下，確保監測系統會實現人人享有衛生保健的目標。

公共衛生監測的使用：估量問題的嚴重程度

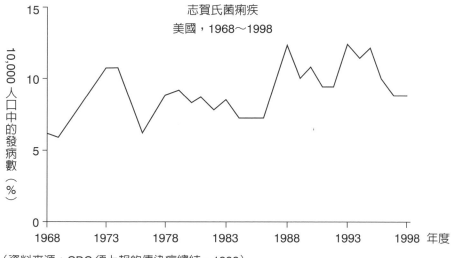

志賀氏菌痢疾
美國，1968～1998

10,000 人口中的發病數（%）

1968　1973　1978　1983　1988　1993　1998 年度

（資料來源：CDC 須上報的傳染病總結，1998）

公共衛生監測的程序、基本過程與評價

程序	評價
公共衛生監測的程序	• 建立監測組織和監測系統 • 公共衛生監測的基本過程 • 公共衛生監測系統的評價
公共衛生監測的基本過程	• 資料蒐集 • 資料分析：核實、分析和解釋 • 資訊回饋：縱向和橫向回饋 • 監測資料的利用
公共衛生監測系統的評價	• 敏感性（sensitivity） • 及時性（timeliness） • 代表性（representativeness） • 陽性預測值（positive predictive value） • 簡便性（simplicity） • 靈活性（flexibility） • 可接受性（acceptability）

6.3 預防醫學

　　預防醫學是醫學的一門應用學科，它以個體和確定的群體為物件，目的是保護、促進和維護健康，預防疾病、失能和夭折。

　　預防醫學的目的在於促進民眾健康與預防、降低疾病發生率；在促進健康方面，除了健康的生理狀態、心理狀態、社會互動外，規律的生活習慣、良好均衡的飲食條件等，都與現今急、慢性疾病息息相關，一旦無法平衡或達到這些條件，疾病就會隨之產生。

　　對於預防疾病發生，除了建構衛生的生活環境、良好的個人衛教知識、衛生習慣與健康觀念外，推廣早期診斷、早期治療，藉由這些觀念的落實，進而限制疾病進一步發生與惡化。

　　衛生福利部於民國 88 年即開始推動「社區健康營造 3 年計畫」，接著又於 93 年至 97 年「挑戰 2008 年」國家發展重點計畫，將社區健康生活納入發展重點。

　　我國醫療體系近年來面臨著人口結構老化、醫療資源分配不均問題，及隨著社會的變遷，疾病形態由急性變為慢性；傳統以治療疾病為主的我國醫療，面臨醫療大環境的變遷，勢必得改變目前醫療院所經營的方式，從問題的根本來預防、解決，預防醫學似乎是一選擇；政府長期以來也投入可觀的資源進行預防醫學相關工作，但成效並未反映在不斷增加的醫療支出上。

　　藉由「三級預防觀」理論的建構，我們可以更清楚、明確的掌握預防醫療的執行重點與效能。疾病的三級預防是貫徹以預防為主方針的具體原則。疾病的預防有賴於對特異性致病因素、接觸方式、分布特徵及疾病自然史的了解，以來制定相應的預防措施。

　　1. 一級預防：即病因學預防。主要針對發病前期，用增進健康和特殊防護措施來預防疾病的發生，也就是「防病於未然」，或一般所指之預防勝於治療。建立並維持有益於身心健康的自然條件和社會條件。一級預防是預防的主幹，是最積極的預防思想。

　　2. 二級預防：即發病學預防。主要針對發病早期即採取早期發現、早期診斷、早期治療的措施，以控制疾病的發展和惡化，防止疾病的復發或轉為慢性。這就要求普及和健全社會醫學衛生服務網，提高醫療服務品質，建立社會高靈敏且可靠的疾病監測系統，組織對居民的定期醫療監護和建立定期的體格檢查制度。

　　3. 三級預防：或稱病殘預防。主要針對發病後期進行合理而適當的復健治療措施，使病而不殘，殘而不廢，採取功能性復健，調整性復健或心理復健指導。還要建立社會復健組織，開展家庭護理和社會傷殘服務，使病人盡量恢復生活與勞動能力，克服病人的孤立感和社會隔離感，以減少病人身體和精神上的痛苦。

影響健康的主要因素

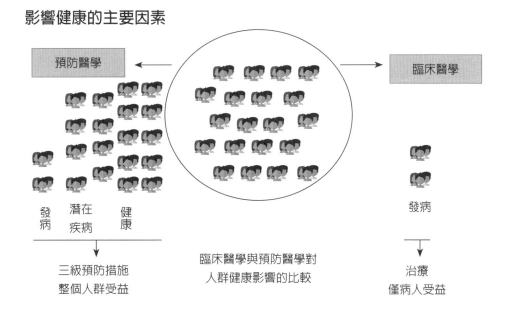

臨床醫學與預防醫學對
人群健康影響的比較

影響健康的主要因素

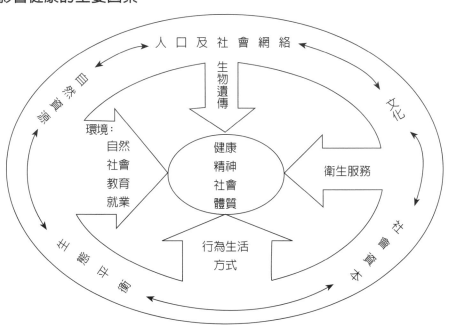

6.4 傳染病

　　傳染病是指由特異病原體（或它們的毒性產物）所引起的一類疾病；這種病原體及其毒性產物可以透過感染的人、動物或儲存宿主直接或間接方式（經由仲介的動物宿主、昆蟲、植物宿主或其他環境因素）傳染給易感染宿主。而感染性疾病是指由病原生物引起的所有人類疾病。因此，感染性疾病的概念要比傳染病的概念更廣泛。

（一）傳播途徑

　　傳播途徑指病原體從傳染源排出後，侵入新的易感宿主前，在外環境中所經歷的全部過程。傳染病可透過一種或多種途徑傳播，常見的傳播途徑有：

1. 空氣傳播。
2. 水傳播：包括許多腸道傳染病和某些寄生蟲病。
3. 食物傳播：經食物傳播的傳染病流行病學特徵主要有：病人有進食某一食物史，不食者不發病；一次大量污染可致暴發；停止供應污染食物後，暴發可平息。
4. 接觸傳播：(1) 直接接觸傳播：指在沒有外界因素參與下，傳染源與易感者直接接觸的一種傳播途徑，如性傳播疾病、狂犬病等。(2) 間接接觸傳播：指易感者接觸了被傳染源的排出物或分泌物等，污染的日常生活用品所造成之傳播。
5. 媒介節肢動物傳播：指病原體進入媒介生物體內，經過發育或繁殖，然後傳給易感者。如瘧原蟲只有在蚊體內進行有性生殖，才能傳播感染易感者。病原體在節肢動物體內完成其生命週期的某個階段後，才具有傳染性，這段時間稱為外潛伏期。
6. 土壤傳播。
7. 醫源性傳播：指在醫療、預防工作中，由於未能嚴格執行規章制度和操作規程，而人為地造成某些傳染病的傳播。
8. 周產期傳播：指在周產期病原體通過母體傳給子代，又稱為垂直傳播或母嬰傳播。

（二）致病模式

　　傳染病致病模式如下：

1. 三角模式：包括宿主、環境、病原體三個因素。
2. 輪狀模式：是一個以宿主遺傳基因為中心軸，外圍為物理性、生物性、社會性三個環境的同心圓。此模式強調宿主在生態環境中受到各種外在環境影響而致病，又稱為生態模式。每一部分在致病的影響力上，會因疾病種類的不同，占有不同比例。
3. 螺狀模式：指多病因互動的多階段進程。傳染病和慢性病的發生，都需要經過或短或長的潛伏期或誘導期。
4. 網狀模式：強調疾病並非由單一因素所形成，而是由許多錯綜複雜的關係鏈交織形成的因果網所造成。模式中的任一個因素，都可能是疾病的某一因素而非唯一因素，且各因素之間互有關聯。

經空氣傳播的類型

類型	說明
經飛沫傳播	病人呼氣、打噴嚏、咳嗽時,可以經口鼻將含有大量病原體的飛沫排入環境。大的飛沫迅速降落到地面,小的飛沫在空氣中短暫停留,局限於傳染源周圍
經飛沫核傳播	飛沫在空氣懸浮過程中,由於失去水分而剩下的蛋白質和病原體組成的核,稱為飛沫核。飛沫核可以氣溶膠的形式漂流至遠處。結核桿菌等耐乾燥的病原體可經飛沫核傳播
經塵埃傳播	含有病原體的飛沫或分泌物落在地面,乾燥後形成塵埃。易感者吸入後即可感染。對外界抵抗力較強的病原體,如結核桿菌和炭疽桿菌芽孢可透過塵埃傳播

輪狀致病模式 ── 生態平衡與疾病

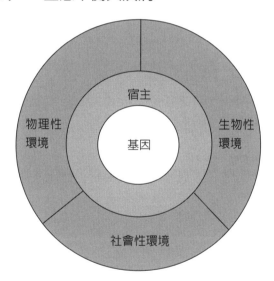

+ **知識補充站**

可能病例:符合臨床條件,但未檢驗或未能符合檢驗條件,且與其他可能或確定病例無流行病學上之相關聯。

極可能病例:符合臨床條件,雖未經實驗室檢驗證實,但符合流行病學條件;惟某些疾病,須經由實驗室檢驗證實,始判定為極可能病例,如:日本腦炎。

確定病例:絕大多數確定病例之判定需經實驗室檢驗確認,依疾病特性不同,確定病例之研判大致可分下列四種:1.同時符合臨床條件及檢驗條件。2.僅符合檢驗條件,個案可能僅有實驗室檢驗報告,卻無臨床症狀資料,亦即帶原卻不顯感染之個案,如:阿米巴性痢疾。3.同時符合臨床條件及流行病學條件,如:先天性德國麻疹症候群。4.符合臨床條件,如:結核病。

6.5 醫院感染

院內感染指病患住進醫院期間，因醫療行為才造成微生物侵入病患體內，或住院期間才獲得的微生物所造成之感染，不包括入院即有或潛在的感染，但入院時即有的感染是由上次住院執行之醫療措施所引起者亦可稱之，如手術後的傷口感染。

（一）感染的後果

院內感染帶來的後果如下：

1. 在病患方面：加重病人的身心痛苦死亡，並造成住院日的延長及醫療費用的增加。

2. 在醫院方面：延長住院日降低病房周轉率，造成醫療環境的污染，因而關閉病房、開刀房或廚房，甚至產生醫療糾紛，損害醫院及醫師名譽。

3. 在醫院工作人員方面：增加傳染的危險性及心理影響，增加醫護檢驗藥劑各部門人員的工作量，並增加醫院內的抗藥菌株。

4. 在社區方面：出院病人可能帶出抗藥菌株，造成社區污染及家庭傳染。

根據 WHO 調查，已開發國家之急症醫院住院病人的院內感染發生率為 5 至 10%。保守估計臺灣每年院內感染人數約有 85,000 人，造成住院天數延長約 20 天，醫療資源多付出近 200 億元。

感染管制是病人入院治療疾病，醫院和醫護工作人員為避免病患受感染所採取的行動，目的是為了避免造成交互感染與預防感染傳播。

（二）防護措施

目前醫院實施的防護措施：

1. 標準防護：全面性血液和體液防護措施（減少血液傳播致病之危險）及體內物質隔離措施（減少體內潮濕物質傳播致病之危險）

2. 依感染途徑之防護：(1) 接觸防護措施；(2) 飛沫防護措施；(3) 空氣防護措施；(4) 混合防護措施。

洗手是控制院內感染最簡單、最有效且最重要的方法。在完成單一病患照顧後，應儘速脫下手套，並以肥皂（消毒劑）洗手，或用含有酒精性的清潔劑消毒。照護不同的病患或手套有破損時，應立即脫下手套，並以肥皂（消毒劑）洗手，或用含有酒精性的清潔劑消毒。

3. 院內感染管制的工作：院內感染管制委員會及小組的設立、持續性的院內感染病例監視與調查、院內感染管制手冊及標準操作程序之訂定、醫院構造及病房設計之改善、滅菌及消毒法的監視與偵測、無菌操作的監督及訓練、抗生素使用原則管制及抗藥菌種變動的監視、隔離措施與傳染病通報、環境清潔與廢棄物處理、院內員工的保健及預防。

院內感染的來源

項目	來源	
內因性	• 免疫機能低下之疾病 • 糖尿病 • 使用抗生素 • 類固醇	• 化學治療 • 接受外科手術者 • 老年及年幼等病患
外因性	• 醫護人員（或看護人員）欠缺正確洗手觀念 • 醫療器械滅菌不完全，受到污染 • 病床無法落實消毒清潔工作	• 傳染病帶原者未隔離 • 隔離措施未正確執行 • 感染性廢棄物分類未落實

中斷（疾病的致病模式）感染鏈

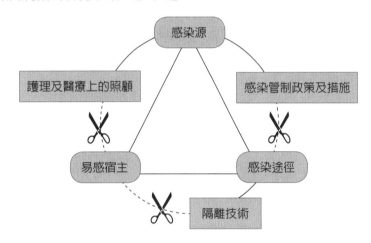

美國呼吸防護具分類

過濾效果 ＼ 防護機制	N	R	P
95%	N95	R95	P95
99%	N99	R99	P99
99.97%	N100	R100	P100

N：Not resistant to oil
R：Resistant to oil
P：Oil-Proof
N95：無油性環境捕捉 95%空氣微粒

6.6 慢性病

　　慢性病是指疾病狀態維持很久或指暴露很久才發病，美國國家衛生統計中心將一病程持續 3 個月或以上者稱之。慢性病的特性為具有下列一種以上特徵的疾病損傷或失常：永久性、遺留殘障、造成不能恢復的病理變化、病人需要復健的特別訓練、可能需要長期的照料、觀察和療養、與可避免的行為危險因子有關。

　　十大死因之死亡人數，占總死亡人數的 75.6%。其中，慢性病涵蓋了十大死因中的七項。此外，由衛生福利部之全民健康保險統計動向資料顯示，我國醫療費用總額的 78% 用於慢性病病人的照護。隨著醫療科技的進步，很多疾病大多僅能控制，而未能完全治癒，最終則轉為慢性病。

　　慢性病的重要性為：1. 死亡率高，在十大死因中大部分；2. 患病率高，尤其因為人口的變遷及生活形態的改變；3. 後遺症大；4. 對社會經濟政策的影響大。現今世界各國均聚焦於慢性病的預防及控制，並紛紛將慢性病防治列為公共衛生領域需優先實施的重要方針。

（一）常見慢性病

　　常見的慢性病如下：

1. 心腦血管疾病：如高血壓、血脂異常、冠心病、腦中風。
2. 營養代謝性疾病：如肥胖、糖尿病、痛風、缺鐵性貧血、骨質疏鬆。
3. 惡性腫瘤（癌）。
4. 精神、心理障礙：如過勞症、強迫症、焦慮症、抑鬱症、更年期症候群。
5. 口腔疾病：如齲齒，牙周病等。

（二）肥胖症

　　心血管疾病（如心臟病）及腦血管疾病（如中風）肥胖者，因體內脂肪過多，導致脂肪代謝異常而易形成高血脂症，且因膽固醇和三酸甘油脂在血中濃度增加，會造成動脈硬化，使得心臟血管疾病如心絞痛、急性心肌梗塞、猝死及腦血管疾病，如中風的發生率增高。此外，冠狀動脈心臟病的死亡率也隨著體重的增加而升高，研究指出，男性每增 1 單位 BMI 指數，其得到冠心病的危險將增加 10%。

　　肥胖定義為脂肪細胞變大或數目變多而使體脂肪增加。男性體脂肪率大於 25%、女性體脂肪率大於 30%，則稱為「肥胖」；「嚴重肥胖」定義為男性體脂肪率大於 35%、女性體脂肪率大於 40%。

　　目前國內隨著老年人口及慢性疾病的增加，健康照護體系防治的重點，也不再僅著重在治癒疾病、延長壽命，而是轉為避免疾病惡化、強調個人自我照護、健康促進及強調生活品質等防治重點。

腎臟病防治體系

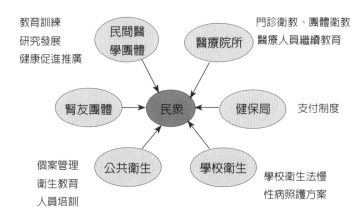

教育訓練
研究發展
健康促進推廣

民間醫學團體

醫療院所

門診衛教、團體衛教
醫療人員繼續教育

腎友團體　→　民眾　←　健保局　支付制度

個案管理
衛生教育
人員培訓

公共衛生

學校衛生

學校衛生法慢
性病照護方案

主要慢性病的共同危險因素

危險因素	慢性病			
	心腦血管疾病	糖尿病	腫瘤	呼吸道疾病
抽菸	✓	✓	✓	✓
飲酒	✓		✓	
營養	✓	✓	✓	✓
靜坐生活方式	✓	✓	✓	✓
肥胖	✓	✓	✓	✓
高血壓	✓	✓		
血糖	✓	✓	✓	
血脂	✓	✓	✓	

身體健康危險判定標準

	危險因子	異常值
中廣	腹部肥胖	腰圍：男性 ≧ 90cm（35.5 吋） 女性 ≧ 80cm（31 吋）
三高	高血壓	收縮壓 ≧ 140mmHg（毫米汞柱） 舒張壓 ≧ 80mmHg（毫米汞柱）
	高血糖	≧ 100mg/dl（毫克／100c.c.）
	高三酸甘油脂（TG）	≧ 150mg/dl（毫克／100c.c.）
一低	高密度蛋白膽固醇（HDL）	高（高風險）< 40mg/dl（毫克／100c.c.） 低（低風險）≧ 60mg/dl（毫克／100c.c.）

以上五項危險因子中，包含其中三項或以上者，即為代謝症狀群。

6.7 社會流行病學

傳統流行病學主要在探討疾病的「分布」與「成因」。但流行病學如僅探討生物醫學在宿主個體的致病機轉成因（如病毒、基因），則將失去對整體健康的關注。健康與個人基因、衛生環境、生活方式與習慣有相關性的結果，其中的生活包含教育、家庭、事業、社交網絡、所得、消費精神與文化。這一切的發生就是社會事實。

傳統流行病學與其他學門整合的社會流行病學研究，成為重要的學術研究範疇。社會流行病學的研究方向，大致可分成三個面向，分別是社會心理、社會疾病的產生、政治經濟的醫療健康及生態社會。

（一）社會資本與醫療健康的關係

社會資本可以視為行動者在市場中得到回報的社會關係投資。亦即藉由行動者網絡關係交換的社會資本，透過期待與社會支持，並強化規範，以來達成相互信任。在社會網路中，人際互動所建立的獨特社會關係，如友誼、規範、信任、尊敬等關係的累積，可視為行動者本身的一種財富。

社會資本的投入，猶如經濟發展中的人力資本投資。它有助於整體社會福祉的提高、外部效益的增加，同時也可確定對國民健康是有幫助的。

（二）經濟、失業率與健康的關聯性

社會經濟的向上開展、國民所得的提高，甚至均富的所得分配，都將使得國民財富有更均衡的發展，進而改進整體國民的醫療健康。當國家經濟體自開發中國家發展為已開發國家後，國民健康受相對收入的影響更為顯著，且當社會經濟較為均等時，社會凝聚、社會支持與社會資本都會增加，這些都來自人們對公平產生了滿足感而促使健康改善。

失業者往往因貧困與財務的焦慮而影響心理健康，而失業的污名與社會隔離，亦是重要原因之一。對於許多失業者，社會活動的參與和社會支持均會大幅下降。離開了主流文化的價值觀，且失業者往往因生理因素的改變，如膽固醇過高與免疫力的降低，因而造成死亡率的風險提高。

（三）社會經濟地位、社會階級與健康關係

社會地位對健康的影響，比個人基因、飲食文化（如速食油炸食物）、酗酒、抽菸等不良的生活方式更為重要。社會階級地位的罹病率與壽命的死亡率，也具有顯著相關性。

社經地位較高階層的人能夠掌控自己的生活方式，擁有較大的自主權或支配能力，因能參與社會事務的決定、獲得成就感，且得到社會的認同尊重。

從社會流行病與個人疾病或行為的理論模型中可以了解到：整體社會事實的改變，將影響個人的生理健康與心理的舒適感。儘管醫療科技的進步與公共衛生環境的改善，提高了人類平均壽命，但生態環境與個人生活習性才是罹病的重大原因，而這些均來自於外部總體社會的影響。

社會流行病學的多層次疾病致病成因模型

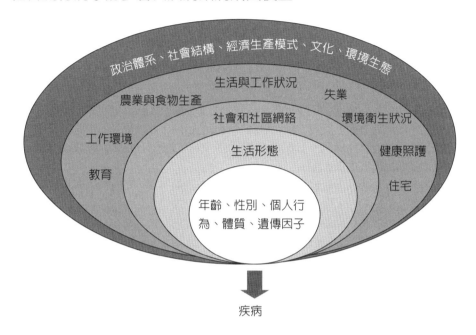

中、低收入國家十大健康危機比較

中收入國家十大健康危機	低收入國家十大健康危機
高血壓	孩童過度瘦弱
菸害	高血壓
過重與肥胖	危險性行為
運動缺乏	不乾淨及不安全的水
酗酒	高血糖
高血糖	室內的固態燃料（炭／木）煙害
高膽固醇	菸害
水果及蔬菜攝取過低	運動缺乏
室內的固態燃料（炭／木）煙害	非及時的母乳哺育
空氣污染	高膽固醇

7.1 公共溝通

　　有效的政府溝通方案，應包含「情境分析」與「設計適當的策略」兩個層面。其中情境分析分為四項工作重點：1. 設定溝通目標；2. 進行受眾（指政府溝通的所有對象）分析；3. 對整體管理情境的研析；4. 對溝通者條件（指代表政府部門執行溝通行為的人或單位）的分析。

　　溝通策略的設計則包括：1. 選擇適當、有效的溝通媒介；2. 溝通訊息的製作。

　　在溝通情境層面方面，首要工作在於釐清溝通的目的，政府溝通的目的，不外乎針對目標公眾告知或傳達資訊，影響認知與態度，進而改變其行為，以達成政府施政目標，提高民眾對施政的滿意度。

　　溝通目的確定後，接著是確認溝通的目標對象。廣義而言，所有人民都是政府溝通的對象。

　　依施政優先性，可以把目標對象分為以下三類：

　　1. 第一類為主要受眾：意指訊息所要影響的主要對象，訊息也是為這些對象而設計，如在不吸菸推廣運動中的癮君子即屬之。

　　2. 第二類為次要受眾：指第一類以外、可能也會受到訊息影響的公眾，如在上述例子中，指某些容易受香菸吸引的青少年。

　　3. 第三類為直接受眾：此類對象並非訊息設計的目標，但訊息要透過他們傳遞給第一、二類對象，如媒體記者及反菸組織成員等。

　　有效的政府溝通，還必須評估組織的未來發展策略、例行性工作的特性、人員工作量的負擔、組織氣候開放或嚴密、組織的社會地位是向上爬升或下降、領導風格是民主或專制、人員獎懲制度、組織任務與文化、組織所處的政治環境、組織運用科技的能力（如資訊化）以及組織的傳播行為等條件。

　　另外，要考量溝通者的地位、立場、專業能力、經驗及權威性等條件。惟就目前政府溝通的做法而言，因為資訊多由部會首長、副首長、司處長或指定之發言人對外發布，人選的彈性不大，所以，若能強化下列原則作法，也可強化政府官員的權威地位：1. 穩定行政權的運作，減少人事變革，讓政策有延續性；2. 決策要表現出專業性，考量要整體、周延，不可反覆改變；3. 在決策過程中，相關部會的步調與對外發言口徑要一致，避免有缺乏橫向協調聯繫的印象。

　　政府對外溝通的工具很多，包括信件、報告、新聞稿、簡報、電話、報紙、雜誌、印刷出版品、電視與平面廣告、廣播、衛星、網際網路及身體語言等，都是可以運用的媒介。

　　運用的原則包括：1. 目標區隔：一般而言，在不同情境下，針對不同受眾，採取不同的溝通媒介比較有效；2. 多樣化：如果能夠同時運用多種媒介來傳播資訊，則可以增進溝通效果。

議題管理與策略規劃、策略管理的關係

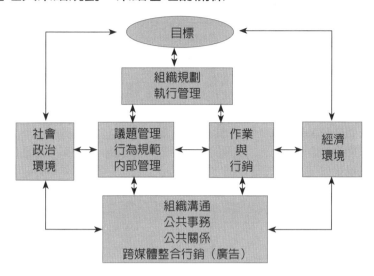

政府溝通策略模式

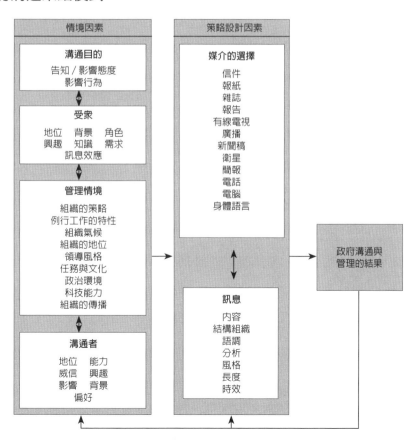

7.2 公共政策

公共政策制訂的過程，至少涵蓋了問題界定與議程設定、決策、政策規劃、政策執行與政策評估等主要階段。

（一）制訂過程

第一個步驟為問題之認定。決策者必須先釐清問題的本質，才能對問題進行分析，界定問題的重要性，才能決定是否付諸行動。

第二個步驟是針對問題設計一套可以解決政策問題的未來行動方案。

第三個步驟為政策合法化。也就是將政策規劃機關所提出的方案，提經有權責核准的機關、團體或個人，加以審議核准，完成立法程序，以便付諸執行的動態過程。

第四個步驟為政策執行。政策取得合法化後，確定專責機關，配置必要資源，採取必要的對應行動，使政策方案付諸實施。執行的成敗關鍵，取決於政策本身的特質、條件及資源等。

第五個步驟為政策評估。也就是評核政策執結果的過程，目的在於提供現行政策運作的結果資訊，以作為政策持續、修正或終止的基礎。

政策工具係將政策目標轉化成具體政策行動所使用的工具或機制，它是鑲嵌在政策中明顯或隱藏的誘因，以增加機關及標的團體採取與政策目標一致行為的機率。

（二）考量因素

選擇政策工具時，應考慮以下三點：

1. 配合政策系絡的生態：政策工具的選擇，受到政策所在環境系絡的限制。政策系絡又可分為系統系絡與組織系絡。

2. 配合政策實施對象：政策工具的選擇，會因標的團體的特性而改變。

3. 配合政策工具的屬性：(1) 需用資源：任何政策工具都需要資源，如經費、人力、工具操作費用等。政策工具的選擇須考慮資源的投入程度與政策績效關係的問題。(2) 達到標的：政策工具的使用就是要達到標的。有些政策工具可以準確達到施用目的，有些則較差。(3) 限制權益：政策工具與人民權益的限制相關。有些工具的強制性高，有些強制性低。(4) 政治風險：政策工具有其政治風險。不受民眾歡迎的工具政治風險較高，但可能具有長遠的好處。

4. 政策工具的選擇指標：國家能力的高低及政策次級體系的複雜程度。選擇政策工具首要條件為，挑選能夠實現最大目標成就，發揮最大政策效果的工具。

政策工具係將政策目標轉化成具體政策行動的橋樑，而究竟要採用何種工具以達成目標，則需視個案的性質做完整考量。

為因時、因地、因人、因事等權衡變通之計，審慎選擇適當的政策工具，可以降低政策計畫與實際執行成果的落差，這些都要適應政策系絡環境的改變，不停地監測與回饋，做出快速反應的危機管理作為與應變措施。

Howlett and Ramesh的政策工具類別

政策工具類別	說明	舉例
自發型政策工具	公眾所想要完成的工作均由民間根據自發原則來完成，政府極少參與	自發性組織、家庭與社區、市場
強制型政策工具	政策對象或標的人口，就接受政府干預與否，較少的自由選擇空間	訂定強制規範、財產權拍賣、直接提供、公營事業
混合型政策工具	政府機關可以積極影響標的團體或個人的態度與決定，但最終是否順從由他們自己決定	補貼與建立價格機制、訊息與勸導、課稅與使用者付費

O'Hare 的政策工具分類

方式 ＼ 工具	直接介入		間接介入	
以金錢方式進行	交易（Trade）	1. 產製	移轉（Transfer）	3. 課稅
		2. 買賣		4. 補助
以其他方式進行	規定（Regulation）	5. 禁止	知識（Knowledge）	7. 告知
		6. 強制		8. 呼籲

＋ 知識補充站

影響政策執行的成敗的因素：

1. 政策問題本身所具有的特質。
2. 政策規劃的合理程度。
3. 政策合法化的周延程度。
4. 執行者對目標共識的程度。
5. 執行機關所具的特性。
6. 執行人員執行政策意願的高低。
7. 標的人口順服政策的程度。
8. 政策執行的監督情形。
9. 相關機關間的溝通、協調及配合狀況。
10. 政治、經濟、法規、社會及文化因素的配合狀況。

7.3 政策行銷

　　行銷是一種社會過程，個人和群體經由創造、供給、並與他人自由交換有價值的產品和服務，以滿足他們的需求與欲望。一次成功和完整的市場行銷活動，意味著以適當的產品、適當的價格、適當的通路和適當的促銷手段，將適當的產品和服務投放到特定市場的行為。

　　政策行銷研究焦點著重在政府機關運用行銷的觀念與使用行銷組合的管理工具，透過政策工具的規劃與執行，提升政策執行的成功機率，以及標的團體的政策順服，政策行銷秉持行銷的基本概念，行銷是要讓顧客滿足、讓產品銷售順暢，政策行銷相對就是把政策當成商品，運用各種手段、方法、整合資源，強化人民對政策的接受度，在政策行銷與人民之間是一種動態的互動過程，政府與民眾相互取得的所需的平衡，政策才會盡可能達到最大成效。

　　政府部門需將政策行銷給人民，提高人民對政策的支持度。政策行銷與政策宣導的差異在於，政策行銷的推廣策略是政府以民眾需求為中心，利用整合行銷的雙向傳播，與政策宣導的推廣策略是政府以自我為中心、為強力促銷的單向傳播，則有明顯不同。

　　政策行銷管理必須掌握五項基本原則：1.要影響閱聽人的行為；2.從閱聽人的角度看事情；3.運用各種管道接觸閱聽人進行宣導；4.達到訊息一致性；5.與閱聽人建立關係。

　　政策行銷的促銷工具，包括：

　　1. 廣告：正式定義為所有來自贊助者理念、商品或服務的表達與促銷之付費方式。

　　2. 公共關係：包括發布新聞稿、媒體公關稿、記者會邀請函，以及告知記者有訪談與拍照的機會。

　　3. 特殊場合：包括大型公共聚會的場合（展覽會）與機構自行主辦的活動（機構開放參觀），亦包括設備展覽、社區會議、孩童導向的競賽與活動。

　　4. 直效行銷：針對特定個體的直接溝通，試圖引發某些回應或開啓某些對話，主要工具計有：1.直接郵件；2.電話行銷；3.目錄；4.網路行銷。

　　5. 印刷物品：被公認為公共組織最常運用的溝通管道，包括表格、手冊、傳單、海報、時事通訊、小本子與月曆。

　　6. 招牌：公共組織的招牌機會最為企業組織所羨慕，因為公共組織擁有許多高能見度的方式與民溝通：公路上、機場、郵局等。企業很難有這種成本低，卻能持續不斷接觸廣大民眾的機會。

　　7. 人員溝通管道：指兩人以上，直接面對面或與目標對象對話的溝通方式，可以透過電話或電子郵件。

　　8. 大眾媒體：是公共組織最少使用、但卻最強而有力的管道。

策略性政策行銷的運作過程

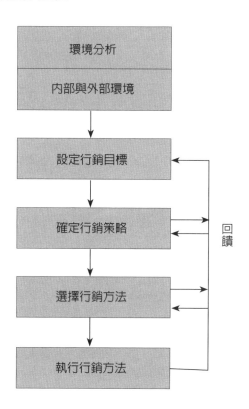

行銷類型比較表

行銷類型 比較項目	社會行銷	政府行銷	公共部門行銷	政策行銷
範圍	中等	中等	較大	最廣泛
主體	第三部門／非政府／非營利組織	政府部門／機構	政府機構／但含公營事業	政府／公營事業／私部門／非營利組織
動機	社會公益	自利	自利	公眾利益
客體	社會一般公眾	特定標的群體	特定標的群體	社會一般公眾／不特定之標的群體
組織中心／機構本位或議題中心／政策本位	議題中心	組織中心／機構本位	組織中心／機構本位	議題中心政策本位

7.4 陳情

　　《中華民國憲法》第 16 條載明：「人民有請願、訴願及訴訟之權。」請願法、訴願法、行政訴訟法之訂立，旨在維護人民權益、確保國家行政權合法及妥善行使行政救濟制度。

　　民意抒發的管道，現行法制採多軌制，其於公共政策為請願。其因不服中央或地方機關所為處分所提起者為訴願。其對於行政違失之舉發或行政上權益之維護而申訴者為陳情。陳情權既為憲法所保障的基本權之一，人民自認權益受損又苦於不符合法定救濟程序時，可藉陳情以為因應。

　　依《行政程序法》第 168 條，人民對於行政興革之建議、行政法令之查詢、行政違失之舉發或行政上權益之維護，得向主管機關陳情。

　　陳情方式：陳情得以書面或言詞為之；其以言詞為之者，受理機關應作成紀錄，並向陳情人朗讀或使閱覽後命其簽名或蓋章（第 169 條）。

　　陳情處理方式：行政機關對人民之陳情，應訂定作業規定，指派人員迅速、確實處理之。人民之陳情有保密必要者，受理機關處理時，應不予公開（第 170 條）。

　　受理機關認為人民之陳情有理由者，應採取適當之措施；認為無理由者，應通知陳情人，並說明其意旨。受理機關認為陳情之重要內容不明確或有疑義者，得通知陳情人補陳之（第 171 條）。

　　受理機關告知義務：人民之陳情應向其他機關為之者，受理機關應告知陳情人。但受理機關認為適當時，應即移送其他機關處理，並通知陳情人。陳情之事項，依法得提起訴願、訴訟或請求國家賠償者，受理機關應告知陳情人（第 172 條）。

　　不予處理情形：人民陳情案有下列情形之一者，得不予處理（第 173 條）：

1. 無具體之內容或未具真實姓名或住址者。
2. 同一事由，經予適當處理，並已明確答復後，而仍一再陳情者。
3. 非主管陳情內容之機關，接獲陳情人以同一事由分向各機關陳情者。

　　依《行政程序法》第 170 條第一項規定，訂定《行政院及所屬各機關處理人民陳情案件要點》（民國 103 年 9 月 25 日）。

　　本要點所稱人民陳情案件，係指人民對於行政興革之建議、行政法令之查詢、行政違失之舉發或行政上權益之維護，以書面或言詞向各機關提出之具體陳情。

　　人民陳情得以書面為之，書面包括電子郵件及傳真等在內。前項書面應載明具體陳訴事項、真實姓名及連絡方式。連絡方式包括電話、住址、傳真號碼或電子郵件位址等。

　　人民陳情得以言詞為之，受理機關應作成紀錄，載明陳述事項、真實姓名及連絡方式，並向陳情人朗讀或使閱覽，請其簽名或蓋章確認後，據以辦理。

　　各機關受理人民陳情案件後，應將陳情之文件或紀錄及相關資料附隨處理中之文卷，依分層負責規定，逐級陳核後，視情形以公文、電子公文、電話、電子郵件、傳真、面談或其他方式答復陳情人。但人民陳情案件載明代理人或連絡人時，受理機關得逕向代理人或連絡人答復。

陳情、請願、訴願及行政救濟之異同比較表

救濟種類 比較項目	陳情	請願	訴願	行政訴訟
相同處	1. 都是行政救濟 2. 之間具有互相排斥關係，即使用一種方式時，不得使用另一種方式 3. 提出申請時，均需載明個人身分資料及要求事項說明			
相異處 — 提出事由	對國家行政興革建議、行政法令查詢、行政違失舉發、行政權益維護	對於國家政策、公共利害或權益維護	中央或地方機關之行政處分認為違法或不當，或依法申請之案件，於前監內該作為而不作為，致損害其權益或利益者	中央或地方要關之違法行政處分，或應為不作為依法申請之案件，致使權利或法律上之利益，經依訴願法提起訴願而不服其決定者
相異處 — 對政府之法律效力	小	小	大	最大
相異處 — 受理機關	陳情事項職權所屬各級行政機關	請願事項職權所屬各級民意機關或行政機關	依訴願法規定之受行政處分之管轄機關	各地行政法院
相異處 — 提出方式	得以書面、言詞為之，亦包含電子郵件	請願書	訴願書	當事人書狀
相異處 — 行政機關告知義務	應針對案情內容敘明具體處理意見及法規依據，以簡明肯定文字答復陳情人	應將其結果通知請願人	如人民訴願有理由者，應撤銷或變更處分；若維持原處分，應檢附答辯書與訴願人	行政法院駁回原告之訴或移送者外，應將訴狀送達於被告。並得命被告以答謝狀陳述
相異處 — 非主管機關案件移送	陳情案件應由事項主管業務機關受理；非屬收受機關權責者，應逕移主管機關，並函知陳情人	如請願事項非職掌，應將所當投遞之機關通知陳情人	由案件管轄機關受理，若管轄有爭議或管轄不明，由上級確定後移送之	行政法院移送到其他法院，需徵收費用

當案管理局處理人民陳情案件作業流程圖

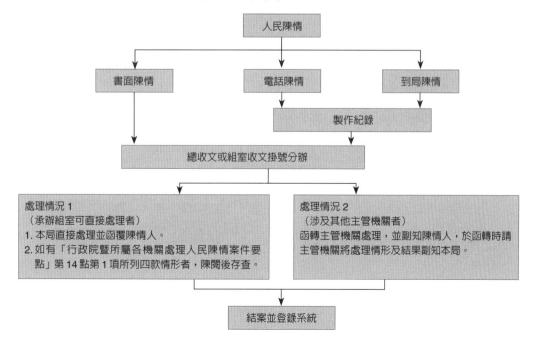

7.5 國家賠償

《國家賠償法》（民國69年7月2日）係依《中華民國憲法》第24條（凡公務員違法侵害人民之自由或權利者，除依法律受懲戒外，應負刑事及民事責任。被害人民就其所受損害，並得依法向國家請求賠償）制定之（第1條）。

（一）國家賠償責任之歸因

公務員於執行職務行使公權力時，因故意或過失不法侵害人民自由或權利者，國家應負損害賠償責任。公務員怠於執行職務，致人民自由或權利遭受損害者亦同。

公務員有故意或重大過失時，賠償義務機關對之有求償權（第2條）。

公有公共設施因設置或管理有欠缺，致人民生命、身體或財產受損害者，國家應負損害賠償責任。就損害原因有應負責任之人時，賠償義務機關對之有求償權（第3條）。

受委託行使公權力之團體，其執行職務之人於行使公權力時，視同委託機關之公務員。受委託行使公權力之個人，於執行職務行使公權力時亦同。執行職務之人有故意或重大過失時，賠償義務機關對受委託之團體或個人有求償權（第4條）。

法律之補充適用：國家損害賠償，除依本法規定外，適用民法規定（第5條）。國家損害賠償，本法及民法以外其他法律有特別規定者，適用其他法律（第6條）。

賠償方式：國家負損害賠償責任者，應以金錢為之。但以回復原狀為適當者，得依請求，回復損害發生前原狀（第7條）。負損害賠償責任者，除法律另有規定或契約另有訂定外，應回復他方損害發生前之原狀。因回復原狀而應給付金錢者，自損害發生時起，加給利息（《民法》第213條）。

請求時效：賠償請求權，自請求權人知有損害時起，因2年間不行使而消滅；自損害發生時起，逾5年者亦同（第8條）。

請求賠償方式：依本法請求損害賠償時，應先以書面向賠償義務機關請求之。賠償義務機關對於前項請求，應即與請求權人協議。協議成立時，應作成協議書，該項協議書得為執行名義（第10條）。

（二）訴訟

賠償義務機關拒絕賠償，或自提出請求之日起，逾30日不開始協議，或自開始協議之日起，逾60日協議不成立時，請求權人得提起損害賠償之訴。但已依行政訴訟法規定，附帶請求損害賠償者，就同一原因事實，不得更行起訴。依本法請求損害賠償時，法院得依聲請為假處分，命賠償義務機關暫先支付醫療費或喪葬費（第11條）。

損害賠償之訴，除依本法規定外，適用民事訴訟法之規定（第12條）。

枉法裁判之賠償：有審判或追訴職務之公務員，因執行職務侵害人民自由或權利，就其參與審判或追訴案件犯職務上之罪，經判決有罪確定者，適用本法規定（第13條）。

特別法中有關行政機關致人民權利受損害之賠償

法規	內容
《土地法》 （100.6.15）第 68 條	因登記錯誤遺漏或虛偽致受損害者，由該地政機關負損害賠償責任。前項損害賠償，不得超過受損害時之價值
《警械使用條例》 （91.6.26）第 11 條	警察人員依本條例規定使用警械，因而致第三人受傷、死亡或財產損失者，應由各該級政府支付醫療費、慰撫金、補償金或喪葬費。警察人員執行職務違反本條例使用警械規定，因而致人受傷、死亡或財產損失者，由各該級政府支付醫療費、慰撫金、補償金或喪葬費
《個人資料保護法》 （104.12.30）第 28 條	公務機關違反本法規定，致個人資料遭不法蒐集、處理、利用或其他侵害當事人權利者，負損害賠償責任
《鐵路法》 （105.11.9）第 62 條	鐵路機構因行車及其他事故致人死亡、傷害或財物毀損喪失時，負損害賠償責任。但如能證明其事故之發生非由於鐵路機構之過失者，對於人之死亡或傷害，仍應酌給卹金或醫藥補助費。但事故之發生係出於受害人之故意或過失行為者，不在此限
《鐵路運送規則》 （103.12.3）第 66 條	鐵路機構逾預定到達日期將運送物運抵到達站者，應負遲延責任；其因運送遲延致託運人或受貨人受有損害時，鐵路機構應負損害賠償責任

《民法》有關損害賠償之規定

條號	內容
第 216 條	損害賠償，除法律另有規定或契約另有訂定外，應以填補債權人所受損害及所失利益為限。依通常情形，或依已定之計劃、設備或其他特別情事，可得預期之利益，視為所失利益
第 217 條	損害之發生或擴大，被害人與有過失者，法院得減輕賠償金額，或免除之。重大之損害原因，為債務人所不及知，而被害人不預促其注意或怠於避免或減少損害者，為與有過失
第 186 條	公務員因故意違背對於第三人應執行之職務，致第三人受損害者，負賠償責任。其因過失者，以被害人不能依他項方法受賠償時為限，負其責任。前項情形，如被害人得依法律上之救濟方法，除去其損害，而因故意或過失不為之者，公務員不負賠償責任

7.6 資訊公開

　　政府資訊公開的目的，主要是要在不侵犯個人隱私和危害國家機密的情形下，保障人民對政府之內部資訊的知的權利，以增進人民對公共事務的了解、信賴與監督。

　　當事人或利害關係人得向行政機關申請閱覽、抄寫、複印或攝影有關資料或卷宗。但以主張或維護其法律上利益有必要者為限。行政機關對前項之申請，除有下列情形之一者外，不得拒絕（《行政程序法》第46條）：

1. 行政決定前之擬稿或其他準備作業文件。
2. 涉及國防、軍事、外交及一般公務機密，依法規規定有保密之必要者。
3. 涉及個人隱私、職業秘密、營業秘密，依法規規定有保密之必要者。
4. 有侵害第三人權利之虞者。
5. 有嚴重妨礙有關社會治安、公共安全或其他公共利益之職務正常進行之虞者。

　　前項第二款及第三款無保密必要之部分，仍應准許閱覽。

　　公務員在行政程序中，除基於職務上之必要外，不得與當事人或代表其利益之人為行政程序外之接觸。公務員與當事人或代表其利益之人為行政程序外之接觸時，應將所有往來之書面文件附卷，並對其他當事人公開。前項接觸非以書面為之者，應作成書面紀錄，載明接觸對象、時間、地點及內容（《行政程序法》第47條）。

　　依《政府資訊公開法》（民國94年12月28日），政府資訊指政府機關於職權範圍內作成或取得而存在於文書、圖畫、照片、磁碟、磁帶、光碟片、微縮片、積體電路晶片等媒介物及其他得以讀、看、聽或以技術、輔助方法理解之任何紀錄內之訊息（第3條）。

　　政府機關，指中央、地方各級機關及其設立之實（試）驗、研究、文教、醫療及特種基金管理等機構。受政府機關委託行使公權力之個人、法人或團體，於本法適用範圍內，就其受託事務視同政府機關（第4條）。政府資訊應依本法主動公開或應人民申請提供之（第5條）。

主動公開

　　下列政府資訊，除依第18條規定限制公開或不予提供者外，應主動公開（第7條）：1.條約、對外關係文書、法律、緊急命令、中央法規標準法所定之命令、法規命令及地方自治法規。2.政府機關為協助下級機關或屬官統一解釋法令、認定事實、及行使裁量權，而訂頒之解釋性規定及裁量基準。3.政府機關之組織、職掌、地址、電話、傳真、網址及電子郵件信箱帳號。4.行政指導有關文書。5.施政計畫、業務統計及研究報告。6.預算及決算書。7.請願之處理結果及訴願之決定。8.書面之公共工程及採購契約。9.支付或接受之補助。10.合議制機關之會議紀錄。

　　政府資訊之主動公開，除法律另有規定外，應斟酌公開技術之可行性，選擇其適當之下列方式行之（第8條）：1.刊載於政府機關公報或其他出版品。2.利用電信網路傳送或其他方式供公眾線上查詢。3.提供公開閱覽、抄錄、影印、錄音、錄影或攝影。4.舉行記者會、說明會。5.其他足以使公眾得知之方式。

政府資訊公開相關法令

法令	規範重點
《行政程序法》	就行政行為之程序進行中，當事人或利害關係人得閱覽卷宗之程序規定
《政府資訊公開法》	規範政府機關於職權範圍內作成或取得資訊之公開事宜
《檔案法》	規範政府機關已歸檔管理之檔案，其資訊之公開範疇等事宜
《個人資料保護法》	個人資料之蒐集、處理及利用，以避免人格權受侵害

各國政府資訊公開之相關法規

國家	相關法案
美國	• 資訊自由法（Freedom Information Act 1966）
加拿大	• 資訊使用法（Access to Information Act） • 隱私法（Privacy Act）
英國	• 公共文書法（Public Records Acts 1967） • Open Government Code of Practice on Access to Government Information (The Open Government Code) • 資料保護法（Data Protection Act 1998） • 資訊自由法（Freedom of Information Act 2000）
澳洲	• 資訊自由法（Freedom of Information Act 1982） • 檔案法（Archives Act 1983）
新加坡	無
日本	• 日本國行政資訊公開法（機關檔案） • 獨立行政法人國立公文書館應用規則（國家檔案）
中國	• 中華人民共和國檔案法 • 機關檔案工作條例 • 政府信息公開條例草案

7.7 Web 2.0

　　面對資訊化社會的來臨，網路科技發達與資訊流通快速，不但改變了使用者的態度，也改變了傳播與行銷的模式。

　　Web 2.0 的概念來自 O'Reilly 公司創辦人 Tim O'Reilly 於 2003 年 4 月在美國所召開的一場探討網際網路產業發展趨勢研討會。O'Reilly 與副總裁 Dale Dougherty 在研討會中對於網際網路的發展趨勢進行歸納，並提出一個新形態的網站應用模式，稱之為 Web 2.0 應用。

　　Web 2.0 的三大特色：1. 以使用者為中心，無論是鼓勵使用者參與內容創作，如部落格與影音短片，或者與使用者之間的互動，只要是在網站上的行為，都要以使用者為中心出發。2. 開放與分享的重要性，藉由鼓勵使用者開放的討論，創造出分享的文化，才能不斷地豐富使用者的經驗與網站的資源。3. 強調使用者網絡的外部延展性，也可稱為網路效應，經由服務的提供，形成去中心化的形態。

　　鑑於 Web 2.0 媒體所具備的互動性、透明性與分享性等特質，使得愈來愈多企業界或其他領域部門逐漸重視此新科技的趨勢，並藉以達到行銷的目的，當然政府部門也不例外。

　　近年來有 Web 2.0 特徵的相關應用，包括部落格、Facebook、iGoogle、Plurk、Twitter、Wikipedia、YouTube 等網路服務，具有使用者互動、參與及共享的機制。

　　在多元民主的時代下，政策能夠被民眾支持與認同，並非來自於政府的權威，而是來自市場的行銷。基於網路的即時回應性、彈性、多樣性、低成本等多項優勢，電子化政府能夠達到以往傳統政府的政策行銷所做不到的。

　　政府機關導入 Web 2.0 類型：

　　第一類：入口網站整合 Web 2.0 服務在中央或地方政府機關的主要官網或入口網站，統一提供 Web 2.0 應用工具或整合型 Web 2.0 服務，給其所屬機關負責管理與營運。

　　第二類：機關網站導入 Web 2.0 應用工具在各機關所屬的各級單位的網站中，自行建置或導入 Web 2.0 應用工具並提供對外服務。

　　第三類：主題式網站導入 Web 2.0 應用工具各機關執行的計畫或各類主題式網站，如計畫網站、專業網站、線上服務、觀光文化、互動社群等各類網站中，導入 Web 2.0 的應用工具或服務。

　　公部門應用新技術於政策行銷有其重要性，成功的政策行銷必須懂得利用新技術，特別是網站、部落格等工具。

　　各先進國家也逐漸將 Web 2.0 的概念和工具應用到政府網站、公共政策服務上。如使用 YouTube 提供政策宣導短片，輔以 FB 進行政策說明與交流互動，以提升機關對外的形象或知名度。

　　網路已經是許多重要消息的起源與最初的散播點，在網路上缺乏參與，即在公務處理上喪失先機，後期的補救往往事倍功半、徒勞無功。

Web 1.0與Web 2.0特質對照表

Web 1.0 (1993～2003)	特質	Web 2.0 (2003～beyond)
閱讀	模式	可閱讀亦可書寫
網頁	組成內容	發表／記錄
靜態	狀態	動態
網頁瀏覽器	技術	RSS 訂閱、連結
伺服器	架構	網路服務
網路——由廠商提供，使用者單方面接受資訊	內容貢獻	每個人——提供雙向交流，由使用者參與並且貢獻內容
社群經營以加入會員方式共享部分特定資源（如公告欄、討論版、聊天室、下載空間）	社群	針對社會網路功能進行強化，建立人際連結的接點，促進服務對於使用者之間的結合
Java Applet、Flash 等	使用者經驗	便利、直覺、高度互動性的使用介面用戶端不需安裝額外元件
N/A	跨服務的互通與整合	開放服務平臺（讓社群與第三方開發者投入，利用現有服務開放的介面，重新組合創造新服務）

Web 2.0網站經營的模型

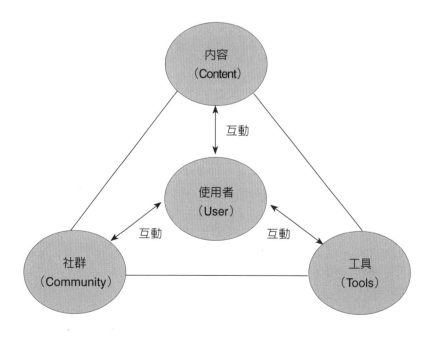

8.1 衛生教育

　　衛生教育整合健康與行為科學，從知識的教導、計畫評估、行為改變，轉變到社區的組織、社會運動的推動。衛生教育就是要藉教育的方法，使民眾具有健康的知識及健康的態度，從而實行健康的生活。它是一種學習的過程，也可以說是一種改變的過程。

（一）任務

　　衛生教育的任務：1. 增進對衛生的正確認識；2. 培養個人及社區解決衛生問題的技能；3. 啟發民眾對健康的責任感；4. 推廣公共衛生設施與服務的利用。

　　經由個人或團體教育以期改變行為模式以促進、維持與保有健康，稱為衛生教育。

　　衛生教育起源於個人改變生活情況的需求，其目的在於經由個人、家庭或社區力量，以增強個人對健康狀態的自我責任感，如傳染性疾病的衛生教育就包括：評估民眾對疾病的認知、評值民眾對相關疾病散播的習慣與態度，以及民眾對疾病治療上的缺失說明。

　　衛生教育通常以學校教育最為普遍，而完整的衛生教育課程包括有計畫的提高學生學習態度及相關技能，以達到身心健康的目的，如情緒健康、正向的自我心像、感激欣賞、自尊自重、身體器官的照護、健康體適能、菸酒藥物及暴力的相關議題、健康錯誤迷思與就醫觀念、運動以增加身體健康、營養體重控制、從科學、社會、經濟與生態健康層面探討性關係、安全駕駛等等。

　　衛生教育與健康促進的關係則希望以行為上的、有系統的及政策面的專業規劃，以影響健康之層次。為達此目標需要密切的專業訓練，如生物、環境、心理、社會、生理與醫療科學；以及個人、團體、機構與社區系統的策略，以改進健康知識、態度、技能與行為，增強其自我賦能，使更多人們達到健康與安適的個人、社區與環境上的控制力量。

（二）內容

　　衛生教育與健康促進內容，包括：個人與團體衛生教育、訓練與諮詢、視聽電腦衛教教材之開發、社區發展社會行動與社會計畫。

　　在衛教介入的過程中，衛生所醫護人員須注意到不同病人的個別性，針對不同年齡及教育程度的民眾，給予的衛生教育指導，其內容的難易程度也需要隨之調整。

　　衛生教育在宣傳與推廣時具有目標性，在過程中需利用對照來評估介入的成效。以腦中風防治為例，針對腦中風的高危險族群，利用各式講座或活動，提供「腦中風危險因子預防」及「腦中風前期症狀的介紹」等資訊，加強該族群注意自己的身體狀況。

　　由衛生所醫護人員的衛教介入後，民眾將會比接受衛教介入前，更加留意控制自己的血壓及膽固醇，也會比以前更加節制飲食，以及注重健康的生活形態，期望能達到衛教介入的目標，即是民眾行為的改變。

衛生教育的基礎

	行為科學領域	教育學領域	公共衛生學領域
領域	心理學 社會學 人類學	國民教育 社區教育 非正式教育 訓練 輔導	衛生服務提供 環境衛生 人口動力學
方法／內容	行為理論 認知與態度改變 社會學習 社會改變	課程發展 教學原理 教育法 評價研究	生物統計學 流行病學 健康促進 疾病預防

衛生教育與疾病三大因子之關係

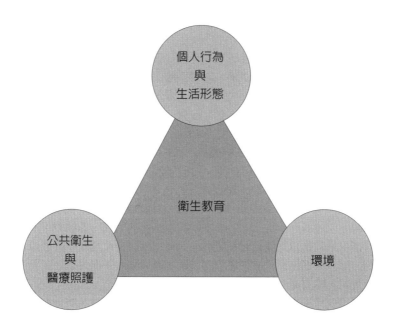

8.2 我國衛生教育現況

　　我國中央行政機關主政衛生教育推廣主要有二：衛生福利部及教育部。

　　學校相關的健康教育、衛生保健由教育部權管，健康照護事宜則由衛生福利部權管，跨二個部會的事宜，經常出現多頭馬車或乏人問津的窘境，尤其衛生教育是結合教育與醫療的多元性專業，其橫向溝通、跨部會合作機制更顯重要。我國社區衛生教育領域的政策規劃則偏向以衛生主管機關主政，教育及社政單位為輔的合作模式。

（一）衛生福利部

　　衛生福利部為我國最高衛生行政機關，負責全國衛生行政事務，並對各級衛生機關負有業務指導、監督和協調的責任。衛生教育業務由國民健康署執行，國民健康署下設社區健康組、癌症防治組、婦幼健康組、慢性疾病防治組、健康教育及菸害防制組、監測研究組等業務單位，推動健康促進，利用國人基本健康資料，制定符合本土性的健康公共政策；加強基層健康照護工作及創造支持性的環境，以強化社區行動力；並善用衛生教育，加強民眾健康自我決定與管理能力；協同地方縣市衛生署所、各級醫療院所並結合民間團體力量，共同實踐政府健康政策，為全民打造健康優質的生活環境。

　　主要任務為訂定健康促進政策及法規；建構健康友善的支持環境；規劃及推動生育健康、婦幼健康、兒童及青少年健康、中老年健康、菸品及檳榔等健康危害防制、癌症、心血管疾病及其他主要非傳染疾病防治、國民健康監測與研究發展及特殊健康議題等健康促進業務。

（二）教育部

　　教育部由體育司主管學校衛生教育相關事宜，其業務以學校為主體，健康照護內容包括學童健康檢查、傳染病及慢性防治、口腔及視力保健、健康體能、健康促進等與衛生單位負責的範疇相近。

　　早期衛生教育主軸為推動家庭計畫及傳染病防治（疫苗注射、瘧疾防治、肝炎防治、婦幼保健），隨著醫學科技的進步、新興傳染病的衝擊、健保費用的負擔等環境變遷，公共衛生議題轉變為健康促進議題，健康行為改變成為教育的目標，行銷手法也由傳統的一對一家庭訪視，增加更多的大眾媒體通路，知識傳遞更多元化。服務面向由學校、醫院、職場衛生教育，更趨於社區衛生教育。

　　衛生教育專業人員的角色，從早期偏重傳染病防治的宣導者，轉變為衛生教育計畫的計畫者、教育者與評價者。在健康促進時代，衛生教育人員所扮演的健康促進角色愈形重要，而衛生教育人員可以發揮專業知能場所，由學校擴至醫療院所、職場、社區。

　　我國除正規教育養成衛生教育與健康促進人才外，衛生行政機關的衛生教育在職訓練課程，多由各縣市衛生局自行辦理員工在職訓練，課程內容以年度衛生福利部考核項目需達成目標數的工作說明為主軸。

臺北市政府衛生局推動社區健康營造計畫

年度	計畫大綱
103 年	健康減重、菸酒檳榔防制、癌症防治、營造生活化運動社區
102 年	健康減重、長者健康促進、安全促進、致胖環境評估、菸酒檳榔防制
101 年	健康減重、長者健康促進、癌症防治、菸害防制
100 年	肥胖防治、癌症防治

國民健康署健康教育及菸害防制組編制

編制	業務內容
一科	1. 健康促進傳播之規劃及推動 2. 傳播媒體平臺之整合與開發等業務之規劃及推動 3. 健康資訊網站管理維護等業務之規劃及推動 4. 新聞輿情分析與媒體公關協調事項之規劃及推動
二科	1. 衛生局菸害防制業務之規劃及推動 2. 跨部會菸害防制相關業務之規劃及推動 3. 戒菸服務之規劃及推動 4. 菸害防制戒治相關人員訓練之規劃及推動
三科	1. 菸害防制政策與相關措施之規劃及推動 2. 兒童少年、部隊菸害防制業務之規劃及推動 3. 吸菸行為與菸害防制監測調查之規劃及推動 4. 青少年戒菸教育相關業務之規劃執行與評估 5. 衛生教育科技研究相關業務之規劃及推動 6. 菸害防制國際合作交流業務之規劃及推動
四科	1. 菸害防制法制業務之規劃及推動 2. 菸害防制法執法輔導相關業務之規劃及推動 3. 菸害防制法制服務及執法人員訓練之規劃及推動 4. 菸害防制諮詢與檢舉相關業務之規劃及推動 5. 菸品檢測、申報相關業務之規劃及推動 6. 菸害防制政策、法規、菸品檢測等相關研究業務之規劃及推動

衛生福利部年度衛生教育主軸計畫重點

年度	衛生教育主題
108 年	安定社會、食品安全衛生教育、健康國民、活用科技
107 年	推廣器官捐贈與預立醫療自主、自殺防治守門人、拒絕藥物濫用之危害、減糖宣導
106 年	送子鳥資訊服務網、電子煙防制知能、傳染病防治、食品資訊素養、珍惜醫療資源

8.3 健康促進

　　1986 年世界衛生組織在《渥太華憲章》中對健康促進的定義是：使人們能夠強化其掌控並增進自身健康的過程。指出健康促進有五大行動綱領：

（一）行動綱領

　　1. 訂定健康的公共政策：衛生與非衛生部門制定公共政策時，都必須接受健康促進的責任，考量政策對健康的影響。

　　2. 創造有利健康的環境：人與環境之間存在密切的關係，因此不但要愛護大自然，社區之間亦應相互關懷，提供安全與滿足的工作環境，以及系統評估環境變遷對健康的影響。

　　3. 強化社區行動：健康促進必須透過有效的社區發展與社區參與，包括優先次序訂定計畫與執行。

　　4. 發展個人技巧：經由健康教育與資訊傳播，使人們得以學習生活技巧，為其人生各階段做準備，包括慢性疾病與傷害的調適。

　　5. 調整醫療服務的方向：醫療服務不能再局限於臨床治療，必須擴及健康促進，提供以人為中心，包括生理、心理、社會等全方位的完整性照護。

（二）內容

　　健康促進就是民眾為了過更健康的生活而從事有益健康的活動，其內容包括營養、菸酒、藥物控制、家庭計畫、體適能、心理健康等。

　　人口特性包括性別、年齡、教育程度、婚姻狀況、職業、親友罹病等變項對健康狀況有直接影響，也與健康行為有不同程度的相關性。

　　健康促進廣泛且強而有力的促使人們改變健康相關行為的策略，除了環境支持外，形成良好的健康生活方式也是它的目標。健康促進生活方式是指個人以健康促進為導向，以達到更健康狀態所做的主動行為。

　　我國在 1999 年由國民健康局辦理「社區健康營造計畫」，說明健康營造應逐步涵蓋健康促進的整合，強調公共衛生三段五級的預防，以改變民眾不良的就醫習性及對健康的錯誤認知，期望依社區民眾的健康需求，透過民眾和醫療專業人員的共同參與擴大健康議題，並推動整合性社區健康照護。

　　醫護團隊會結合學校、醫院、衛生所的力量，藉由疾病篩檢、衛生教育講座、健康諮詢、疾病追蹤與控制等許多方式參與社區健康促進。

　　健康概念、健康價值觀、自覺健康狀況、同儕支持、家庭環境、壓力處置、營養、運動、自我實現、安全行為（如繫安全帶）、危害健康行為（如抽菸酗酒）在健康促進生活形態中，亦扮演重要的影響因素。

　　健康促進介入對健康狀況有正面影響。糖尿病健康促進計畫介入後，民眾生理指標測量分數較低，生活品質較好；有長期性的飲食和運動處方介入，對肌耐力、柔軟度、身體質量指數、血壓、血脂等健康狀況等評量有顯著改善。健走運動介入有助於提升社區中老年人的身體活動量，進而改善心血管疾病的危險因子及生活品質。

健康促進生活方式的評估項目

評估項目	說明
自我實現	包含生活有目的、朝個人目標發展等
健康責任	包含注意自己健康、參加有關健康保健的活動等
運動	能從事有規律性的活動,如每週至少運動 3 次,且每次 30 分鐘以上
營養	包含日常飲食、食物的選擇
人際支持	指能發展社會支持系統,如有親密的人際關係
壓力處理	能找到放鬆自己、減輕壓力的方法

健康促進模式的主要構面定義

項目	說明
個人特質及經驗	• 先前相關行為:為一項行為的因素,具有直接及間接的效用,其個體感受與自我效能是一致的,先前相關行為的成功或失敗會影響到未來採取相關行為與否 • 個人因素:包含生物因素(如年齡、性別、BMI)、心理因素(如自尊、自我激勵、自覺健康狀況)、社會文化因素(如種族、社經地位)
行為特性的認知及情感	• 自覺行動利益:預期健康行為會產生的正向結果 • 自覺行動障礙:預期、想像從事健康行為的成本及障礙 • 自覺自我效能:從事健康促進行為的個人能力判斷,知覺自我效能會影響知覺行動障礙,故知覺自我效能愈高,則從事健康行為的知覺行動障礙愈低 • 活動相關感受:行為前、中、後的正面及或負面感受是基於行為本身的刺激,而感受會影響自覺自我效能,正面感受愈多,自覺效能愈高,而愈高的自覺自我效能可以產生更多正向感受 • 人際影響力:包括:1. 標準規範,如來自他人的期望;2. 社會支持,如工具或情緒上的支持;3. 典範,指透過觀察他人的學習,通常來自於家人、同儕、醫療照護提供者
行為結果	• 採取行動的承諾:擬定預計採取的健康行為計畫策略 • 立即競爭性需求及喜好:競爭性需求是指因環境情況而對需求控制能力低,如家庭照顧責任;競爭性喜好是指對選擇的控制能力高,如吃蘋果當早餐 • 健康促進行為:理想健康、滿足個人成就等正向健康結果

8.4 健康素養

　　健康素養意指與健康相關的知識能力。健康素養定義為個人具備獲得、了解及應用基本健康資訊的能力，並作出對健康適當的決策，以改善民眾健康素養為目標。

　　健康素養應包含：有讀、寫、計算、分析以及社交能力，且能將這些技能應用在與健康有關的行為及對健康抉擇的動機。個人的健康素養層次必須包含閱讀、寫作、解讀數據、說與聽的能力。一個人在擁有聽與說的能力後，如何在醫療環境中能與專業醫療人員進行有效及良好的雙向溝通，能清楚描述病情之症狀、心理與情緒狀況使醫療人員明白，且能清楚向醫療人員詢問相關問題，及有能力接受許多與健康有關訊息進行決策與判斷。

　　民眾健康素養的高低程度，影響著民眾的自我照護能力，健康素養程度低的人，在從事預防性的健康行為比較低。

　　低健康素養的人，在從事健康行為上比率偏低，對疾病相關知識較差，故對於疾病控制及自我照顧技巧也較差；且在求醫過程中也常因缺乏醫療常識或理解力不佳，無法了解藥袋上的資訊。

　　健康素養的高低與健康好壞是息息相關的，所以個人的健康基本能力，已不只是個人問題，也是國內近幾年來所重視的問題，但健康素養不僅包含健康知識，尚包括健康知識的閱讀能力，但若缺乏足夠的理解力及判斷能力，仍無法提升健康素養的程度。

　　必須讓衛生教育活動能有效推展，進而提升醫療照護行為，可使民眾提升自我照護能力，做出合宜決定進而降低醫療成本，這些與民眾健康素養的高低程度有著密切相關。

　　性別、年齡、婚姻狀況、教育程度、職業、罹病狀況及自覺健康狀況與健康素養等均有相關性。說明如下：

　　1. 已婚者健康知能優於未婚者，且已婚者對自我健康狀況會更加注意，對自我健康意識較高，在服藥的遵從性也較高於未婚者。

　　2. 失業、從事沉重工作活動者、教育程度較低、收入較低、較少健康飲食、有心臟疾病或糖尿病史且其識字程度較差者，健康素養也較低。

　　3. 有慢性疾病者比沒有慢性疾病者的低健康素養比率較高。

　　4. 女性的健康素養程度較男性高。

　　5. 年齡愈大因有限的健康知識，在自我管理能力上較差，而有較低使用預防服務，和較高的住院率。特別是低健康素養多見於 60 歲以上的成人。

　　6. 教育程度高，在健康知識及健康認知得分上也高。

　　7. 自我評估健康狀況不好者，其健康素養低的百分率，是自我評估健康狀況佳者的 2 倍。

健康素養可分為三個層次

層次	說明
基本／功能性健康素養	有效的讀與寫的能力，能夠應付日常生活情境中發生的狀況
溝通／互動的健康素養	屬於較高層次的認知及社會技能，有能力從不同管道擷取訊息，運用不同形式的溝通得到新知進而改變環境
批判性的健康素養	能批判性分析訊息，並運用這些訊息，藉此能夠對環境掌控

健康素養之測量工具

工具	方法、特性、優缺點
成人醫學素養快速評估	測量時間需 2～3 分鐘就能完成，計分方式有 3 欄 66 字，字排列由易至難，並要求病人讀出所呈現的醫療詞彙，藉以了解病人對健康資訊認識的程度，但對於理解能力卻無法測量，也無法得知病人對健康相關照護與議題之閱讀及理解程度，評估方式採用連續分數並考慮教育年數，此測量表適用於教育年數低於 9 年之病人的快速素養評估，有助於快速確認低健康素養者
成人功能性健康素養測驗	在醫療場所與社區普遍被運用，主要評量成人在平常實際所面臨的健康照護相關設備，或議題之閱讀與理解能力，尤其是文字敘述與數字計算、閱讀及理解力，施測所需時間 20～25 分鐘，施測內容如：處方藥罐的符號說明是否了解、對於疾病相關衛教內容是否清楚等。此量表的優點在於需加入計算及理解能力，缺點是施測時間較長
成人素養的全國性評量	同時測量功能性健康素養、互動性健康素養及健康素養等三方面，包含了解臨床訊息、預防保健訊息及應付健康照護系統訊息的能力，此測量屬於多項式填答，受試者必須經過思考及判斷而進行回答，此量表有助於了解民眾基本健康相關訊息的能力

社會人口學變項對健康素養的影響

社會人口學變項		健康素養
性別		健康行為
體型		飲食行為
年齡		身體活動
婚姻狀況		用藥安全行為
教育程度		健康知識
職業		慢性病知識
罹病狀況		傳染病防治知識
自覺健康狀況		正確閱讀藥袋資訊的能力

9.1 行政程序法

《行政程序法》係針對人民於行政程序中的地位與各種權利加以規定，也是行政機關作成行政行為時，應遵循一定之程序，以確保行政行為之合法、正確與公正，避免行政機關單方、威權甚至恣意之決定，並提高行政效率。

藉由程序之規定，使人民在行政機關作成行政行為之過程中，得以參與、表達意見與溝通，進而保障人民權益，並增進人民對行政信賴的一種制度。

行政程序係指審判程序及國會立法程序以外，一切行政活動所適用之程序，凡屬公行政所為之行為均屬之。不問是否為公法行為與私法行為（如政府採購契約）、是否為抽象行為（如政策行為、計畫行為或各種規範訂定行為）或具體行為；也不問是否為法律行為或事實行為（如食品、藥品、旅遊警示資訊之發布）、是否為內部行為或外部行為。

《行政程序法》所稱行政程序指「行政機關」作成行政處分、締結行政契約、訂定法規命令與行政規則、確定行政計畫、實施行政指導及處理陳情等行為之程序（第2條）。

（一）行政程序的意義

1. 學理定義：以產生裁判或行政行為為目的之處理法律事件的過程及手續，包含管轄、傳喚、送達、調查證據、聽取辯論、確定事實、作成決定以及過程中爭議之解決。

2. 法律定義：

(1) 指行政機關作成行政處分、締結行政契約、訂定法規命令與行政規則、確定行政計畫、實施行政指導及處理陳情等行為之程序（《行政程序法》第2條）。

(2) 內涵：(a) 以規制行政處分、行政契約、法規命令、行政規則、行政計畫、行政指導為主；(b) 不限於對外發生效力之行為；(c) 並不以「作成行政處分、締結行政契約、訂定法規命令與行政規則、確定行政計畫、實施行政指導及處理陳情」為限。

（二）行政程序的一般原則

1. 以適用公權力行政為原則。

2. 職權主義：指行政程序之發動及終結取決於該管行政機關，不受當事人意思所拘束，多數情形下，行政程序由行政機關發動。

3. 自由心證主義：指作為處分或裁決的事實關係，不須滿足良知的絕對確信，只要達到高度的或然性，經合理的思維而無其他設想的可能即可，但非謂無證據亦可認定事實，或證據的取捨漫無標準。行政機關作成處分或裁決必須依法調查所得，並獲有心證之事實關係為基礎，對證明力的判斷不能違背論理法則及經驗法則。

行政程序的分類

項目	說明
司法程序	指民事訴訟、刑事訴訟、行政訴訟三種程序,產生之結果為裁判
行政程序	行政機關處理事件之過程及手續,產生之結果通常為行政處分或行政裁決

行政程序的當事人參與原則

項目	說明
接受聽審的權利	1. 行政機關於作成侵害人民權益之處分前,當事人有要求陳述意見之權利,行政機關則有義務給予當事人陳述意見之機會 2. 不必然要以言詞審理方式為之,如已通知當事人以書面陳述意見,通常情形認為行政機關已履行其義務
閱覽卷宗的權利	1. 為確保在行政程序中,得作有利自己之主張,當事人有要求閱覽與本身案件有關卷宗之權利 2. 當事人得自行行使閱覽權,或委託代理人閱覽 3. 卷宗閱覽權之例外規定(行政機關得拒絕予以閱覽)

行政法的基本概念

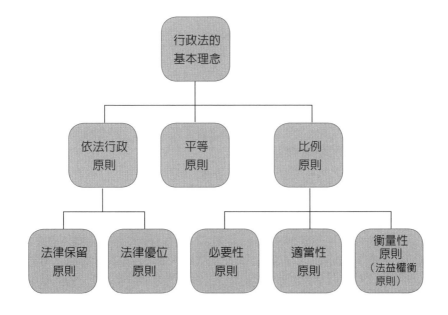

9.2 行政執行法

　　行政執行是行政機關對於不履行義務之相對人（義務人），以強制手段使其履行義務，或產生與履行義務相同之事實狀態。《行政執行法》（民國99年2月3日）：行政執行，指公法上金錢給付義務、行為或不行為義務之強制執行及即時強制（第2條）。

（一）行政執行之一般規定

　　比例原則：應依公平合理之原則，兼顧公共利益與人民權益之維護，以適當之方法為之，不得逾達成執行目的之必要限度（第3條）。

　　時間限制：行政執行不得於夜間、星期日或其他休息日為之。但執行機關認為情況急迫或徵得義務人同意者，不在此限。日間已開始執行者，得繼續至夜間（第5條）。

　　身分識別：執行人員於執行時，應對義務人出示足以證明身分之文件；必要時得命義務人或利害關係人提出國民身分證或其他文件（第5條）。

　　職務協助：執行機關遇有下列情形之一者，得於必要時請求其他機關協助之（第6條）：

1. 須在管轄區域外執行者。
2. 無適當之執行人員者。
3. 執行時有遭遇抗拒之虞者。
4. 執行目的有難於實現之虞者。
5. 執行事項涉及其他機關者。

　　被請求協助機關非有正當理由，不得拒絕；其不能協助者，應附理由即時通知請求機關。

　　執行期間：行政執行，自處分、裁定確定之日或其他依法令負有義務經通知限期履行之文書所定期間屆滿之日起，5年內未經執行者，不再執行；其於5年期間屆滿前已開始執行者，仍得繼續執行。但自5年期間屆滿之日起已逾5年尚未執行終結者，不得再執行。前項規定，法律有特別規定者，不適用之（第7條）。

（二）行為或不行為義務之執行

　　依法令或本於法令之行政處分，負有行為或不行為義務，經於處分書或另以書面限定相當期間履行，逾期仍不履行者，由執行機關依間接強制或直接強制方法執行之（第27條）。

1. 間接強制方法如下（第28條）：(1) 代履行。(2) 怠金。
2. 直接強制方法如下（第28條）：(1) 扣留、收取交付、解除占有、處置、使用或限制使用動產、不動產。(2) 進入、封閉、拆除住宅、建築物或其他處所。(3) 收繳、註銷證照。(4) 斷絕營業所必須之自來水、電力或其他能源。(5) 其他以實力直接實現與履行義務同一內容狀態之方法。

（三）即時強制

　　行政機關為阻止犯罪、危害之發生或避免急迫危險，而有即時處置之必要時，得為即時強制（第36條）。即時強制方法如下：1. 對於人之管束。2. 對於物之扣留、使用、處置或限制其使用。3. 對於住宅、建築物或其他處所之進入。4. 其他依法定職權所為之必要處置。

移送行政執行的要件

要件	說明
具有執行名義	有效的執行名義應記載清楚完整，且須合法送達
須逾期不履行	命定期履行而不履行
未逾執行期間	行政罰的執行期間為 5 年，再加年，應酌留行政執行署執行之時間
管轄權之認定	須移送有管轄權的該管行政執行分署，在該分署轄區有財產或無財產而住所地在該分署轄區者
須有執行當事人能力	義務人須仍生存
公法上金錢給付之義務	依法令而經行政機關的行政處分、或經法院的裁定，即執行名義
應逾期 30 日之不履行	履行期間、書面限期催告
移送機關	應經業務主管機關移送

行政強制執行方式

項目	法律	內容
行政執行處為辦理執行事件	《行政執行法》第 14 條	得通知義務人到場或自動清繳、報告財產狀況、其他必要陳述
人的強制處分	《行政執行法》第 17 條	1. 限制住居（含出境、出海）、2. 拘提或留置、3. 管收
動產的執行	《行政執行法》第 26 條《強制執行法》第 45～74 條	1. 查封：需移送機關配合現場查封 2. 拍賣：未定底價時，移送機關對應買人所出最高價表示意見 3. 變賣：移送機關及義務人之聲請
不動產的執行	《行政執行法》第 26 條《強制執行法》第 75～113 條	1. 查封、指界、測量 2. 移送機關代理人需配合現場查封、指界、測量，指界、測量費用為執行必要費用，移送機關需代義務人預納費用 3. 鑑價、詢價、核定底價 4. 拍賣 5. 特別拍賣程序
其他財產權的執行	《行政執行法》第 26 條《強制執行法》第 115～122 條	1. 執行標的：存款債權、租金、薪資、監所保管金及勞作金、證券、出資額、工程款（含履約保證金及保固金）等 2. 執行命令：扣押、收取、扣押兼收取、移轉或支付轉給命令 3. 對第三人強制執行

9.3 行政訴訟法

　　行政訴訟係由司法機關對公法關係具有成熟性的法律爭議予以審理解決的程序。行政訴訟的要素如下：

1. 行政訴訟係司法機關解決法律問題的機制：須有司法機關介入始構成行政訴訟。
2. 行政訴訟係解決爭議的訴訟程序：由行政法院依法律客觀意旨作成裁決的過程。
3. 行政訴訟係公法爭議的解決程序：公權力行使與人民間權利義務關係的問題。
4. 行政訴訟係具體爭議的解決：不包括尚未具體適用之抽象法規，如法規命令或行政規則。
5. 行政訴訟係針對法律爭議的解決：權利受侵害之爭議。
6. 行政訴訟係針對具有訟爭的成熟性之法律爭議所為之解決：爭議尚未發生法律效力時，即不得作為行政訴訟之對象，故單純事實通知不得對之訴訟。

　　現行行政訴訟法已正式進入「三級二審制」，「三級」係指地方法院行政訴訟庭、高等行政法院、最高行政法院。「二審」係指行政訴訟案至少須經過二次審級的審理。如以高等行政法院為第一審，則可進入最高行政法院。如屬「簡易程序案件」，則以地方法院行政訴訟庭為第一審，高等行政法院為第二審。對第二審的裁判不得上訴或抗告。

　　依《行政訴訟法》（民國 107 年 11 月 28 日），公法上之爭議，除法律別有規定外，得依本法提起行政訴訟（第 2 條）。行政訴訟，指撤銷訴訟、確認訴訟及給付訴訟（第 3 條）。辦理行政訴訟之地方法院行政訴訟庭，亦為本法所稱之行政法院（第 3-1 條）。

簡易訴訟程序

　　適用簡易訴訟程序之事件，以地方法院行政訴訟庭為第一審管轄法院。下列各款行政訴訟事件，除本法別有規定外，適用本章所定之簡易程序（第 229 條）：

1. 關於稅捐課徵事件涉訟，所核課之稅額在新臺幣 40 萬元以下者。
2. 因不服行政機關所為新臺幣 40 萬元以下罰鍰處分而涉訟者。
3. 其他關於公法上財產關係之訴訟，其標的之金額或價額在新臺幣 40 萬元以下者。
4. 因不服行政機關所為告誡、警告、記點、記次、講習、輔導教育或其他相類之輕微處分而涉訟者。
5. 關於內政部入出國及移民署（以下簡稱入出國及移民署）之行政收容事件涉訟，或合併請求損害賠償或其他財產上給付者。
6. 依法律之規定應適用簡易訴訟程序者。

　　交通裁決事件如下（第 237-1 條）：1. 不服道路交通管理處罰條例第 8 條及第 37 條第 5 項之裁決，而提起之撤銷訴訟、確認訴訟。2. 合併請求返還與前款裁決相關之已繳納罰鍰或已繳送之駕駛執照、計程車駕駛人執業登記證、汽車牌照。合併提起前項以外之訴訟者，應適用簡易訴訟程序或通常訴訟程序之規定。

行政訴訟事件流程圖暨裁判費徵收標準表

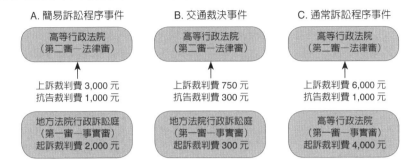

A. 簡易訴訟程序事件

高等行政法院
（第二審—法律審）

上訴裁判費 3,000 元
抗告裁判費 1,000 元

地方法院行政訴訟庭
（第一審—事實審）
起訴裁判費 2,000 元

B. 交通裁決事件

高等行政法院
（第二審—法律審）

上訴裁判費 750 元
抗告裁判費 300 元

地方法院行政訴訟庭
（第一審—事實審）
起訴裁判費 300 元

C. 通常訴訟程序事件

高等行政法院
（第二審—法律審）

上訴裁判費 6,000 元
抗告裁判費 1,000 元

高等行政法院
（第一審—事實審）
起訴裁判費 4,000 元

行政訴訟簡易事件流程圖

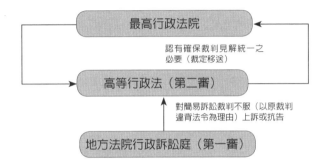

最高行政法院

認有確保裁判見解統一之
必要（裁定移送）

高等行政法（第二審）

對簡易訴訟裁判不服（以原裁判
違背法令為理由）上訴或抗告

地方法院行政訴訟庭（第一審）

交通裁決事件流程圖

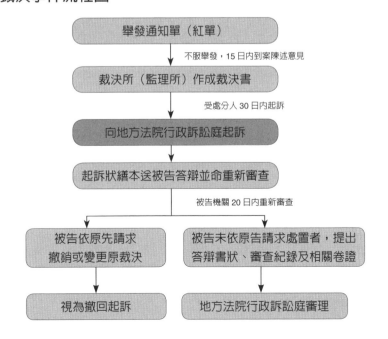

舉發通知單（紅單）

不服舉發，15 日內到案陳述意見

裁決所（監理所）作成裁決書

受處分人 30 日內起訴

向地方法院行政訴訟庭起訴

起訴狀繕本送被告答辯並命重新審查

被告機關 20 日內重新審查

被告依原先請求
撤銷或變更原裁決

被告未依原告請求處置者，提出
答辯書狀、審查紀錄及相關卷證

視為撤回起訴

地方法院行政訴訟庭審理

9.4 行政罰法

　　對於違反行政法上義務者，依法處罰，這是現代民主法治國家的基本原則。以往由於政府行政事務繁雜，爲達行政目的，採用不同之處罰方法或手段，致行政法規所定之行政罰種類繁多，名稱互異，處罰形式不一，且實務上裁罰時之法律適用與理論見解分歧，常生困擾，不但影響行政效能，且關係人民權益至鉅。

　　《行政罰法》（民國 100 年 11 月 23 日）立法目的，乃在於制定共通適用於各類行政罰之統一性、綜合性法典，期使行政罰之解釋與適用有一定之原則與準繩。

　　第 1 條揭示違反行政法上義務而受罰鍰、沒入或其他種類行政罰之處罰時，適用本法。但其他法律有特別規定者，從其規定。

　　行爲人：係指實施違反行政法上義務行爲之自然人、法人、設有代表人或管理人之非法人團體、中央或地方機關或其他組織（第 3 條）。

　　處罰法定原則：違反行政法上義務之處罰，以行爲時之法律或自治條例有明文規定者爲限（第 4 條）。

　　從新從輕原則：行爲後法律或自治條例有變更者，適用行政機關最初裁處時之法律或自治條例。但裁處前之法律或自治條例有利於受處罰者，適用最有利於受處罰者之規定（第 5 條）。

（一）責任

　　違反行政法上義務之行爲非出於故意或過失者，不予處罰（第 7 條）。不得因不知法規而免除行政處罰責任。但按其情節，得減輕或免除其處罰（第 8 條）。對於違反行政法上義務事實之發生，依法有防止之義務，能防止而不防止者，與因積極行爲發生事實者同（第 10 條）。

　　未滿 14 歲人之行爲，不予處罰。14 歲以上未滿 18 歲人之行爲，得減輕處罰。行爲時因精神障礙或其他心智缺陷，致不能辨識其行爲違法或欠缺依其辨識而行爲之能力者，不予處罰（第 9 條）。

（二）處罰

　　1. 一行爲不二罰原則：一行爲違反數個行政法上義務規定而應處罰鍰者，依法定罰鍰額最高之規定裁處。但裁處之額度，不得低於各該規定之罰鍰最低額（第 24 條）。一行爲同時觸犯刑事法律及違反行政法上義務規定者，依刑事法律處罰之。但其行爲應處以其他種類行政罰或得沒入之物而未經法院宣告沒收者，亦得裁處之（第 26 條）。

　　2. 數行爲分別處罰原則：數行爲違反同一或不同行政法上義務之規定者，分別處罰之（第 25 條）。

（三）時效

　　1. 裁處權時效：行政罰之裁處權，因 3 年期間之經過而消滅（第 27 條）。

　　2. 裁處權時效之停止：裁處權時效，因天災、事變或依法律規定不能開始或進行裁處時，停止其進行（第 28 條）。前項時效停止，自停止原因消滅之翌日起，與停止前已經過之期間一併計算。

《行政罰法》中其他種類行政罰的定義及範圍

項目	定義及範圍
限制或禁止行為的處分	限制或停止營業、吊扣證照、命令停工或停止使用、禁止行駛、禁止出入港口、機場或特定場所、禁止製造、販賣、輸出入、禁止申請或其他限制或禁止為一定行為的處分
剝奪或消滅資格、權利的處分	命令歇業、命令解散、撤銷或廢止許可或登記、吊銷證照、強制拆除或其他剝奪或消滅一定資格或權利之處分
影響名譽的處分	公布姓名或名稱、公布照片或其他相類似的處分
警告性處分	警告、告誡、記點、記次、講習、輔導教育或其他相類似的處分

《行政罰法》的免責事由

項目	條文	內容
依法令的行為	第 11 條	依法令之行為,不予處罰。依所屬上級公務員職務命令之行為,不予處罰。但明知職務命令違法,而未依法定程序向該上級公務員陳述意見者,不在此限
正當防衛行為	第 12 條	對於現在不法之侵害,而出於防衛自己或他人權利之行為,不予處罰。但防衛行為過當者,得減輕或免除其處罰
緊急避難行為	第 13 條	因避免自己或他人生命、身體、自由、名譽或財產之緊急危難而出於不得已之行為,不予處罰。但避難行為過當者,得減輕或免除其處罰

行政裁罰的正當法律程序

項目	法律	內容
出示執行職務的證明文件	《行政罰法》第 33 條	行政機關執行職務之人員,應向行為人出示有關執行職務之證明文件或顯示足資辨別之標誌,並告知其所違反之法規
依職權調查事實證據	《行政程序法》第 36 條	行政機關應依職權調查證據,不受當事人主張之拘束,對當事人有利及不利事項一律注意
調查事實證據的方法	《行政程序法》第 38 條	行政機關調查事實及證據,必要時得據實製作書面紀錄
	《行政程序法》第 39 條	得以書面通知相關之人陳述意見
	《行政程序法》第 40 條	得要求當事人或第三人提供必要之文書、資料或物品
	《行政程序法》第 41 條	得選定適當之人為鑑定
	《行政程序法》第 42 條	得實施勘驗

三、
衛生行政專業實務

10.1 緊急醫療

　　緊急醫療救護體系大致可區分為：到院前緊急救護、到院後緊急醫療，不過，兩者間環環相扣；為落實《緊急醫療救護法》，提升到醫院前救護服務品質、爭取醫療救護時效，在考量醫護人員人力及參酌事實後，借重機動性高、紀律性強，得隨時應變之消防指揮體系、人員及設備，由消防機關負責到院前緊急救護。

　　直轄市、縣（市）消防主管機關應依其轄區人口分布、地理環境、交通及醫療設施狀況，劃分救護區，並由 24 小時執勤的救災救護指揮中心處理下列緊急救護事項：建立緊急醫療救護資訊、提供緊急傷病患送達醫療機構前之諮詢、受理緊急醫療救護申請、指揮救護隊或消防分隊執行緊急傷病患送達醫療機構前之緊急救護、連絡醫療機構接受緊急傷病患、連絡救護運輸工具之設置機關（構）執行緊急醫療救護業務、協調有關機關執行緊急救護業務。

　　急救責任醫院應辦理下列事項：全天候提供緊急傷病患醫療照護；接受醫療機構間轉診之緊急傷病患；指派專責醫師指導救護人員執行緊急救護工作；緊急醫療救護訓練；依中央衛生主管機關規定，提供緊急醫療救護資訊；其他經衛生主管機關指派之緊急救護相關業務。

（一）急救責任醫院分級制度

　　依據急救責任醫院提供之緊急醫療種類、人力設施和作業能量，評定為重度級、中度級、一般級三個等級。

（二）救護車管理

　　為管理救護車靠行及救護車營業機構跨縣市營業情形，擴大授權中央衛生主管機關訂定辦法，規範對象及授權，確保救護車出勤之醫療照護品質，規定加護救護車出勤時，應有救護人員及其資格。

（三）區域緊急醫療應變中心

　　為整合緊急醫療救護資源，強化緊急應變機制，建立緊急醫療救護區域協調指揮體系，並由區域緊急醫療應變中心協助中央主管機關指揮、調度等事項，該應變中心全年、全天候主動、及時監控緊急醫療事件、資訊及資源狀況，建立資料庫、災害事件的復健工作和辦理有關緊急醫療演練。

（四）建立緊急醫療完整資訊

　　規定醫院應建立緊急傷病患處理作業流程及內部協調指揮系統，對於無法提供適切治療的病人，依中央衛生主管機關所定轉診辦法安排轉診，並建立醫院緊急醫療處理能力分級制度，以提升醫院緊急醫療處理能力及加強轉診成效。

（五）醫療指導醫師制度

　　消防主管機關為增進高級救護技術員執行緊急救護能力，特別舉辦教育訓練、督導考核，以確保其執行預立醫療流程品質，建立醫療指導醫師制度，以提升救護技術員的技能。

臺北市創傷病患的到院前流程

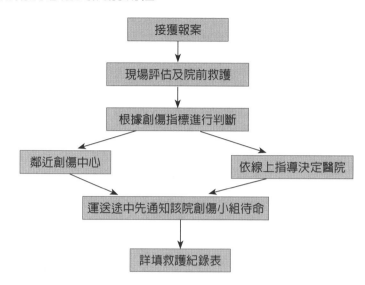

接獲報案 → 現場評估及院前救護 → 根據創傷指標進行判斷 → 鄰近創傷中心／依線上指導決定醫院 → 運送途中先通知該院創傷小組待命 → 詳填救護紀錄表

五級檢傷與四級檢傷分級之差異比較

項目 ＼ 分級	五級檢傷	四級檢傷
檢傷分級	第一級復甦急救（Resuscitation） 第二級危急（Emergent） 第三級緊急（Urgent） 第四級次緊急（Less Urgent） 第五級次非緊急（Not Urgent）	第一級急診 第二級符合急診 第三級符合急診 第四級不符合急診
看診時間	分為五級，分級只決定病患看診之順序，若沒有緊急病患需處置，所有病人都應儘快接受看診。 不列入病患之候診時間而只加註再次檢傷評估時間 　　　　　　　　再評估時間 第一級復甦急救　　持續 第二級危急　　　　10 分鐘 第三級緊急　　　　30 分鐘 第四級次緊急　　　60 分鐘 第五級次非緊急　　120 分鐘 （Not Urgent）	分為四級，除第四級外，一至三級皆有候診時間規定。 　　　　　　　　候診時間 第一級急診　　　　立即 第二級符合急診　　10 分鐘 第三級符合急診　　30 分鐘 第四級不符合急診　無
主訴表分類	TTAS 分為非外傷和外傷兩大系統： □非外傷系統分為 14 大類，共 132 個主訴。 □外傷系統分 15 大類，共 47 個主訴。 □主訴涵蓋率：98.4%	分為一般，非外傷、外傷及其他四類共 43 個主訴（常見主訴如：發燒、暈眩嘔吐、腹瀉及五官主訴皆未涵蓋）。 □主訴涵蓋率：43.06%
判讀方式	使用急診檢傷分類電腦輔助系統，協助檢傷護士做出準確性高的分級。	人為主觀判斷

10.2 醫療網

　　中央衛生主管機關為促進醫療資源均衡發展，統籌規劃現有公私立醫療機構及人力合理分布，應劃分醫療區域，建立分級醫療制度，訂定醫療網實施計畫；各級政府應依醫療網實施計畫，對醫療資源缺乏區域，獎勵民間設立醫療機構。

　　醫療網計畫全程原定 15 年，分三期實施，第一期自 74 年 7 月至 79 年 6 月；第二期自 79 年 7 月至 84 年 6 月，因配合國家建設 6 年計畫，乃將其期程延至 85 年 12 月底止；第三期自 86 年 1 月 1 日至 89 年 6 月 30 日；後續為因應大型災難，建立跨縣市合作模式，因此接續執行第四期「新世紀健康照護計畫」，自 90 年 1 月 1 日至 93 年 12 月 31 日止。

　　第四期醫療網計畫按六個醫療區域，建立跨縣市合作模式，並朝社區化醫療發展；醫療資源之分布漸趨均勻，資源缺乏區逐年縮減，但跨區住院、超長住院、小型醫院縮減及越級就醫等情形，仍待改善加強；基層醫療已朝普及化發展，惟社區醫療團隊之分布與訓練仍應再加強；醫事人員訓練部分，強化醫師以外其他醫事人員強制性繼續教育；醫療品質除持續辦理醫院評鑑、推廣病人安全外，並落實院內感染控制。

　　「全人健康照護計畫」實施期程自 94 年 1 月 1 日至 97 年 12 月 31 日，持續推展六大醫療區內縣市間資源整合及共享，建立相互支援網絡。至此，醫療網區域劃分已從第一期計畫 17 個醫療區域整併為六大醫療區域。

　　「新世代健康領航計畫」執行後，醫療網區域因配合 100 年修正發布之「醫院設立或擴充許可辦法」，而調整為一級醫療區域六個，二級醫療區域 17 個，次醫療區域 50 個。

　　醫療網尚需加強改善事項如下：

　　1. 急性一般病床數目標值過高，特殊病床須加以管控，教學病床數過多。

　　2. 各類醫事人力持續成長，惟外、婦、兒專科醫師與護理人員留任不易、醫師人力有專科分布不均問題。

　　3. 持續推動醫院評鑑工作、用藥安全宣導、強化血液供輸服務及鼓勵通報不良事件等。

　　4. 緊急救護部分，各項資源雖持續增加，惟複合式災難應變能力與醫學中心急診留觀問題仍待改善。

　　5. 部分醫院提供失能及障礙者友善就醫環境，應全面推廣至全國。

　　6. 各縣市應強化建構社區化心理健康照護網絡，發展心理健康促進。

　　7. 中央需建置全國共同教育資訊平臺，並讓各區重視民眾跨區就醫問題。

　　8. 整合性社區健康網路逐步在各縣市衛生局推展，但有衛生局所人力不足、慢性病患照護需更緊密整合、民眾對基層院所（診所）信心不足及公共衛生資訊化管理系統尚未推廣等問題。

　　9. 山地離島地區各項獎勵補助宜重新檢討合併，且加強在地衛生所（室）功能，充足當地醫事人力培植及留任；至於各縣市衛生局對於區域之輔導，亦應重新檢討。

強化原住民及離島地區醫療服務品質及可近性

充實設備
（擴及平地原住民鄉衛生所）
- 衛生所室重擴建
- 推動醫療資訊化
- 醫療儀器設備補助
- 建置行動醫療車

醫療照護
- 醫療在地化
- 空中轉診
- 遠距醫療
- 健保給付鼓勵

醫事人力
- 培育養成公費生
（101～105 年）
- 醫事人員繼續教育
- 開業補助
（新增補助藥事及護理等醫事機構）

健康促進
- 部落健康營造
- 衛教教材族語化
- 慢性病防治

醫療網計畫的回顧

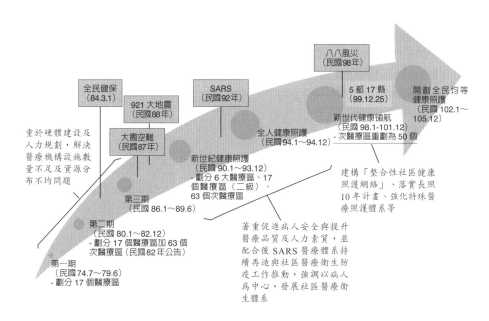

八八風災
（民國98年）

全民健保
（84.3.1）

921 大地震
（民國88年）

SARS
（民國92年）

5 都 17 縣
（99.12.25）

開創全民均等
健康照護
（民國 102.1～
105.12）

重於硬體建設及
人力規劃，解決
醫療機構設施數
量不足及資源分
布不均問題

大園空難
（民國87年）

全人健康照護
（民國94.1～94.12）

新世代健康領航
（民國 98.1-101.12）
- 次醫療區重劃為 50 個

新世紀健康照護
（民國 90.1～93.12）
- 劃分 6 大醫療區、17
個醫療區（二級）、
63 個次醫療區

建構「整合性社區健康
照護網絡」、落實長照
10 年計畫、強化特殊醫
療照護體系等

第三期
（民國 86.1～89.6）

第二期
（民國 80.1～82.12）
- 劃分 17 個醫療區加 63 個
次醫療區（民國82年公告）

著重促進病人安全與提升
醫療品質及人力素質，並
配合後 SARS 醫療體系持
續再造與社區醫療衛生防
疫工作推動，強調以病人
為中心，發展社區醫療衛
生體系

第一期
（民國 74.7～79.6）
- 劃分 17 個醫療區

10.3 遠距醫療

　　遠距醫療（Telemedicine）是藉助超越時空限制的通信與資訊科技，來交換相隔兩地之病患醫療臨床資料及專家意見，以克服空間及時間的障礙。

　　衛生福利部在 NII 遠距醫療網頁對於遠距醫療有以下之敘述：本項技術係整合文字、數據、圖形、影像、音訊、視訊等各種資料形式，來處理並傳送病患的基本資料、檢查（驗）報告、心電圖、各種醫學造影、心音、呼吸聲及會診討論過程等各類資訊。

　　遠距醫療為利用傳輸媒介，對於遠端之傳輸媒介連結點，進行醫療知識之分享或醫療行為之實施。因此遠距醫療之目標，是利用資訊／電信／網路等科技之整合，提供有關醫療行為之相關作業。

（一）操作模式

　　遠距醫療的應用包含以下兩種操作模式：

　　1. 即時操作，施受雙方同時進行該醫療作業。

　　2. 儲存後發送，施與者將相關之作業訊息轉換成為可保存之檔案格式，傳送至受理者；受理者不見得在同時進行該醫療作業。

　　遠距醫療的應用範圍，目前包含以下數個領域：遠距諮詢與診斷、各專科臨床照護應用、戶內緊急救援、海外緊急救援，其他應用領域如病患衛教、居家監護、醫護人員在職教育。

　　遠距醫療的設計實施要件應考慮：持久並可靠的網路基礎設施；溝通協定之順應性；具備靈活彈性及未來升級能力；資料安全性；資料的機密等級分類；支援點對點的即時互動式影音傳輸（線上諮詢）；支援資料存儲和派送之應用；動態頻寬分配；支援網際網路資源之連結；多點同時傳送／接收；人機介面的選擇；使用者之教育訓練。

（二）待解決的問題

　　實施遠距醫療要解決的問題：

　　1. 醫療資源有限，以雄厚資金打造的高科技系統，可能相對剝削了其他醫療技術的發展。

　　2. 可靠度、正確性與臨床實用性之評估。

　　3. 跨國諮詢，醫師資格的認定。

　　4. 保險的給付尚未完全涵蓋遠距醫療的領域。

　　5. 醫療組織的教育訓練、作業流程、產值等內部因素。

　　衛生福利部結合民間力量，於民國97年1月正式開辦「遠距照護服務試辦計畫」，透過資訊科技的導入與應用，發展友善使用人機介面，建置社區式、居家式、機構式三種遠距照護服務模式，並建構互通之電子照護紀錄交換機制與認證環境；期待藉由此項服務，讓使用者不論身處於家中、戶外或照護機構，皆可自在游走於各式照護服務之間，獲得連續性的照護服務。

　　臺灣遠距醫療受到島內交通便利、健保未予給付、經費預算等問題影響，民眾的利用率普遍下降、醫療機構推廣意願並不高。

遠距醫療構成條件與應用方式

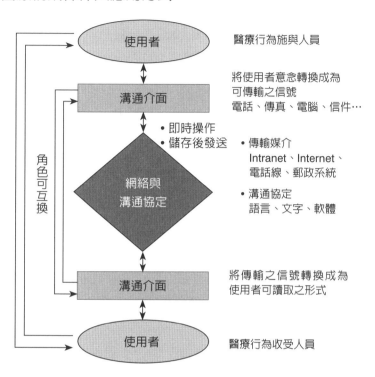

使用者 —— 醫療行為施與人員

溝通介面 —— 將使用者意念轉換成為
可傳輸之信號
電話、傳真、電腦、信件…

• 即時操作
• 儲存後發送

• 傳輸媒介
Intranet、Internet、
電話線、郵政系統

• 溝通協定
語言、文字、軟體

網絡與
溝通協定

角色可互換

溝通介面 —— 將傳輸之信號轉換成為
使用者可讀取之形式

使用者 —— 醫療行為收受人員

臺灣遠距醫療的三個階段

階段	內容
先導研究期 （1994～1996）	• 主要開始研究各種不同頻寬，以及不同應用平臺之遠距醫療系統 • 在這個階段，嘗試了 ATM DS3、DSI、ISDN 128K 至 384K 等不同頻寬，桌上型與會議室型視訊系統、電子白板、簡報以及視訊隨選、虛擬教室等系統
推廣研究期 （1997～1999）	開始擴展到各種臨床醫學領域及醫學教育之應用，包括各種科別的應用。全球資訊網（world wide web）所提供的多媒體富有親和力的介面，將會大大改變未來遠距醫學系統的面貌
應用研究期 （2000～至今）	適逢 921 大地震，臺大醫院協助災區醫療體系的重建，衛生署的遠距醫療政策也開始加強支援山地醫療，遠距醫療系統必須擴增更多遠端設置點，結合提供整合醫療服務的社區醫院，在巡迴醫療的時間之外、提供無醫村民眾即時服務

10.4 長期照顧

臺灣地區 65 歲以上老年人口在 82 年 9 月已達 147 萬餘人，占總人口 7%，正式邁入世界衛生組織所定義的高齡化社會，未來二、三十年間，由於戰後嬰兒潮逐漸邁入老年，高齡人口快速增加，加上疾病形態慢性化，將使國人對長期照護的需求遽增。

「Long-term Care」國內翻譯為「長期照顧」，亦有翻譯為「長期照護」，而根據內政部 2005 年社政年報，已將「長期照顧」統一為官方統一用語。

長期照顧是為慢性病患或失能者在醫療上、個人、社會及心理上，提供一段長期間（六個月）的照護服務。長期照顧是依連續性與綜合性的照顧服務，其所包含的層面不僅有醫療體系的醫療服務，更有社會福利與生活照顧的配合。

衛生福利部定義為：針對長期照顧者，提供綜合性與連續性之服務，其服務內容可從預防、診斷、治療、復健、支持性、維持性以至社會性之服務，其服務對象不僅包含病患本身，更應考慮照護者的需要。

在實施長期照顧保險之前，要先建構《長期照顧保險法》及《長期照顧服務法》二項法案，以使制度實行具備足夠的法源基礎。《長期照顧保險法》是用以籌備穩定充足之長期照顧制度財源；而《長期照顧服務法》則是為確保長期照顧服務品質，以促進國內長期照顧服務資源發展。

1. 《長期照顧保險法》：為長期照顧保險之母法，針對保險人、保險對象、保險財務、保險給付、服務機構、總則等政策性基金事項進行界定與規範。

2. 《長期照顧服務法》：比照全民健康保險的方式，針對各項長期照顧資源配、機構管理、設施供需、設置標準、服務供給者之資格條件、品質規範與評鑑標準等執行面向之內涵，訂定《長期照顧服務法》加以規範，以促進長期照顧事業之健全發展，有效整合照顧資源，提升照顧品質，維護失能者權益。

長期照顧服務網計畫（102 至 105 年）

我國長照制度規劃 97 年後係採三階段逐步施行：

1. 第一階段／長期照顧 10 年計畫（96 至 105 年）：為了建立長期照顧服務模式與服務量能的基礎時期，自 97 年全面推動，為建構我國長照制度及長期照護網絡前驅性計畫。

2. 第二階段／長期照顧服務網計畫（102 至 105 年）：為建立我國長期照護服務體系，以區域為單位，均衡長期照顧服務量能，使服務普及化，做為長照保險實施基礎。長照服務網需加速推動，擴大並加強各類照顧人力培訓，以強化長照專業人員照顧量能。

3. 第三階段／長期照顧保險（105 年至～）：第一階段的長照 10 年計畫及第二階段之長照服務網計畫順利運行後，將啟動《長期照顧保險法》立法工作，長期照護保險方可正式實施，屆時整個國家社會安全保護網絡即趨於完備。

長期照護制度發展三階段

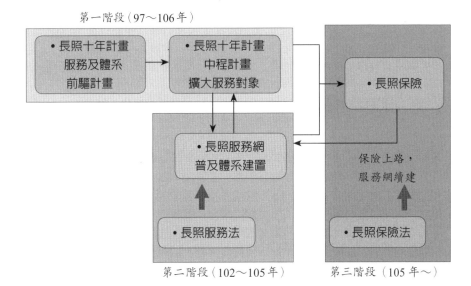

我國長期照顧需求與服務方案

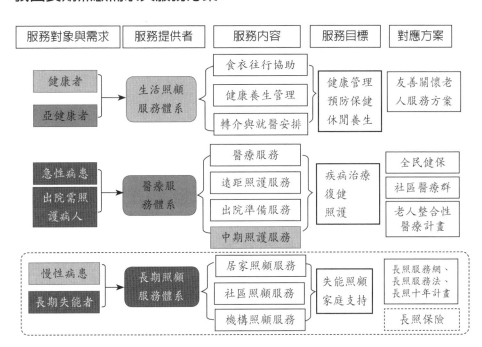

10.5 醫療 e 化

　　衛生福利部配合行政院「雲端運算應用及產業發展方案」推動「臺灣健康雲」計畫，期程自 103 至 105 年，規劃由保健雲、醫療雲、照護雲及防疫雲等 4 朵小雲共同組成，同時並以電子病歷作為基礎，來銜接醫療院所的資訊系統，範圍涵蓋病前保健、病中醫療、病後照護以及疫病防治等。

　　保健雲的目標是精準傳遞個人化預防保健資訊給最需要的民眾，醫療雲的目標是要藉由電子病歷交換，建立不同醫療院所間連貫的診療服務；照護雲則希望打造不同等級照護單位共用的照護 IT 資源平臺；防疫雲是讓醫療院所經由電子病歷系統中的「傳染病通報模組」，透過雲端上傳到衛福部疾病管制署傳染病個案通報系統，進而達到控制疫情蔓延的目標，期運用雲端健康服務，促進國人健康。

　　在雲端資訊服務方面，為提升病人用藥安全，避免醫師重複處方及病人重複用藥，建置了「健保雲端藥歷系統」，供醫院醫師、藥師即時線上查詢病人用藥紀錄，提升用藥安全；為推廣民眾「自我健康管理」觀念，亦建置「健康存摺」，使民眾可隨時隨地獲悉個人的就醫資料，做好自我健康管理，以利民眾查詢相關衛生、社政相關資源。

　　電子病歷內夾帶著病人過去及現在、生理或心理上的狀況紀錄，且是使用電子化的方式來擷取、傳送、接收、儲存及處理的多媒體資料，這些資料更可以成為醫師在診斷上重要的依據，協助病人改善病情狀況，所以資料是共享的。

　　過去醫學影像在分享及傳輸的實行上是有困難的，診斷的過程中，只能對目前手邊所擁有的醫學影像及病患曾在自家醫院看過的紀錄，當作診斷上的參考，病患之前在別家醫院的狀況便不得而知。如果病患的病情有逐漸好轉的趨勢，但醫師沒有過往病歷做參考，仍然使用較重的治療方式，便會加重病患負擔及耗費多餘的醫療資源；相反的，如果病患的病情其實是逐漸惡化，但醫師對於目前的病歷資料還看不出什麼狀況，使用較輕的治療方式，則病患只會越治越糟糕。

　　現階段可透過網路上的資料交換平臺查詢病人在各院區接種紀錄，但因各醫療資料庫（HIS Database）仍歸屬各院區，故使用上仍需至各院區醫療資料庫中查詢，較為不便，且需花費較多的人力與時間。且受限於過去有許多醫學影像處理軟體或工具大多數僅可提供本地使用者使用，學者建議應利用 Web 工具來開發，讓系統能讓使用者利用網路連結進行使用。

　　行動醫療的提出即是為了因應於人口高齡化的現象，藉著應用行動醫療來降低醫療資源的使用，以及提升醫療服務的品質。「M 臺灣計畫」的推動，使得電信業的行動電話網路成為主要數位傳輸應用，另外，由於政府將行動醫療列為 2008 年「M 臺灣計畫」中的行動生活計畫，行動通訊市場需求逐步上升，行動通訊業者也紛紛搶進行動醫療領域。

醫療影像電子化平臺系統架構圖

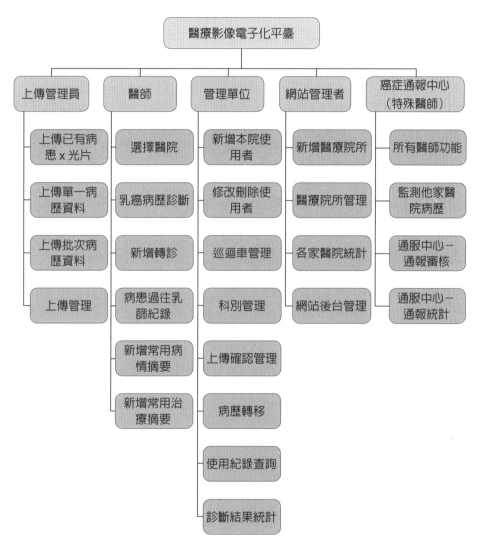

醫療影像電子化平臺

上傳管理員
- 上傳已有病患x光片
- 上傳單一病歷資料
- 上傳批次病歷資料
- 上傳管理

醫師
- 選擇醫院
- 乳癌病歷診斷
- 新增轉診
- 病患過往乳篩紀錄
- 新增常用病情摘要
- 新增常用治療摘要

管理單位
- 新增本院使用者
- 修改刪除使用者
- 巡迴車管理
- 科別管理
- 上傳確認管理
- 病歷轉移
- 使用紀錄查詢
- 診斷結果統計

網站管理者
- 新增醫療院所
- 醫療院所管理
- 各家醫院統計
- 網站後台管理

癌症通報中心（特殊醫師）
- 所有醫師功能
- 監測他家醫院病歷
- 通服中心－通報審核
- 通服中心－通報統計

系統架構圖

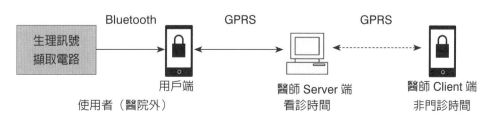

生理訊號擷取電路 — Bluetooth — 用戶端 — GPRS — 醫師 Server 端 看診時間 — GPRS — 醫師 Client 端 非門診時間

使用者（醫院外）

11.1 全民健康

全民健康（Health for All）是 21 世紀世界衛生的潮流，也是公共衛生追求的終極目標，《渥太華健康促進憲章》中提到促進健康要將重心放在社區，然而隨著衛生經濟環境改變、社會形態與生活習慣的改變，造成現代人的健康面臨慢性疾病、癌症等文明病的威脅，加上少子化及人口老化問題等，均已成為公共衛生重要課題。

1978 年，世界衛生組織（WHO）於阿拉木圖（Alma-Ata）召開國際基層醫療照護會議（International Conference on Primary Health Care）中，宣示了阿拉木圖宣言，重申健康是人類的基本權利，且人們有權利及責任參與個人的健康照護計畫，會議中提出了「公元 2000 年全民健康」（Health for All in the Year 2000）的目標，並指出基層醫療照護在促進健康上的重要性。

全民健康的原則：社區參與、健康促進、部門合作、初級保健、國際合作。

調查資料結果顯示，影響健康的 4 大因素為醫療服務（10%）、人類生物學因素（20%）、環境因素（20%）及生活方式（50%），顯示個人的「生活方式」是影響人類健康的最重要因素，所以健康促進最重要的是，每個人必須積極參與。

然而，民眾對於疾病預防的觀念仍有待進一步提升並落實於日常生活中，所以，政府在政策面積極推動，對民眾的健康有舉足輕重的分量。

進入 21 世紀，我們不禁發現越來越多的衛生醫療問題，是全球性的問題，不再局限於單一國家。從疾病的防治到國際移民健康的跨國問題，已經使健康與衛生跨入全球思考的範疇。

人類所面臨的醫療與健康問題，這幾年來已經產生巨大的改變。就傳統的傳染性疾病而言，已經可以獲得較好的控制。但是，人類社會老化、HIV/AIDS 盛行、氣候變遷造成天災增加、禽流感、SARS 類似疾病的可能再爆發，迫使世界各國醫療體系不得不做改變，以應付新時代所需。

WHO 自 1995 年起，即在各國積極推動「健康促進學校計畫」，教育部也於 2001 年開始推動，將與學生健康相關的人事物納入健康促進學校六大範疇中，包括學校衛生政策、學校物質環境、學校社會環境、社區關係、個人健康技能及健康服務等。

2005 年，WHO 在泰國曼谷所召開的第六屆健康促進國際研討會中，發表了《曼谷健康促進憲章》，其中也指出健康促進是公共衛生的基本功能，有助於發展傳染病、非傳染病及其他健康威脅的衛生工作。

與生活形態有關的危險行為，包括飲食過量、膽固醇的攝取、酒精成癮、飲酒、吸菸、藥物依賴以及成藥的使用、過量的糖分攝取等。個人的生活形態和選擇會影響其健康，包括身體活動和體適能、營養、吸菸、酒精和其他藥物的使用、家庭計畫、心理健康和心理疾病、暴力和不當的行為以及教育和社區的計畫。

社會因素對健康的影響

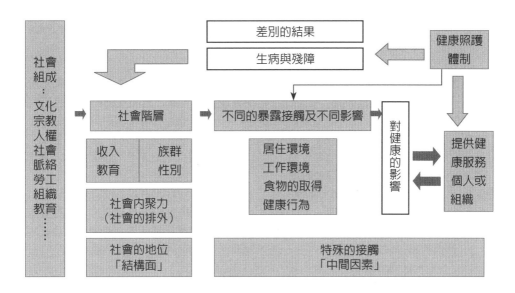

疾病的原因

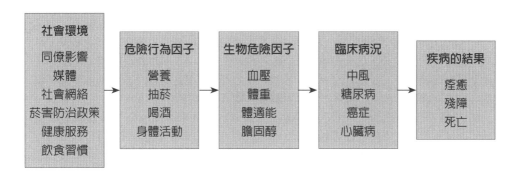

11.2 食品業管理

　　近年來國內非常規食品安全事件頻仍，除了重挫臺灣食品產業形象，也造成國民莫大的恐慌，顯見食品業自主性源頭管理仍有強化空間。

　　近期針對食品業者管理的重點如下：

　　1. 強制登錄，相關業者全列管：於民國 102 年 12 月 3 日訂定《食品業者登錄辦法》、103 年 4 月 24 日公告《食品添加物業者應辦理登錄及食品添加物產品應辦理登錄之內容》，規範製造、輸入業者與販售業者，列入強制登錄管理對象。包括已強制實施「危害分析重要管制點」（HACCP）的水產品、肉品、乳品、餐盒製造業，以及澱粉製造業、輸入肉品業者、輸入油品業者、健康食品業者與塑膠類食品容器具業者、包裝業者等，都列入管理對象。

　　2. 建立系統掌握產品流向：制定《食品及其相關產品追溯追蹤系統管理辦法》，規定業者強化原料的自主管理。包括肉類加工食品業、乳品加工食品業、水產品食品業、餐盒業、食品添加物業與基因改造食品原料輸入業等，都須建立追溯追蹤系統。

　　3. 產品原料半成品定期送驗：食品業者應將其產品原材料、半成品或成品，自行或送交其他檢驗機構檢驗。食用油脂、肉品、乳品、水產品、食品添加物、特殊營養食品、黃豆、玉米、小麥、澱粉、麵粉、糖、鹽、醬油、茶葉、茶葉飲料等 16 類業者應實施強制性檢驗。如屬《食品工廠建築及設備設廠標準》所訂之 12 類專業食品工廠，設廠時並應符合其有關檢驗設備之要求。業者如未設置實驗室、未辦理強制檢驗，可依《食安法》第 48 條規定，命其限期改正。

　　4. 原料及添加物全展開標示：強制食品添加物的製造、輸入、販售業者，必須完成登錄廠商資料及所有販售食品添加物品項、成分與使用範圍。

　　5. 違者重罰：全面提高違法添加、攙偽、假冒致人於死者的罰金與罰鍰上限，自然人最重可罰 2 億元，法人最重罰 20 億元；新法也將沒入不法利得跟罰金作區分。重新分配舉證責任，從原先的消費者負擔，改由食品業者須證明「食品損害非由其製造、加工、調配、包裝、運送、貯存、販賣、輸入、輸出所致」。

　　6. 加強基改食品管理：建立基因改造食品原料供應來源及流向得追溯或追蹤系統，並且新增產品應標示含基因改造原料的規定，以保障消費者知道及選擇的權利。

　　7. GMP 轉型 TQF：食品 GMP 協會更名臺灣優良食品發展協會（TQF），TQF 比 GMP 更強調源頭管理及品質履歷，如增列每年 2 次無預警追蹤管理，採用全國認證基金會（TAF）為第三方驗證機構的獨立與公開性進行把關。

　　8. 鼓勵檢舉：鼓勵民眾、內部員工勇於檢舉食品安全不法事件，104 年 6 月 3 日公告《食品安全衛生檢舉案件處理及獎勵辦法》，提高重大食安檢舉案件獎金核發比率為至少 50% 以上，明定檢舉獎金得不予追回的相關規定。暢通食安檢舉管道，不僅限於書面方式才可提出檢舉。

《食品及其相關產品追溯追蹤管理辦法》第4條（製造、加工、調配）

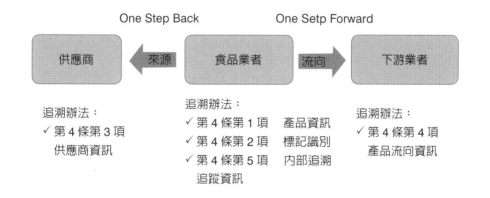

One Step Back　　　　　　One Setp Forward

供應商　←來源　食品業者　流向→　下游業者

追溯辦法：
✓ 第 4 條第 3 項
　供應商資訊

追溯辦法：
✓ 第 4 條第 1 項　產品資訊
✓ 第 4 條第 2 項　標記識別
✓ 第 4 條第 5 項　內部追溯
　追蹤資訊

追溯辦法：
✓ 第 4 條第 4 項
　產品流向資訊

《食品及其相關產品追溯追蹤管理辦法》第5條（輸入）

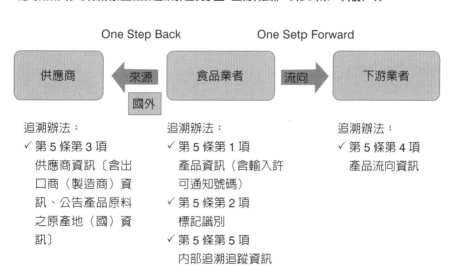

One Step Back　　　　　　One Setp Forward

供應商　←來源 國外　食品業者　流向→　下游業者

追溯辦法：
✓ 第 5 條第 3 項
　供應商資訊〔含出
　口商（製造商）資
　訊、公告產品原料
　之原產地（國）資
　訊〕

追溯辦法：
✓ 第 5 條第 1 項
　產品資訊（含輸入許
　可通知號碼）
✓ 第 5 條第 2 項
　標記識別
✓ 第 5 條第 5 項
　內部追溯追蹤資訊

追溯辦法：
✓ 第 5 條第 4 項
　產品流向資訊

11.3 自殺防治

　　自殺本身並非疾病，而是累積多重複雜的因素後，共同的悲劇性結局，也是世界上多數地區重要的死因之一。自殺的成因複雜而多樣，往往包含了精神疾病、心理學因素、社會經濟因素、家庭因素、人際關係問題及生物性體質因素等。

　　臺灣的整體死亡率有逐年下降的趨勢，但是臺灣社會的自殺死亡人數與比率卻呈現先降後升的趨勢。自二次世界大戰之後，臺灣的自殺率出現過幾個高峰期，初期的社會背景為戰後整體社會的不穩定、經濟上遭受通貨膨脹的災難、社會上因土地稅賦的改革，使得社會充滿著衝突意識。臺灣經濟在 1960 年代工業化後快速發展，但也導致城鄉人口的大幅遷移與社會重組。

　　男性自殺率約為女性自殺率的 1.707 倍，其他國家大多也出現此現象，即男性自殺率高於女性自殺率。臺灣自 1971 至 1992 年的自殺率，大致呈現相較平穩且下降的趨勢，到 1993 年後，自殺率則是開始向上攀升。

（一）自殺的特徵與徵兆

　　自殺行為的特徵與徵兆：

　　1. 感覺：無望、無助、無價值感、害怕無法掌控自我、過度的罪惡感、悲傷、憤怒等。

　　2. 行動或事件：吸毒或酗酒、個人經歷失落的經驗，如死亡、離婚、分離、關係的破裂，或失去工作、金錢、地位、自尊。出現爆發性的攻擊、魯莽性的行為。討論或撰寫死亡相關情節。

　　3. 改變：睡眠、飲食習慣的變化、對以往喜歡的活動失去興趣。個性改變，有時變得退縮、厭倦、冷漠；有時則是變得喧鬧、多話、外向。

　　4. 預兆：有計畫的安排事物、將心愛的物品分送他人或丟棄、研究自殺藥物、獲取自殺武器，言語上透露出想死的念頭，如「乾脆去死，反正也沒有人關心」之類的話語；自殺的企圖，如服藥過量或割腕等。

　　自殺行為的防治，媒體具有關鍵性的影響力與不可規避的責任義務。

（二）處理自殺意念的會談原則

　　1. 不要不敢直接探詢病人有關自殺的想法與計畫。

　　2. 建立良好的治療同盟，摒除治療者主觀看法，真誠、接納建立情感與心的連結。

　　3. 評估時，不嘗試說服病患不要自殺或告知其是錯的，病患易感被拒絕，需以支持、關愛的態度去了解並同理病患。

　　4. 注意會談環境，治療者身心狀況的調整及準備。

　　警察對於有下列情形之一者，得為管束：1. 瘋狂或酒醉，非管束不能救護其生命、身體之危險，或預防他人生命、身體之危險。2. 意圖自殺，非管束不能救護其生命（《警察職權行使法》第 19 條）。

　　警察機關或消防機關於執行職務時，發現病人或有第 3 條第 1 款所定狀態之人有傷害他人或自己或有傷害之虞者，應通知當地主管機關，並視需要要求協助處理或共同處理；除法律另有規定外，應即護送前往就近適當醫療機構就醫（《精神衛生法》第 32 條）。

自殺行為的發生過程與防治方法

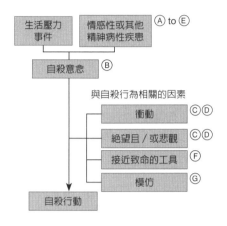

Ⓐ to Ⓔ

Ⓐ 防治方法
　　基層醫師
　　一般民眾
　　社區或組織的守門人
Ⓑ 高危險族群的篩檢治療
Ⓒ 藥物治療
　　抗憂鬱藥物
　　抗精神病藥物
Ⓓ 心理治療
　　酒癮患者治療
　　認知行為治療
Ⓔ 對於企圖自殺者的後續關
　　懷照護
Ⓕ 限制使用致命工具
Ⓖ 給予媒體自殺報導的指導
　　方針

自殺危機衡鑑表

危機程度／判斷項目	低	中	高
1. 自殺計畫			
A. 細節	模糊、沒有什麼特別的計畫	有些特定計畫	有完整之想法，清楚訂出何時、何地及方法
B. 工具之取得	尚未有	很容易取得	手邊即有
C. 時間	未來非特定時間	幾小時內	馬上
D. 方式之致命性	服藥丸、割腕	藥物、酒精、一氧化碳、撞車	手槍、上吊、跳樓
E. 獲救之機會	大多數時間均有人在旁	如果求救會有人來	沒有人在附近
2. 先前的自然企圖	沒有或一個非致命性的	有許多低致命性或一個中度致命性；有重複之徵兆	有一高度致命性或許多中度致命性的
3. 環境壓力	沒有明顯之壓力	「對環境之改變」或「失去某些人或物」有中度反應	「對環境之改變」或「失去某些人或物」有強烈反應
4. 徵兆			
A. 日常生活之處理方法	可以維持一般生活	有些日常活動停止。飲食、睡眠、以及課業受到影響	日常生活廣泛受影響
B. 憂鬱	極度之情緒低落	中度之情緒低落；有悲傷、受困擾、或孤獨感產生，且活動量降低	受到無希望感、悲傷及無價值感之打擊，而產生退縮或爆發性攻擊的行為
5. 支持資源	可獲得家人與朋友幫助	家庭或朋友可幫助但非持續性的	對家庭、朋友採敵視、中傷或冷漠之態度
6. 溝通之方式	直接表達自殺之感覺及意圖	表示出人際間的自殺目的，如：我會表現給他們看，他們會因此而感到抱歉	內心的自殺目標（有罪惡感、無價值感）很不直接或根本不表達
7. 生活形態	尚有穩定的人際關係、人格表現及學業表現	有藥物濫用，有衝動性之自殘行為	有自殺行為，人際相處困難
8. 健康狀況	沒有特別的健康問題	有反應性、突發性、短暫的精神或生理疾病	有慢性的、逐漸衰退性的疾病或急性之大病

11.4 醫療糾紛

醫療糾紛指病人或其家屬親友，在醫療過程中，或經診療後，對醫療的過程、內容、方式、結果、收費或服務態度不滿所導致發生的紛爭或擾亂。

醫療糾紛是醫療法律的核心議題，主要是指醫病間因為醫療傷害所產生的責任歸屬之爭執。醫療糾紛事件背後所隱藏的「醫療傷害」及「醫療錯誤」，更是攸關全民健康的公共衛生議題。醫療糾紛的處理會間接影響醫療成本、醫療品質及醫療可近性。

醫療糾紛的發生，多半源自病患因疾病或受有傷害求診的醫療處置，許多資料顯示，醫師對醫療糾紛訴訟的恐懼影響其行為；在另一方面，醫療糾紛不論是否形成訴訟，醫病雙方在處理糾紛時，所耗費之金錢成本也很大。

超過八成的醫療糾紛，源自於醫病關係與溝通不良，包括：醫護人員不適當的言行舉止與批評、沒有仔細聆聽病人陳述、對病家的抱怨不立即處理、病情與醫療說明不詳細、未告知治療併發症或副作用等情形。

（一）醫療傷害賠償責任

一般傷害有三種主要模式：

1. 以過失為基礎的賠償模式：是誰的過失行為所引起的損害，就由該過失行為人負責；這是最常見的責任類型，也就是我國目前主要的民事賠償責任模式。

2. 以原因為基礎的賠償模式：是誰的行為造成損害，就由該行為人負責。此類型只問造成損害的原因，而不問過失之有無；英美法上將之稱為「嚴格責任」，典形態樣為商品製造人責任。

3. 以損害為基礎的賠償模式：只要有損害，就有賠償，而不問損害之成因；典型態樣為保險責任。

我國現時醫療糾紛的處理程序，除當事人自行和解了事外，病患或其家屬大多提起民事訴訟為求償。醫療糾紛本質上為病患民事求償權的行使，程序上應以提起民事訴訟為主；然而，因現時病患循民事訴訟求償成效不彰，病患或其家屬為求獲償，動輒對醫事人員提起刑事業務過失傷害或業務過失致死的告訴或自訴，企圖透過刑事案件之偵查、審判程序，造成醫事人員的壓力，藉以達成民事求償的目的。

（二）醫事審議委員會

《醫療法》（民國107年1月24日）第99條規定，直轄市、縣（市）主管機關應設置醫事審議委員會，辦理關於醫療爭議之調處事項。第98條規定，中央主管機關應設置醫事審議委員會，辦理司法或檢察機關之委託鑑定。

研究指出，有七成的醫療傷害是可以避免的。但前提是要能建立一個誠實、不必害怕受到懲罰的醫療疏失通報系統，才能真正面對問題、解決問題。因此，建立一個完善的體系，給予醫護人員一個安全的環境，是絕對必要的。此外，還必須使醫護人員學習正確的「醫學倫理」，同時兼顧保障病患權益，才是解決問題的最佳途徑。

溝通技巧

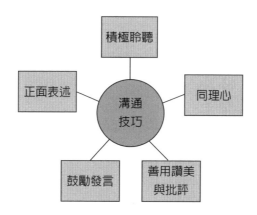

醫療糾紛的原因

原因	內容	
護理處置錯誤	1. 觀察力不足 2. 技術不良 3. 用藥不當	4. 治療失誤 5. 其他
醫療錯誤	1. 診斷錯誤 2. 治療失誤	3. 手術失敗 4. 其他
溝通不良	1. 雙方誤解 2. 人際關係不和諧	3. 態度不好 4. 第三者介入

防範醫療糾紛的倫理原則

倫理原則	說明
自主原則	尊重病人自己做決定的原則，如果醫護人員盡到告知的責任，決定是由病人自主決定的，就不會有醫療糾紛
不傷害原則	不讓病人身心受到傷害，在行善與不傷害原則發生衝突時，更要智慧處理，兩害取其輕，兩利取其重，加上個人意願，才能做智慧的判斷
行善原則	醫學之父希波克拉底（Hippocratic）認為，行善就是「做對病人有益，或至少不對病人做有害之事」。要以預防病人受傷害，注意病人安全，增加病人舒適，減輕病人痛苦為原則
公平原則	用平等、公正、不偏不倚、客觀的態度來處理，尤其是在資源缺乏時，最易發生醫療糾紛

11.5 藥物濫用防治

毒品對國家安全危害之巨舉世皆然，從世界各地不斷揭露的毒品犯罪，以及戕害國民健康的報導中，可以得到強力的證明。毒品犯罪與愛滋病、恐怖活動並稱為世界三大公害，困擾著整個人類。它不僅對人們的身心健康及社會安全造成巨大傷害，而且往往誘發嚴重財產犯罪，並且對社會的經濟增長、和諧穩定和文化發展帶來極深的影響。

（一）相關條例之歷程

國民政府播遷來臺後，對臺灣的毒品管制主要為特別法《禁煙禁毒治罪暫行條例》。《禁煙禁毒治罪暫行條例》第6條則規定：「施打嗎啡或吸用毒品者處死刑。吸食鴉片者處1年以上5年以下有期徒刑，得併科1,000元以下罰金，有癮者並限期交醫勒令戒絕，經交醫戒絕後而復吸食者，處死刑或無期徒刑」。

民國34年12月修訂後更提高刑度，施打嗎啡或吸用毒品者仍處死刑。吸食鴉片者處5年以上、10年以下有期徒刑，得併科5,000元以下罰金，經勒令戒除後復吸食者，處死刑或無期徒刑。特別法對吸食毒品者施予嚴刑峻罰程度，由此可見一斑。

在《禁煙禁毒治罪條例》於41年6月屆滿廢止後，煙毒案件仍不斷增加，立法院於44年審議制訂《戡亂時期肅清煙毒條例》，除勒戒規定外，此時已規定勒戒處所由公立醫院附設。至81年修訂時，新增觀察勒戒的規定。同時將《戡亂時期肅清煙毒條例》更名為《肅清煙毒條例》。至86年再次修訂時，對《肅清煙毒條例》進行大幅度修正，並更名為《毒品危害防制條例》。

（二）戒毒過程的階段

我國的戒毒過程雖歷經三個階段：即從觀察、勒戒，經強制戒治，至最後之追蹤輔導。希望從生理解毒、心理治療及社會復健等三階段矯正程序獲得重生。其中強制戒治階段是戒毒工作的核心，此亦為我國戒毒工作之重點。吸毒犯開始被移送觀察、勒戒，先施以生理解毒，解毒期間一般較重醫療協助，以協助克服戒斷症狀。

愷他命（ketamine，K他命）為最常被青少年使用的非法藥物之一（盛行率為0.06%至0.08%），且其流行趨勢已超越搖頭丸（MDMA）。103年臺灣地區各機構通報各年齡層藥物濫用的用藥類型排序中，19歲以下及20至29歲均排名第一名。

目前沒有有效藥物用於愷他命的濫用或成癮，臨床治療以心理社會取向的介入及精神共病性治療為主。我國校園拒毒預防工作主要以「反毒宣導」及「尿液篩檢」為核心，較忽略藥物濫用問題背後所隱藏的青少年人格成長、心理發展、家庭問題、校園與社會適應問題。

學生藥物濫用防制機制

以「防制學生藥物濫用三級預防實施計畫及輔導作業流程」
及「防制毒品進入校園實施策略」規劃各項措施

一級預防 （教育宣導）	二級預防 （清查）	二級預防 （輔導戒治）
1. 鼓勵有益身心活動 2. 實施反毒課程 3. 研發反毒分齡教材 4. 培訓種子師資 5. 辦理反毒知能研習 6. 結合大專院校春暉社團推動反毒宣導	1. 與學校充分溝通 2. 建立特定人員名冊 3. 落實初篩及複驗 4. 結合檢警單位辦理高關懷學生營隊	1. 成立春暉小組輔導 2. 替代役協輔 3. 推動認輔志工計畫 4. 輔導中斷者轉毒危中心追蹤輔導 5. 藥物濫用情形嚴重，輔導轉介醫療院所

毒品濫用者之外形症狀特徵

器官部位	症狀特徵
皮膚	潮濕出汗、長痘子（安非他命）
器官	主動脈弓發炎致大血管夾層性出血（安非他命）
體重	喪失食慾，體重急速減輕（安非他命、MDMA）
其他	失眠、作息改變、緊張（安非他命、MDMA）、大量出汗、體臭、汗液有藥味（安非他命）、想睡、搖晃（FM2、K 他命或其他鎮靜安眠劑）、有強烈塑膠臭味（安非他命、K 他命）、臉色慘白

11.6 少子女化問題

　　民國 40 年我國婦女總生育率達 7.04 人的歷史高峰，之後呈現一路下滑的趨勢，至 73 年降爲 2.06 人，首度低於人口替換水準的 2.1 人。75 至 86 年間，總生育率均維持在 1.75 人左右，惟自 87 年起，總生育率繼續明顯下降，92 年總生育率僅爲 1.23 人，使我國成爲世界上「超低生育率」的國家之一。

　　推計總人口將由 2010 年 2,316.5 萬人逐年增加，至 2022 年達最高峰 2,344.6 萬人後開始減少，2060 年減爲 1,883.8 萬人。

　　由於少子化及高齡化趨勢，2010 年老化指數（或稱老少比）爲 68.4%，即社會中老年人口與幼年人口比約爲 1：1.5。2015 年老化指數接近 100%，之後，老年人口將超過幼年人口，2060 年老化指數將高達 441.8%，即老年人口約爲幼年人口之 4 倍。

　　少子女化使得家庭子女數量逐年減少，日後家庭之成員將不易承擔老年人的照顧及扶養，屆時勢必依賴政府建立完善的社會安全體系來維持，但未來青壯工作人口又因少子女化而減少，令人憂心能否維持社會安全體系。

（一）生育政策

　　政府於人口政策白皮書中已推動多項營造友善家庭環境及健全兒童照顧體系政策，以營造適合生育、養育、教育下一代的環境，減輕家庭育兒負擔。

　　同時，也從整體社會、經濟、產業、財政、教育、醫療及住宅等相關政策予以配套考量。如目前所推動之國民年金、全民健保、育嬰留職停薪津貼。

（二）托育政策

　　將「改善婚姻機會與提倡兒童公共財價值觀」作爲對策。從促進兒童的成長與發展出發，建立「以兒童爲本位」的托育服務，以滿足其在生理、情緒、社會與智能等各方面需求。建構社區化、普及化及符合法令之托育環境；推動社區保母系統管理及托育費用補助；推動幼托整合。

（三）培育優質人力

　　公布施行《人工生殖法》，對於需要接受精子或卵子之捐贈流程等對象，訂有《精卵捐贈親屬關係查證辦法》及《人工生殖資料通報及管理辦法》等規範。辦理「代理孕母公民共識會議」，採「有條件贊成開放」及「積極管制」之共識。

　　對於婦女懷孕期間接受完善之健康照護，透過健保特約醫療機構，補助提供 10 次之免費孕婦產前檢查，其中妊娠第一期（未滿 17 週）補助 2 次，妊娠第二期（17 至未滿 29 週）補助 2 次，妊娠第三期（29 週以後）補助 6 次。

　　兒童醫療保健服務：全面提供新生兒代謝異常疾病篩檢，補助辦理 7 歲以下兒童預防保健服務，推動整合式評估服務，充分掌握早療契機。

　　防止性別比例失衡：宣導《人工生殖法》規定「實施人工生殖，不得選擇胚胎性別」的觀念。依據《特殊教育法》第 23 條規定，爲推展身心障礙兒童之早期療育，其特殊教育之實施，應自 3 歲開始。

主要國家總生育率表

單位：人

年度 國別	2003年	2004年	2005年	2006年	2007年	2008年
中華民國	1.24	1.18	1.12	1.12	1.10	1.05
新加坡	1.27	1.26	1.26	1.28	1.29	1.28
日本	1.29	1.29	1.26	1.32	1.34	1.37
南韓	1.18	1.15	1.08	1.12	1.25	1.19
中國大陸	1.88	1.76	1.76	1.76	1.76	1.77
美國	2.04	2.05	2.05	2.10	2.12	…

扶老比與扶幼比的趨勢

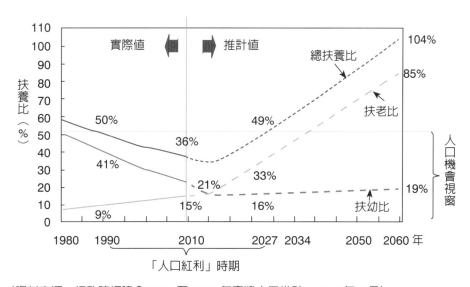

（資料來源：行政院經建會 2010 至 2060 年臺灣人口推計，2010 年 9 月）

11.7 精神疾病防治

　　過去對精神病人的照顧多採取收容養護政策，編列公務預算增設醫療機構，並運用社會福利基金委託民間機構（私立精神科醫院、各地仁愛之家）收容精神疾患，以減輕家庭與社會負擔。

　　隨著醫藥發達與社會進步，歐美先進國家逐步發展出對精神疾病的醫療與復健模式，再加上社會運動的倡導，精神疾患的權益維護與人權尊重逐漸受到重視，進而促成去機構化運動與社區精神醫療保健工作的發展。

　　我國精神衛生工作順應此一世界潮流，修正了先前收容養護政策，依據社區精神醫療保健理論與作法，發展醫療與復健並重、機構與社區結合的綜合性、連續性心理衛生服務；近年來，各項服務逐漸落實全人照護理念，並朝向普及化、社區化、分眾化方向發展。

　　精神疾病防治工作迄今已歷經六期醫療保健計畫，藉由建立精神衛生行政體系與精神醫療網絡、培育專業人力、擴增服務設施等具體措施，提供完整且連續性精神醫療與心理衛生服務。

　　配合《精神衛生法》修正，衛生福利部積極研訂相關子法規，包括：《精神疾病嚴重病人保護人通報及管理辦法》、《精神疾病嚴重病人緊急處置作業辦法》、《指定精神醫療機構管理辦法》、《精神疾病嚴重病人緊急安置及強制住院許可辦法》、《精神疾病強制鑑定強制社區治療審查會作業辦法》、《精神病人居家治療標準》、《精神疾病嚴重病人強制社區治療作業辦法》、《精神復健機構設置及管理辦法》、《精神衛生法施行細則》、《精神衛生機構團體獎勵辦法》、《精神疾病嚴重病人強制處置費用支付作業要點》等，以健全法令制度，落實執行法定事項。

（一）心理衛生教育宣導

　　1. 倡導精神病人去污名化及人權保障：《精神衛生法》第 22 條規定，病人人格與合法權益應受尊重及保障，不得予以歧視；對病情穩定者，不得以曾罹患精神疾病為由，拒絕其就學、應考、雇用或予其他不公平待遇。

　　2. 推廣大眾心理衛生教育宣導：配合世界心理衛生日（10 月 10 日），於每年 10 月擴大辦理「心理健康月」系列活動。

（二）增進病人福利服務

　　1. 精神醫療費用補助與全民健康保險給付。

　　2. 所得稅減免。

　　3. 慢性精神病患者列為身心障礙保護範圍：84 年 6 月慢性精神病患納入《殘障福利法》（後改名為《身心障礙者保護法》）適用範圍，全面增進其社會福利服務；截至 103 年，領有身心障礙者手冊之慢性精神病患者計有 12.8 萬人。

精神疾病患者由醫院到社區──社區與家庭導向

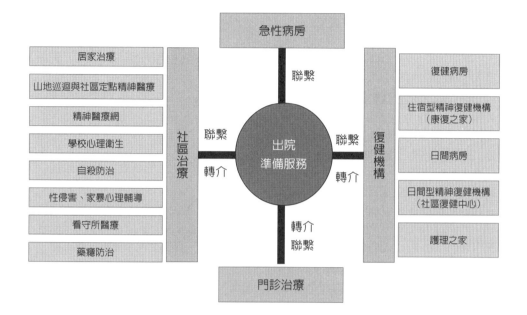

精神疾病患者需求為導向──全人化復健模式

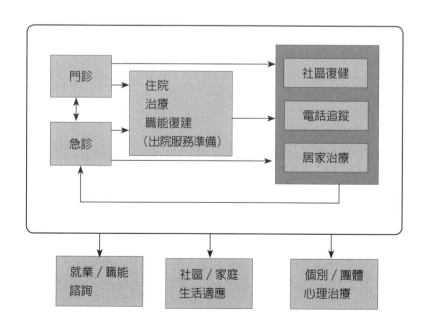

11.8 高齡化問題

　　65 歲以上人口占整個社會總人口 7% 以上，即是「高齡社會」。依據行政院經建會「中華民國 2012 年至 2060 年人口推計」報告，臺灣高齡人口於 1993 年，65 歲以上的老年人口，占總人口比率 7.1%，已超過聯合國世界衛生組織所訂定的 7%，正式邁入「高齡化社會」。

（一）高齡化的嚴重性

　　預估在 2018 年，此比率將超過 14%，進而邁入「老化型」的高齡社會，而到了 2025 年，老年人口的比率更將會超過 20%，而成為了「超高齡社會」，從「老化速度」來看，臺灣已躍居全球第一。

　　衛生福利部調查，2011 年臺灣 65 歲以上人口達 255 萬人，其中有 33.5 萬人失能，約占全體 65 歲以上人口 13.14%，較 2000 年 9.7% 增加 3.4 個百分點。

　　內政部統計處的 2000 年老人狀況調查報告指出，老年人口有 56% 的人罹患慢性病，其中每 10 位老人就有一位需要照顧。除因疾病所造成的失能以外，加上年齡增長引起的自然老化，許多老人逐漸喪失生活自理的能力，需要更多家庭與社會支持。

（二）對個人社會的影響

　　老化及失能的問題為現今臺灣社會最大的隱憂，對其個人及整體社會有三方面影響：

　　首先為老人晚年的生活問題，老人因為提早退休或失去工作機會，不僅使得本身在社會上的價值喪失，若又因疾病或功能障礙造成健康衰退，許多人必須要在身體功能衰退之際，度過很長一段的老年生活，除對老年人晚年生活不便，且生存意義有著巨大打擊。

　　其次為老人因慢性病導致照顧者之負擔加重，老年人獨立功能的障礙，使得家庭及照顧者負擔更加沉重，也更使其經濟能力面臨困境與考驗。

　　第三是醫療福利的負擔加重，疾病的存活率提高，使得醫療照顧提升，更造成無自我照顧能力的老人大幅成長，而老人對醫療照護的需求增加。根據內政部統計處統計，老年人口 3 個月平均就醫 5 次；每 20 位老人中，就有一位住過院。對整體國家經濟的負擔及醫療經費亦隨之加重。

　　伴隨高齡化社會所衍生的家庭照顧資源問題，就當前人口結構和家戶形態，確實已引發由家庭提供照顧服務的現實困境。

　　相關數據推估，如果假設未來 40 年間，老人的功能障礙率和機構居住比率不變，則老人對於長期照顧需求將提升 4 至 5 倍，在 2010 至 2020 年之間，當嬰兒潮人口邁入老年階段，由上述現象推知未來老人入住長期照顧機構將是不可避免的趨勢。

　　臺灣的生育率已遠低於替換水準，且平均壽命持續延長，意味著無子女奉養的老人將會愈來愈多，傳統由家庭所提供的照顧資源難以維持，站在人道的立場，政府社會必須負起責任；另一方面，老年依賴比快速上升，意味著青壯工作人口的負擔持續增加。現今的家庭及人口結構發展，讓有長期照顧需求的個案不斷增加，選擇入住機構確實是家庭面對此困境的一種趨勢。

我國人口結構變動趨勢

2017 年進入高齡社會（65 歲以上人口占 14%）
2025 年進入超高齡社會（65 歲以上人口占 20%）

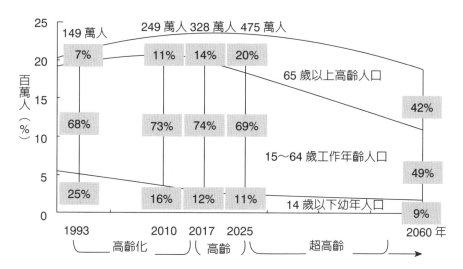

65歲以上老人罹患慢性或重大疾病情形

單位：%

項目別	總計	有慢性或重大疾病	疾病類別					
			循環系統疾病	骨骼肌肉系統疾病	內分泌及代謝疾病	消化系統疾病	眼、耳等器官疾病	呼吸系統疾病
94 年調查	100.00	65.20	35.97	17.55	14.66	5.79	7.89	3.57
98 年調查	100.00	75.92	45.69	24.17	20.37	9.51	16.75	4.69
性別								
男	100.00	72.36	44.03	16.74	18.53	9.40	12.87	4.44
女	100.00	79.24	47.25	31.10	22.09	9.60	20.37	4.92
年齡別								
65～69 歲	100.00	68.72	39.51	20.99	20.29	7.99	13.72	3.25
70～74 歲	100.00	75.91	44.23	25.07	21.03	10.37	13.96	5.12
75～79 歲	100.00	80.20	50.84	24.53	20.71	11.63	20.92	4.65
80 歲及以上	100.00	82.07	51.31	27.23	19.44	8.73	20.34	6.24

註：慢性或重大疾病可複選。（資料來源：內政部，2010）

12.1 衛生企劃

　　衛生福利部主管全國衛生醫療與社會福利政策，業務涵蓋醫療照護、健康促進、疫病防治、食品安全、藥物管理、社會保險、福利服務、社會救助、保護服務、生技研發與國際衛生合作等。

　　因應高齡人口照顧需求增加的趨勢，規劃以經濟安全、健康維護、生活照顧三大政策主軸，提供長者全方位協助，包括：補助長者生活津貼及家庭照顧者特別照顧津貼，積極整合跨部會資源，共同規劃推動友善關懷老人服務方案第 2 期計畫。

　　針對長期照顧需要，持續推動長照 10 年計畫、長照服務網計畫及推動長照雙法立法工作。《長期照顧服務法》在 104 年 6 月 3 日公布，並將於 106 年施行，逐步完備我國長期照顧服務體系。另為減輕失能者及其家庭之財務風險及照顧負擔，《長期照顧保險法》草案目前已送立法院審議，期能透過法治建立，完備我國的社會安全網。

　　為達世界衛生組織所提之「全民健康」目標，規劃各項健康促進政策，包括：提供孕婦產前檢查、部分補助高風險孕婦產前遺傳診斷費用及鼓勵母乳哺育；提供兒童疫苗預防接種與預防保健服務、兒童牙齒塗氟、視力篩檢及新生兒聽力篩檢；擴大推動四癌篩檢；以及營造健康支持環境，推動健康城市認證等多項計畫，落實全人全歷程之健康照護理念。

　　加強醫療服務品質，建置以病人為中心之安全就醫環境，訂定醫療品質及病人安全工作年度目標，設立病人安全事件通報機制等，並以「病人為中心」及「重視病人安全」為核心理念，進行醫院評鑑及教學醫院評鑑改革，同時整併醫院評鑑、醫療衛生業務訪查、專科醫師訓練機構認定之行程，降低對醫療機構作業之干擾。

　　改善醫護執業環境，自 101 年起辦理「生育事故救濟試辦計畫」，並自 103 年 10 月 1 日起，擴大試辦範圍至手術及麻醉事故爭議事件，減低醫療糾紛發生；同時持續推動各項護理改革計畫，包括提升護理人員薪資待遇、修訂護病比並納入評鑑基準、督促醫院遵守勞基法規定等措施。

　　針對 103 年國際間爆發伊波拉疫情，持續監控國際疫情訊息，除提醒民眾及醫師提高警覺外，亦成立「伊波拉病毒感染緊急應變小組」。在登革熱疫情方面，持續增修《登革熱防治工作指引》，並透過多元管道對民眾進行衛教宣導，推動社區動員清除孳生源，以及組成機動防疫隊督導地方防疫工作等措施。

　　保障國人飲食安全，行政院成立食品安全辦公室提出強化食安八大措施，衛福部亦積極增修食品相關法規，強化食品源頭管理及產製流通監管，重建民眾食安信心，回復市場秩序，以期營造「食在安心」環境。

衛生福利部103年施政目標

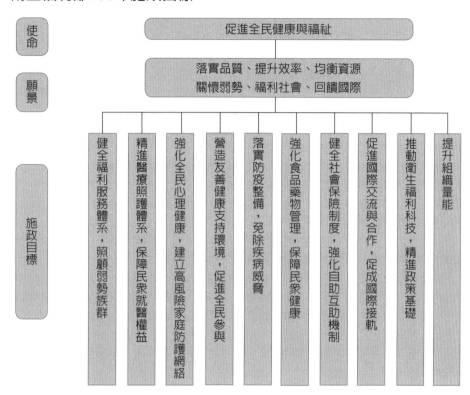

| 使命 | 促進全民健康與福祉 |
| 願景 | 落實品質、提升效率、均衡資源
關懷弱勢、福利社會、回饋國際 |

施政目標：

- 健全福利服務體系，照顧弱勢族群
- 精進醫療照護體系，保障民眾就醫權益
- 強化全民心理健康，建立高風險家庭防護網絡
- 營造友善健康支持環境，促進全民參與
- 落實防疫整備，免除疾病威脅
- 強化食品藥物管理，保障民眾健康
- 健全社會保險制度，強化自助互助機制
- 促進國際交流與合作，促成國際接軌
- 推動衛生福利科技，精進政策基礎
- 提升組織量能

衛生福利部103年性別主流化計畫

項次	說明
1	建構普及長照服務網絡，強化長照人力培訓，提升整體長照服務效能，提供失能者及其家庭照顧者適切之長照服務
2	提升婦產科醫師人力——實施重點科別住院醫師津貼補助計畫，提升婦產科住院醫師招收率
3	透過落實危險評估機制，及早辨識親密關係暴力之高危險案件並介入處置，以減緩被害人再受暴之風險
4	落實出監性侵害犯罪加害人無縫銜接，強化社區監控網絡，降低再犯風險
5	建構普及長照服務網絡，強化長照人力培訓，提升整體長照服務效能，提供失能者及其家庭照顧者適切之長照服務
6	完善護理執業環境，充實護理人力，推動「護理改革近中程計畫」，提出 6 大目標及 10 大策略，降低護理人員工作負荷、提高護理薪資與福利待遇、改善職場環境
7	結合地方政府及民間團體，共同推動融入性別平等與性別暴力防治等內涵之親職教育
8	透過建構友善托育環境、保母托育管理與托育費用補助實施計畫，提供家庭托育費用補助，減輕家長托育費用負擔；鼓勵地方政府以公私協力方式投入托育照顧體系，建立優質、多元且非營利形態之托育服務

12.2 衛生評估

　　政策評估是客觀、系統與經驗地檢視現行政策，並以目標成就檢視公共計畫之標的。政策評估是公共決策者提供有關問題的可用知識，和過去處理或化解該問題之策略的相對效能，以及特定政策的實質績效。

　　政策評估的意義表現在以下五個方面：1.政策評估是一個完整政策運行過程的重要組成部分；2.政策評估是決定政策執行走向的科學依據；3.政策評估是重新確定政策目標、制定新政策的必要前提；4.政策評估是提高政策水平的重要途徑；5.政策評估是政策運行民主化、科學化的必經之路。

　　在國家資源有限的情形下，公共政策乃成為政府分配資源（預算）的權威性決定，透過政策評估可檢視國家資源分配是否達到最妥適，或是最有效的水準。政策評估既然關係著公共利益與國家資源分配，自然必須以客觀、科學的方法進行評估，才能求得有價值的評估結果。

　　有關衛生政策之評估，以下以監察院民國 100 年 6 月「我國食品安全衛生把關總體檢專案調查研究報告」為例，針對我國食品安全衛生行政問題提出評估及建議。

　　由於食品及食品業者眾多，業者對於食品科技或知識之水平不一，且發生之食品問題形態各異，更使得食品安全之管理既複雜又困難。包括政府機關應制訂法規、建立制度，課予業者自主管理責任，確屬重要，然而法規、制度之建立僅係提供業者遵循之依據，其落實更為關鍵，但要適時、適質查核食品及餐飲業者、抽驗食品衛生，甚至進行食品工廠查廠及源頭管理等工作，若無設置適當專業人力與編列足夠預算，無異緣木求魚。

　　國內食品衛生行政管理經費及人力編制嚴重不足的問題，在 99 年元旦合併原食品衛生處、藥政處、管制藥品管理局及藥物食品檢驗局而成立 TFDA 後，雖有改善，但尚需持續加強。

　　計算 97 年食品衛生行政管理經費總預算與人口數之比值，發現每位國民只分配到 11 元，小於日本的 45 元、美國 160 元、英國 158 元、香港 458 元；至於食品安全衛生管理人力，美國優於我國 14.6 倍、英國優於我國 2.8 倍、香港優於我國 17.7 倍，我國食品衛生行政管理的經費及人力與前述國家或地區相較，恐以捉襟見肘。

　　增加食品衛生管理的人力及預算，雖不能使食品安全衛生問題立即消弭，然對於食品及餐飲業者之檢查、食品衛生之抽驗及食品工廠之查廠，均需足夠的人力及預算，始能有效督促業者強化自主管理，遵循法令規定及衛生標準，落實相關管理措施。但是，國內中央及地方政府食品衛生安全管理的經費、員額不足之問題，長期以來未能有效改善，恐難以有效執行食品衛生安全的把關。

　　國內有關食品安全衛生之管理，各部會雖各有職責，然而，在未發生重大食品安全事件時，事權係屬衛生、農政、商品檢驗等單位，有時難以整合，有時重複投入人力資源進行查核。

政策評估的功能

項目	說明
提供政策績效的資訊	政策評估即是運用科學調查的方法，對政策的績效進行有系統的評估，因而研究出的結果，即可作為政策績效的相關資訊
重新檢視政策目標的適切性	為了評估政策究竟是否朝著預期的政策目標與方向前進時，需要重新回頭檢視一開始的政策目標的適當性，再視情況予以修改或進行下一步
形成新的政策問題	若政策評估的結果顯示出現實狀況與預期的政策目標並不切合，則應進行修改，也因而形成了新的政策問題
做政策建議的基礎	透過政策評估後所得到的結果，能夠成為政策是否進行修改或終止的參考資訊與政策建議，即是政策評估所提供的價值之處

政策評估對象

項目	說明
政策內容	包含政策目標與政策執行方法。政策目標與政策執行方法是否明確，是影響政策有效執行的首要條件，同時亦是檢視政策是否有效執行，是否有偏離原先規劃目標的依循
溝通系統管道	為求有效的政策執行，執行機關在組織結構上應有健全的溝通系統與服務管道之安排。也因此溝通管道的評估極為重要，尤其是過程評估，其主要目的即在監測政策執行過程中的溝通系統是否健全，由此可知溝通管道研究的重要性
利害關係人	不同利害關係人的主張與見解，不但可能大有出入。甚至相互衝突，故如何制定一個符合多數利害關係人最大利益的政策，與政策之能否成功執行密切相關。故政策執行是否符合多數利害關係的需求，即成為政策評估的重點
資源分配	包括人力、經費、設備與資訊等資源是否充分，關係政策執行之成效。在人力、經費與設備等皆供應無缺且資訊傳達無誤的狀況下，成功執行之機率自然大增，反之，政策必將面臨執行困難之命運
執行人員的心態	執行人員能否認真執行，左右著政策執行成效之高低。如果政策本身未能得到執行人員的認同，無疑已註定失敗之命運。此點亦凸顯在政策制定之初，如何切實掌握包括執行人員等所有利害關係人主張與價值觀念的重要性
人際互動關係	政策利害關係人之間的互動關係，也會影響政策執行的成效。單向式的互動溝通效果，自然不若雙向式溝通之易於所短利害關係人間的期望差距，與凝聚彼此之間的共識。健全的人際互動網路，有助於政策制定者與執行者對問題的洞察於先與善處於後

13.1 風險管理

　　風險是指一個事件潛在影響組織目標達成的機率及影響程度。風險管理即是為了有效地管理可能發生事件及其不利之影響所執行的步驟及系統。風險評估是一個包括風險辨識、風險分析及風險評量的過程。

（一）基本原則

　　風險評估的基本原則：

1. 確認以「機率」及「後果嚴重性」為基準的評估程序之結構性。
2. 完整記錄風險評估的方法，有助於監測和決定風險的優先順序。
3. 明確區分現況風險和殘餘風險的差異。

風險評估的過程必須詳加記錄並文件化，詳細的風險評估文件所建立的風險圖像功能：

1. 有助於決定所辨識風險的優先順序。
2. 掌握或了解判定可容忍暴露的條件。
3. 有助於處理風險決策過程的文件化。
4. 允許和風險管理有關的人看全部的風險圖像，和在他們的領域中如何去適應特定的責任，使風險的重新探討和監控變得容易。

　　處理風險的目的是利用降低威脅和掌握機會處理組織的不確定性，以減少或規避風險所造成之損失。處理風險所採取的任何行動可稱為內部控制。風險處理的五個基本原則是：容忍、處置、轉移、終止及掌握機會。

（二）運作程序

　　依據《衛生福利部風險管理及危機處理作業要點》（民國 102 年 10 月 4 日），風險管理運作程序如下：

1. 各單位應以本部施政願景與施政計畫為基礎，依影響嚴重程度與發生機率，辨識及評估風險議題，於每年第一季前提出該單位主要風險項目及風險圖像，送本部（即指衛福部）綜合規劃司彙整，並提報推動小組審議。
2. 經推動小組確立本部主要風險項目與圖像後，各單位應就各該風險項目擬定風險管理計畫，包括風險情境及影響、預期目標、處理對策、應變流程及監控措施等，並落實推動執行，定期將辦理情形提報推動小組。
3. 各單位對於殘餘風險等級達高度、極度危險之風險項目，應擬定危機處理作業程序，並提送推動小組。
4. 各單位應持續滾動修正風險圖像，有系統的確認、處理及監控管理計畫的達成度與效益。
5. 風險項目欲解除列管者，應提報推動小組審議決議解除列管後，由各單位自行追蹤。
6. 各單位主管級人員應督導風險管理之各項策略任務，各級同仁應落實執行風險管理處理對策及應變流程，以提升管理效能與危機處理能力，減少風險之發生與危害。
7. 各單位可依業務特性及管理經驗，採用合適之風險管理方法與工具，並且透過教育訓練或組織學習，提升業務風險管理能力。

風險分布評估標準 —— 影響嚴重程度分級表

等級	影響或後果	形象	人員	民眾抗爭	財物損失	目標達成
三	非常嚴重	國際新聞媒體報導負面新聞	人員死亡	大規模遊行抗爭	新臺幣一億元以上	經費／時間大量增加
二	嚴重	臺灣新聞媒體報導負面新聞	人員重傷	至中央機關抗爭	新臺幣一千萬以上，未達新臺幣一億元	經費／時間中度增加
一	輕微	區域新聞媒體報導負面新聞	人員輕傷	多位民眾電話抱怨	未達新臺幣一千萬元	經費／時間輕微增加

風險發生機率分類表（半定量機率敘述分類表）

等級	可能性分類	發生機率（%）	詳細的描述
三	幾乎確定	61～100	在大部分的情況下會發生
二	可能	41～60	有些情況下會發生
一	幾乎不可能	0～40	只會在特殊的情況下發生

風險管理運作程序

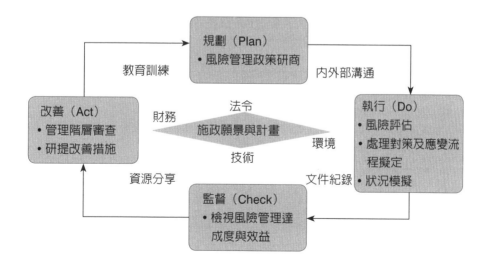

13.2 危機處理

危機處理原則如下：

1. 即時：贏得時間就意味著損失減少。包括迅速了解情況、迅速找出事實真相、迅速召開記者會或聲明、迅速做出判斷、迅速控制事態發展。

2. 誠實：把信息公諸於眾，讓公眾即時了解危機事態和組織正在努力、盡職盡責地加以處理的情況；如果隱瞞事實、封鎖消息，更會引起新聞界及公眾的猜疑與反感。

3. 負責：公開道歉不見得是件壞事，反而更容易博得媒體和公眾的諒解和欣賞；即使責任不在自己，也應展現善盡社會責任的良好形象。

4. 展現同情心：以誠懇的態度去贏得公眾、以積極的措施去贏得時間，創造妥善處理危機的良好氛圍。

依據《衛生福利部風險管理及危機處理作業要點》（民國 102 年 10 月 4 日），危機處理作業如下：

（一）危機應變小組

1. 組成時機：當潛在危機情境出現，各主管的單位或所屬機關應迅速針對情境特性，評估危機等級，根據評估結果，組成危機應變小組。

2. 一般危機：各主管單位或所屬機關自行成立危機應變小組，各主管單位或所屬機關一級主管為召集人。

3. 重大危機、危機如跨屬二個以上單位：其督導政務次長擔任危機應變小組召集人（必要時由部長召集），各主管單位或所屬機關、相關司、處之主管為小組基本成員。

（二）危機應變小組任務

1. 針對潛在的或當前的危機，於事前（危機預防與準備）、事中（危機處理）、事後（復原與檢討），進行處理措施與因應策略。

2. 由各主管單位或所屬機關，及政風、公關、國會等單位多方蒐集資訊，避免靠單一方法或管道取得資訊，檢視資訊來源的正確性，並評估危機情境。

3. 召開危機應變小組會議，會議成員可視危機事件的性質及需要，結合不同單位、所屬機關，以獲取危機處理更多樣化的合作或諮詢資源。

4. 建構多元化解決方案：危機應變小組在建構危機解決方案時，應盡量增加備選方案，並考慮方案的適切性及是否具有彈性。

5. 定調危機溝通的目標與關鍵訊息，並進行危機溝通。

   (1) 對內危機溝通應由主管的單位或所屬機關研擬統一說帖，進行部內同仁溝通，使衛福部同仁對衛福部的處境充分了解與信任。

   (2) 對外危機溝通包括依據衛福部發言制度發布新聞，以及與相關團體、民意代表等利害關係者溝通，使民眾對政府的作為產生信心。

6. 重大危機或危機跨二個單位之事件處理過程，應由主管單位或所屬機關予以翔實記錄，包括相關的日期、地點、工作內容、遭遇的困難及解決方式等，保留原始文件，並且做成危機處理檢討報告。

7. 由祕書處、政風處及主管單位或所屬機關協調聯繫部外人力、物力資源，並由國會組協助進行與民意代表溝通。

衛生福利部重大危機事件處理流程

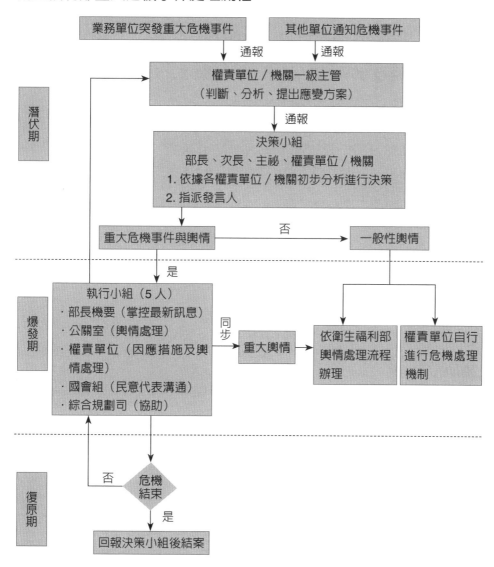

危機等級

分級	說明
一般危機	損害輕微或尚容易處理、可能發生、媒體可能報導
重大危機	損害嚴重、很可能或幾乎確定會發生、媒體可能會大幅負面報導

13.3 危害辨識

　　為確保良好的作業環境，降低作業場所產生嚴重後果的可能性，事業單位必須了解作業場所可能造成潛在危害的作業條件，如作業環境、設備、人員等，並藉由上述條件作為危害辨識的依據，利用危害辨識方法，辨識影響人員健康、事業單位運作之危害。

　　危害辨識是指發現、辨識、記錄危害的過程，目的是辨識影響事業單位，達到職業安全衛生目標的危害和存在的情境。當確認危害辨識方法後，為達完善利用，須了解危害辨識應考量的項目、前置準備作業及可能造成的影響。風險評估是職安衛管理系統運作的關鍵項目，而危害辨識是執行良好風險評估重要的初始步驟。

　　危害辨識所考量的重點為：1.確認危害來源；2.哪些事物或人員將會受到傷害；3.危害是如何發生的。

　　危害辨識、執行風險評估、決定控制危害措施和執行控制措施，為一循環程序，變更管理則說明所有可能影響危害和風險的改變，包括事業單位的組織架構、人員、管理系統、作業及使用的物質，在導入實施前，應藉由危害辨識及風險評估予以評估。

　　為執行完善的風險評估及危害辨識，事業單位須清查相關的作業條件，須掌握的資訊，如：
1. 作業的場所、人員、頻率及內容。
2. 作業可能使用或接觸到的機械、設備、工具，及其操作或維修之說明。
3. 作業可能使用或接觸到的原物料及其物性、化性、健康危害性、安全及異常之處理方法等。
4. 法規及相關規範的要求，以及事業單位本身相關規定。
5. 作業所需的公用設施，如電壓、壓縮空氣、蒸汽。
6. 作業的控制措施，包含工程控制、管理控制及個人防護具及應用情況。
7. 事業單位本身或同業以往的事件案例。
8. 作業人員的技術能力、安衛知識及訓練狀況。
9. 其他可能受此作業影響的人員，包含員工、承攬人、訪客、廠／場周遭人員等。

　　危害辨識及風險評估結果應予以記錄存檔，保持紀錄更新，紀錄應能顯示危害類型、危害原因及後果說明，並有風險程度或等級、既有控制措施，包含可降低危害發生可能性及降低後果嚴重度之工程控制、管理控制及個人防護具等。

　　危害辨識是執行良好風險評估的關鍵步驟，若能發展完善的危害辨識方法，便使得風險評估有一強力依據，因錯誤或是不良的危害辨識，將可能導致錯誤的風險評估結果，當結果錯誤，意外和傷害會再次的發生，若後果嚴重者，事業單位將無法負擔，除財產損失外，人員的安全無法得到保障。

危害鑑別及風險評估概念圖

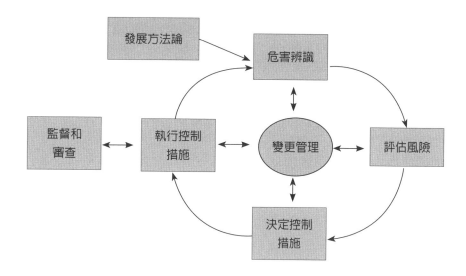

經營風險分析能力圖

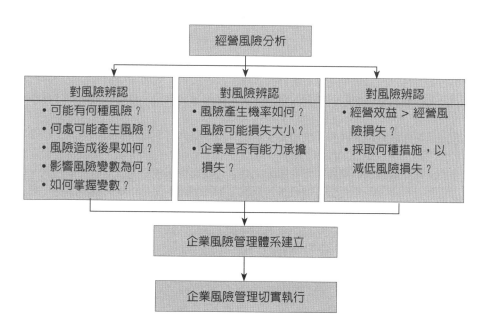

13.4 政策風險

　　政策風險有一定來源、成因、性質、風險承擔者、分類、承受力等基本內涵。涵蓋了環境風險、健康風險、社會風險、經濟風險、政治風險、倫理風險等。

　　政策風險由有限理性、行為機會主義傾向、資訊不對稱、環境複雜性等因素引發，每種政策風險都有一定的形成方式和機制。政策擬定過程的缺陷帶有隱憂和風險，政策缺乏預防性、前瞻性、操作性、連續性、政策目標之間的摩擦、衝突、工具缺乏選擇性、應用缺乏靈活性等政策缺陷會誘發風險，然而，當政治力介入的決策影響力，超越或取代專業評估結果時，政策風險將會進而帶動環境風險。

　　政策沿著傳導途徑傳遞與擴散，有可能因為錯誤認知、轉述、偏見和誤解，誘發新的風險。新風險的數量、速度、方式、時機、位置等取決於傳導機制，包括行政管理途徑、市場途徑和新聞輿論。

（一）評估方法

　　政策風險評估基本方法：

　　1. 敏感性分析：調整不同政策條件，確認風險因素，尋找不同風險因素間相互關係和作用機制，評估風險因素對政策效率和適應性的影響及影響程度，然後將政策目標調至臨界條件，確定風險因素變化幅度，此風險極限是政策最大風險極限，超過風險極限，政策不可接受和實施。

　　2. 機率分析：根據不確定性和風險可能性大小，計算風險對政策效率損失的影響；機率分析能夠預測單一風險出現機率、機率分布狀態和可能產生的影響；不同風險因素之間的機率關係、機率組合以及所產生的影響。

（二）政策風險管理

　　政策方向引導非常重要，法律的基礎在於確保正當性、專業及人力資源投入是成功的必要工作。公共政策是政府制訂的政策，公共政策是政府選擇做或不做的運用工具。公共政策具有解決公共問題的目標導向，涵蓋政治政策、政府政策、執行者政策和行政政策。

　　政策分析則是政策風險管理的重要工具，著重政策建言與實際的政策規劃，企圖解決社會問題，所以是為了政策而研究，不僅強調 know how 的技術，同時也包含政策說服的工作。政策制訂過程來自各項因素交互作用影響，包括：政治與決策制度、直接決策者、民眾、利益相關者與政黨、媒體、經濟制度、文化環境、國際環境。政府制訂公共政策的風險也相對的來自於八項因素。

　　政策制定階段是指決策者對於行動做出選擇。包括：問題與範疇界定、政策議程、政策規劃與評估、政策採納與模式化。執行階段是所有行動規劃的作業，包括：執行、評估、調整和改變等。無論是制定還是執行，都可能因為政策的環境變化和行為不確定性而產生風險，以致政策執行不佳或導致失敗。

健康風險評估架構示意圖

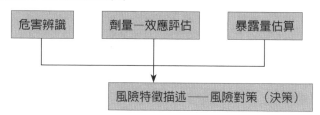

（資料來源：美國科學院，1983）

政策風險系統

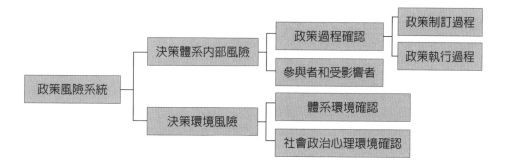

美國的風險管理概念四個原則

原則	說明
限制性法令的採用	限制性法令是最習慣使用，但是最具爭議的作法。限制性法令分為三類：非常嚴重需要禁止、非常輕微無需採取管理行動、可接受風險範圍內，應參照效益評估及替代方案的可行性
零風險情況不可能存在	主要風險承受者的風險應盡可能降到最低。零風險情況不存在，可接受的最低風險是次佳標準，需從邊際成本效益加以考量
風險優先順序	對比之下的風險優先次序或預防原則。不應該因應所有潛在風險，只有確認會產生重大風險的行為才加以規範，將有限的管理資源集中於最大風險
成本效益平衡	只有潛在社會效益超過潛在的成本才採取管理行動，既定管理目標的替代方案要選擇最小淨成本的替代方法

（資料來源：OECD, 2006）

13.5 2020 健康國民白皮書

「2020 健康國民」白皮書有兩項重要主旨：一是延長國人健康平均餘命，二是促進國人健康平等性。

達成 2020 健康國民的路徑

主要包括支持性社會環境、健康生活形態、優質醫療照護與焦點群體等主要健康影響因子。

1. 支持性社會環境：影響健康的社會環境因素，可依其場域分為家庭、社區、學校與工作場所。

2. 健康生活形態：影響健康的生活形態，包括正向的身體活動、飲食、安全性行為，可以預防的事故傷害、壓力，以及應該避免的負向行為、成癮物質的使用等。

改善飲食營養是非常符合成本效益的一級預防策略。改善國人飲食攝取形態，對營養素缺乏或過盛，詳加監測、偵查、尋求因應策略，刻不容緩。

3. 優質醫療照護：醫療照護服務品質是達到健康 2020 的重要路徑，以下分別就預防保健服務、疾病管理以及醫療體系表現三個主題分別說明。

(1) 預防保健服務

預防醫學是以「預防」、而非「治療」概念為主軸的醫學，疾病預防策略可分為三級，初級預防包含健康促進、特殊保護；次級預防包含早期診斷、早期治療；三級預防包含限制殘障、復健。

(2) 疾病管理

根據美國疾病管理協會的定義，疾病管理是「提供一種協調性的健康照顧介入與溝通系統，使得民眾在自我照顧後，病情能有顯著改變」。疾病管理原則包括：增進照護品質與病人照顧成效；以具科學性且經專家檢討有共識的指引為基礎；提高病患對治療計畫的遵醫囑性；具有專家共識的工作評量方法；持續不斷地經由科學性評估；以醫病關係為中心的整合性及周全性照顧系統；探討病患共存疾病的複雜性，以保證達到最佳照顧成效；為所有民眾發展且特別注重沒有接受該服務或容易罹患該疾病的人口群；參與疾病管理的組織必須審慎探討其潛在的利益衝突。

(3) 醫療體系表現

健康照護體系主要在於提供民眾可近而負擔得起的醫療照顧，讓民眾遭受疾病與傷害時，能夠恢復健康或減少傷害。健康照顧體系可以從供給面與需求面、醫療照顧提供與財務機轉、預防性與治療性照顧、公部門與私部門責任等不同構面分析，最常見的是分析健康照顧服務的可近性、照顧品質與照顧成本三大面向。

為達成健康 2020「延長國人健康平均餘命」與「促進國人健康平等性」的具體目標，兒童與青少年、老年、性別、原住民、社經弱勢群體，以及身心障礙群體等焦點群體，需要健康政策的保障。

積極老化（active aging）是臺灣 2020 年老年群體健康照顧目標，就老人衰弱、跌倒、憂鬱、復健和預立指示五項指標提出策略，做為施政參考，以因應臺灣邁入老化社會、順應世界潮流的需求。

健康決定因子

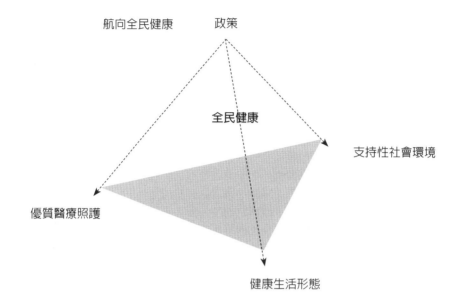

航向全民健康　政策

全民健康

支持性社會環境

優質醫療照護

健康生活形態

老年健康政策目標與因應策略

目標：積極老化 / 預防失能	
次目標	**因應策略**
老人復健及中風後失能防治	1. 鼓勵活動功能無明顯障礙的老人多多參與各類身體活動，並提供適當的運動處方，以增進老人健康體能 2. 對已出現活動功能障礙或殘障的老年病患，可提供優質、有效的復健醫療服務，儘速恢復其功能，以降低殘障程度 3. 現有復健醫療機構資源應全力支援，並逐步與政府推動的區域整合性醫療照護系統結合
老人（含末期疾病）預囑之簽署與執行	1. 決定推動安寧緩和醫療條例組織架構，編列經費，成立跨局、處任務小組，落實對 65 歲以上民眾之教育宣導，以提升民眾簽署意願 2. 發展有關人員培訓、教育宣導之教材內容與執行指引，以提升 65 歲以上民眾簽署率 3. 發展安寧緩和照護體系，普及老人及末期病人社區化照護

13.6 危機溝通

面臨危機有時無法一次解決，因此組織可以將危機情境，依其輕、重、緩、急做釐清，以使危機管理之目的能有效完成。

1. 立即性危機管理：意指危及組織之事件（如風災、水災、地震）發生時，如未立即加以處置，恐將引起嚴重後果或軒然大波，會對組織或領導者，產生立即性的衝擊與影響。

2. 發展性危機管理：意指危機的徵兆（如組織風紀問題、產品品質不良率提升）已經出現，雖尚未有立即衝擊性之影響，但仍須予以有效處理，以免擴大影響組織發展或動搖組織之根基。

危機管理決策的目的在於化解危機，而非擴大危機；解決問題，而非製造問題。在理性原則下，以有限的資訊、時間、成本，做出最好的決策。

許多政府官員常感嘆媒體記者為危機事件的攪局者，不是誇大危機事件的衝突，就是把批評的矛頭指向政府，使得政府在危機真相未明之前就飽受社會大眾質疑。危機真相未明之前的媒體報導，常造成一種「媒體審判」的影響，直接衝擊政府的形象。

危機溝通策略的運用原則如下：

1. 儘速蒐集真相：必須立刻搜尋事實資料，以便在最短時間內掌握危機的狀況與肇因，並迅速評估組織對此危機的立場和反應方式，主動出擊。

2. 儘快公布真相：組織必須在兩小時內告知重要的關係人。

3. 成立危機處理小組：小組的成員通常包括最高主管以及公關、法律、管理、安全技術等部門的主管。

4. 慎選發言人：發言人最好具備與媒體記者互動的經驗，在態度上應誠懇、平和而穩健，予人信賴感。

5. 儘快澄清負面報導：防止二次傷害，並及時將危機善後方式告訴新聞界，取得記者信任。快速回應謠言、指控與混淆視聽。在危機時期，沉默等於默認。

6. 尋求危機策略聯盟。

7. 不斷溝通，掌握議題建構的權力：組織應扮演媒體信賴的消息來源，應該從媒體與民意的角度處理危機，而非僅從專業技術等理性層面來處理。

（一）危機發生期間與之後的溝通策略

危機管理的領域裡，公關扮演相當重要的角色。危機常會造成資訊流通障礙，如果不希望媒體報導偏差，最好的辦法便是立即回應，千萬不要試圖迴避問題。進行危機溝通最主要的目的雖然是挽救組織的信譽，但同時也可利用成為媒體焦點的機會，向大眾公開宣示組織的任務、價值觀與運作。

（二）後續溝通

危機結束其實不代表事情的結束，反而是下一次考驗的開始。以持續為原則，與關係人保持互動。對於所有關係人開誠布公，取得信任，並且聽取建議，以改善下一次的危機管理工作。

由於媒體熱衷於報導意外、突發事故、內幕揭發而引起的危機事件，因此，與媒體進行溝通時候，必須策略性思考。

危機管理的流程

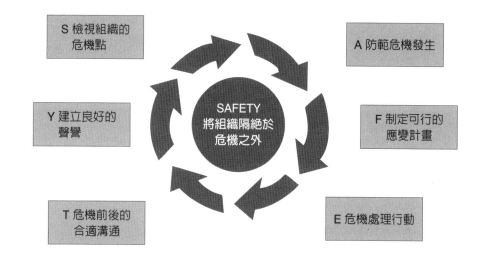

危機溝通中取得大眾信任的要件、傳達要素及記者招待會的十誡

項目	說明
取得大眾信任的要件	1. 人格正直 2. 能力卓越 3. 絕對誠實 4. 時機恰當
傳達重要四項要素	1. 我們會優先及儘快處理這場不幸事件 2. 這是不幸的事件，我們會竭盡心力來降低您的痛苦 3. 我們會儘速對此一事件及往後類似事件進行完整而迅速的調查 4. 我們會公布事實，並告知處理經過與相關人員的責任，以及未來應如何應變處理類似事件
記者招待會的十誡	一誡：絕不說謊 二誡：不應該說的，必須明確表示「不能說」 三誡：切忌以不知為知之 四誡：切忌誤導性行為 五誡：不迴避、不使人等待 六誡：顧慮截稿時間 七誡：明確指出無法回答的祕密問題 八誡：新聞稿資料必須事先分發給記者 九誡：誠摯的道歉 十誡：附帶解禁條件的發表方式

四、
衛生法規基本概念與體系架構

14.1 衛生法規的重要性

衛生事業關係到人民的生命、安全、健康，必須由國家制定各種衛生醫療保健相關的法規，以確保人民的生活品質，維持社會的安定及發展。

衛生法規規範的事項以公共衛生為主，公共衛生的範圍包含醫療、保健、環境衛生、傳染病防治、藥品管理、食品安全等。

世界衛生組織（WHO）宣示：「健康不僅為疾病或衰弱之消除，而是身體的，精神的與社會的完全健康狀態」，同時宣示健康權為基本人權。

身體（生理）健康是指身體各器官和系統都能夠正常運作。

精神（心理）健康是指人能夠認識到自己的潛力、應付正常的生活壓力、有成效地從事工作，並對其社區作出貢獻；而不僅是沒有精神障礙。

社會（社交）健康是指人能夠與他人和諧共處，並與社會制度和道德觀念相融合。

公共衛生是透過組織社區資源，為公眾提供疾病預防和促進健康的一門科學與藝術，它使用預防醫學、健康促進、環境衛生、社會科學等技術和手段。

公共衛生重點與內容，隨著科學知識與社會時空背景的轉變而變動著：但人口學、生命統計學、流行病學被視為是公共衛生學的基礎。

在當代社會，公共衛生議題越來越切身，不時成為媒體關注的焦點。舉凡傳染病防治、疫苗接種、食品藥物安全、醫療行為、醫病關係、醫療照顧體系、環境污染防治、職業傷病的認定與補償、生育政策、健康行為的介入等等，無不屬於公共衛生領域的議題。

從其他學科領域看來，公共衛生似乎無所不包，但也因為如此，公共衛生的疆界與定位時常備受質疑。如預防醫學、生物統計學、環境工程學、心理與行為科學、社會福利政策、經濟與法律等學科，皆與公共衛生有不少交集。

公共衛生範圍可大致分為「健康服務」與「環境衛生」兩大業務，以及和公共衛生有關的「輔助業務」：

1. 健康服務：包括衛生教育、早期診斷及預防治療，其中以衛生教育最為重要。
2. 環境衛生：包括環境衛生及傳染病管制，其中環境衛生最為重要。
3. 輔助業務：包括衛生教育、醫療業務及生命統計。

近代公共衛生學者在界定健康時，除了強調健康應包括生理、心理與社會三個層面的完全與安寧外，也發現社會環境與人口因素深切影響健康行為。

健康行為決定了個人所暴露之自然環境與致病因子，加上遺傳與健康照護體系之影響，而決定個人的健康，進而以生態學的觀點強調良好的適應亦為健康要素。

渥太華憲章（Ottawa Charter）

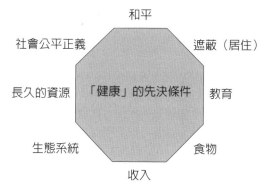

和平

社會公平正義　　　　　　　　　　遮蔽（居住）

長久的資源　　「健康」的先決條件　　教育

生態系統　　　　　　　　　　　食物

收入

（資料來源：第一屆國際健康促進會議，1986）

美國公共衛生發展的歷史

年代	說明
1869 年	成立於費城的「勞工騎士團」（Knights of Labor），主要訴求包括禁止童工、限制每日工時 8 小時、給予勞工合理工資與工商賠償等
1912 年	成立「公共衛生服務部」
1924 年	訂定《移民法》，開始管制移民人數，並以優生的觀點篩選移民
1920 年代	第一個公共衛生學院約翰霍普金斯在洛克斐洛基會的經費資助下成立，各個大學紛紛成立公共衛生學院與相關系所
1933～1939 年間	美國羅斯福總統為因應全球性的經濟大蕭條（Great Depression）而推行新政（New Deal），聯邦政府的權責大幅擴充，公共服務工作增加，其中包括傳染病防治、疾病調查、人口統計、環境衛生改革、工廠安全衛生標準的制定、食品藥物管理等公共衛生事務
1939～1945 年間	二次世界大戰期間，公共衛生的重要性更被凸顯，包括士兵的體格與健康篩檢、戰地疫病調查、傳染病防治等工作，皆需要龐大的公衛人力，短期的公衛人員訓練班因而大量開設
1948 年	成立世界衛生組織，並宣示健康是基本人權，因此國家有責任與義務保障人民健康。公共衛生促進健康的目的，是為了保障人權、積極促進人類潛能
1964 年	美國總統 Johnson 提出「向貧窮宣戰」（War on Poverty）的口號，並透過立法開辦低收入者醫療保險與老人醫療保險
1970 年	設立環境保護總署（EPA）與職業安全衛生總署（OSHA），環保法規與職業安全衛生法規於 1970 年代大量頒布

14.2 衛生法規的特性

衛生法規就我國現行法律來說，屬於行政法的一種，有關衛生行政組織、任務、職權、程序及與人民權利義務的法規。

（一）衛生行政組織

1. 具公法人地位之組織：衛生行政機關是中央或地方自治團體設置的獨立組織體，依行政權範圍內之分工，行使公權力並代表中央或地方自治團體為各種行為之權限。衛生主管機關在中央為衛生福利部，在地方為縣（市）衛生局。環保主管機關在中央為行政院環境保護署，在地方為縣（市）環保局。

2. 不具公法人地位之機關：營造物是行政主體為達成公共行政上的特定目的，將人與物做功能上的結合以制定法規，並視為獨立設置的組織體，如公立醫院、療養院。

（二）衛生行政的行政作用

規範行政機關行為規律的行政作用法規，數量很多也最重要，與人民的關係最密切。行政作用的意義，指行政機關為達成公共行政上之特定目的所引發的行政作為。行政作用的內容，包括行政命令、行政處分、行政契約、行政程序、行政罰及事實行為。衛生相關法規的內容，大致涵蓋上述各項公法上的行政行為。

1. 行政命令：指政府的一切決定和措施。而行政法上的行政命令，是指行政主體依法要求行政相對人為或不為一定行為的意思表示，是行政行為的一種形式。

2. 行政處分：依《行政程序法》第 92 條，行政機關就公法上具體事件所為之決定或其他公權力措施，而對外直接發生法律效果之單方行政行為。

3. 行政契約：行政法上之權利義務關係為契約標的，而發生、變更或消滅行政法上之權利或義務之合意。

4. 行政程序：衛生法規之程序，均訂定於各法規中。

5. 行政罰：為維持行政上秩序，達成國家行政目的，對違反行政上義務者，所科之制裁，分為行政秩序罰及行政刑罰。

6. 事實行為：行政主體直接發生事實上效果之行為，如內部行為（資格審查及認定、公證事項）、執行行為（懲處）、行政指導行為（教育宣導、建議）。

（三）衛生行政的行政救濟

中央或地方衛生主管機關依衛生法規行使職權，或作成行政處分時，對於人民的權利義務都會造成影響，為避免行政機關濫用行政權，發生背離法規意旨的狀況，造成人民權利或利益受損或受侵害，人民得依法提出行政救濟。

行政救濟是以行政爭議的存在為前提，行政救濟的產生是因為行政相對人認為其合法權益受到行政行為的侵害。行政救濟只能依相對人的申請而進行，實行不告不理原則，行政相對人是救濟程式的發動者。行政救濟的目的是保護行政相對人的合法權益，其目的和實質在於通過矯正違法或不當的具體行政行為，對行政相對人受損害的合法權益進行補救，為行政相對人的合法權益提供法律保護。

行政救濟程序——以請求撤銷課稅行政處分案件之行政救濟程序為例
（請求撤銷課稅行政處分案件行政救濟程序流程圖）

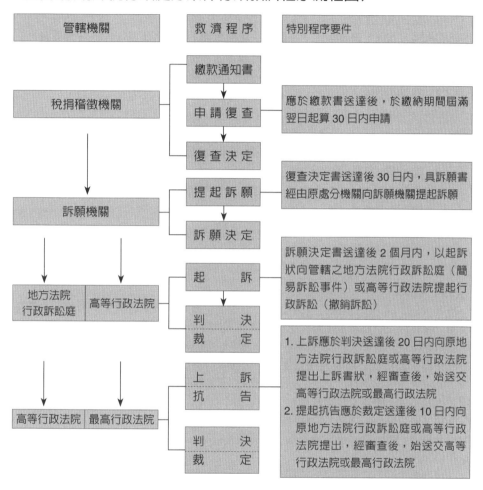

公營造物的種類

項目	種類
依權利能力分	有權利能力的營造物（自主營造物）：如社會保險機構、廣播電視機構
	無權利能力的營造物（非自主營造物）：如學校、醫院、博物館
以功能區分	服務性：如機場、港口
	文教性：如公立學校、博物館、圖書館、紀念堂、文化中心
	保育性：如公立醫院、療養院、榮民之家、勒戒所
	民俗性：如孔廟、忠烈祠、公立殯儀館
	營業性：如公有果菜市場、魚市場

14.3 衛生法規的種類

（一）國民健康

　　為加強國人的衛生保健觀念，帶動國民健康風潮，增進國人身、心、社會健康，立法規範並保障國民健康權益相關事項，計有《人工生殖法》、《口腔健康法》、《罕見疾病防治及藥物法》、《菸害防制法》、《癌症防治法》及《優生保健法》。

（二）疫病防治

　　我國關於疫病防治法規，有《傳染病防治法》、《人類免疫缺乏病毒傳染防治及感染者權益保障條例》二項；《傳染病防治法》原名《傳染病防治條例》；人類免疫缺乏病毒傳染防治及感染者權益保障條例》原名為《後天免疫缺乏症候群防治條例》。

（三）食品衛生管理

　　食品係指供人飲食或咀嚼之物品及其原料，然而食品種類繁多，其衛生管理法律則有《食品安全衛生管理法》、《健康食品管理法》二項。

（四）藥政

　　藥政相關作用法規部分，包括《藥事法》、《藥師法》、《藥害救濟法》、《化粧品衛生安全管理法》、《管制藥品管理條例》及食品藥物檢驗等相關規定。

（五）醫政

　　75 年 11 月 24 日公布施行《醫療法》，以促進醫療事業健全發展、合理分布醫療資源、提高醫療品質及強化醫療機構之管理。為健全人體試驗管理規定，保障人體試驗受試者權益，落實人體試驗倫理原則，發布人體試驗管理辦法。

　　為恢復人體器官之功能或挽救生命，使醫師得摘取屍體或他人之器官施行移植手術，明確規範腦死定義，使醫師執行腦死判定時遵照嚴謹程序，避免違反倫理及法律規範，制定《人體器官移植條例》。

　　制定《緊急醫療救護法》以提升緊急醫療救護品質，並促進緊急醫療救護設施及人力均衡發展，就緊急醫療救護體系、救護運輸工具、救護技術員及救護業務等事項予以規範。

　　《精神衛生法》為保障精神疾病患者權益，明定各級政府應設置專責單位及人員辦理精神疾病防治有關業務，並按需要設立或獎勵民間設立精神醫療機構、精神復健機構及心理衛生輔導等機構。另對嚴重病人之強制住院，應有兩位以上專科醫師鑑定，並有警察機關護送就醫及提供醫療補助等規定。

（六）全民健康保險

　　《全民健康保險法》於 83 年 8 月 9 日制定公布全文 89 條，其施行日期，則授權行政院以命令定自 84 年 3 月 1 日施行。落實了《憲法》增修條文第 18 條第 3 項前段規定：「國家應推行全民健康保險」意旨，明定保險人、保險對象、投保單位及保險醫事服務機構之權利義務，以及保險財務、保險給付、醫療費用支付、保險安全準備等事項，原則上使每位國民均可在同一制度下，公平分擔保險費，並獲得必要之醫療服務，以達危險分散效果，充分發揮國民互助功能。

藥物查驗登記的法規

類別	法規
母法	《藥事法》 《罕見疾病防治及藥物法》
子法	《藥品查驗登記審查準則》 《藥品查驗登記審查準則——人用血漿製劑之查驗登記》 《藥品查驗登記審查準則——疫苗類藥品之查驗登記》 《藥品查驗登記審查準則——生物相似性藥品之查驗登記》 《藥品查驗登記審查準則——過敏原生物藥品之查驗登記基準》 《核醫放射性藥品審查基準》 《罕見疾病藥物查驗登記審查準則》

關於藥事管理的法規命令

項目	法規命令
一般性規範	《藥事法施行細則》（105 年 9 月 28 日）
	《西藥及醫療器材查驗登記審查費收費標準》（107 年 7 月 16 日）
	《中藥查驗登記審查費收費標準》（105 年 8 月 11 日）
藥品調劑	《藥品優良調劑作業準則》（93 年 11 月 25 日）
藥品查驗登記	《藥品查驗登記審查準則》（108 年 10 月 7 日）
	《藥物資料公開辦法》（101 年 7 月 31 日）
	《藥物科技研究發展獎勵辦法》（102 年 10 月 18 日）
	《藥物委託製造及檢驗作業準則》（102 年 8 月 2 日）
	《藥品生體可用率及生體相等性試驗準則》（104 年 3 月 6 日）
	《藥品優良臨床試驗準則》（103 年 10 月 23 日）
	《藥物安全監視管理辦法》（102 年 11 月 21 日）
	《嚴重藥物不良反應通報辦法》（93 年 8 月 31 日）
	《西藥專利連結施行辦法》（108 年 7 月 1 日）
	《西藥專利連結協議通報辦法》（108 年 3 月 6 日）
藥品販賣、製造及稽查	《藥物樣品贈品管理辦法》（108 年 4 月 11 日）
	《藥物製造工廠設廠標準》（102 年 7 月 4 日）
	《藥物優良製造準則》（102 年 7 月 30 日）
	《藥物製造業者檢查辦法》（103 年 2 月 21 日）
	《生物藥品檢驗封緘作業辦法》（104 年 7 月 15 日）
	《藥物製造許可及優良製造證明文件核發辦法》（102 年 8 月 8 日）
	《輸入藥物邊境抽查檢驗辦法》（107 年 8 月 22 日）
	《藥物回收處理辦法》（104 年 8 月 5 日）
	《西藥優良運銷準則》（106 年 12 月 28 日）
	《西藥運銷許可及證明文件核發管理辦法》（107 年 5 月 28 日）

14.4 法規分類

（一）公法與私法

公法採依法行政原則，因此，公法行為應遵守行政程序法的法定程序。私法採私法自治原則。公法案件原則上應以行政爭訟程序（針對不當的行政處分，可提起訴願及行政訴訟）或刑事訴訟程序加以救濟。私法案件如發生權利義務方面的爭執，可提起民事訴訟。

（二）母法與子法

以法律產生的相互關係作為區分標準。一種法律根據他種法律而產生者，其所出之法為子法，所從出之法為母法。

（三）普通法與特別法

1. 普通法：凡以概括方法規定一定之事項，適用於全國一般之人、事、時、地的法律皆屬之，如《民法》、《刑法》。

2. 特別法：凡以概括方法規定一定之事項，適用於全國特定之人、事、時、地的法律皆屬之，如《醫療法》、《藥師法》。

（四）原則法與例外法

原則法與例外法若規定於同一條文中，即所謂「但書」規定。

（五）實體法與程序法

1. 實體法：乃針對法律的權利歸屬、義務負擔等事項加以規範的法令，如《民法》、《刑法》等。但實體法中非必全無程序法者，如《民法》總則第 25 條至 65 條有關法人的相關規定，即屬程序法。

2. 程序法：乃規定如何實現實體法規範內容的法律，如《民事訴訟法》、《刑事訴訟法》等。然程序法中並非全無如何實現實體法律關係之規定，如《票據法施行細則》第 3 條規定：「票據上之金額，以號碼代替文字記載，經使用機械辦法防止塗銷者，視同文字記載」，即屬實體法之規定。

（六）國內法與國際法

1. 國內法：乃指規範一國之領域內，所有關於個人間、團體間或團體與個人間的法律關係。

2. 國際法：又稱「國際公法」，乃指一般國際社會所共同承認並遵行的法則（以「習慣」及「條約」為其主要淵源），且為規範國際社會內國家間的法律關係。

（七）強行法與任意法

1. 強行法：即法律之規定因涉及公益或公共秩序，不容許當事人自由選擇，而必須絕對適用。

2. 任意法：即法律之規定，不涉及公共秩序或公共利益，故容許當事人依自己意思決定適用與否。

強行法分為以下兩種：(1) 強制法規，又稱「命令規定」，乃強制當事人為某種行為之規定，如人民有納稅的義務（《憲法》第 19 條）。(2) 禁止法規，乃禁止當事人為某種行為之法規，如公務員不得經營商業或投機事業（《公務員服務法》第 13 條第 1 項前段）。

法規的種類與位階關係

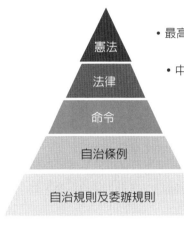

- 最高位階：憲法（含「增修條文」）

- 中間位階：中央法規
  - →上位階：法律（法、律、條例、通則）
  - →下位階：命令（規程、規則、細則、辦法、綱要、標準、準則）
- 最低位階：地方法規
  - →上位階：自治條例
  - →下位階：自治規則及委辦規則（名稱用語與前開「命令」相同）
- ◆ 內部法規：自律規則、行政規則…等

法規範的結構

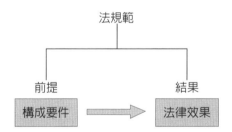

1. 構成要件：具體生活事實被抽象化之後的內容，而成為法律效果之前提。
2. 法律效果：構成要件之後所產生的抽象結果。

母法與子法的區別

區別	說明
時間有前後	母法的制定時間一定在子法之前
效力有強弱	子法乃依據母法或附屬母法而存在，所以，母法失效，子法便隨同失效；但子法失效，母法未必因子法失效而受影響
內容有繁簡	通常母法作原則性規定，子法作具體性規定

15.1 我國衛生法規的發展

　　我國衛生法規隨著衛生組織的變革（如臺灣省政府虛級化、衛生署改制）、社會環境的改變、行政法規的制定、全民健保的建立，迭有修法之情況。以下以《醫療法》為例說明。

　　75 年 11 月 24 日公布施行《醫療法》，以促進醫療事業健全發展、合理分布醫療資源、提高醫療品質及強化醫療機構之管理。

　　1. 89 年 7 月 19 日為因應臺灣省政府功能業務與組織調整及《地方制度法》施行，將省衛生主管機關刪除，並提升直轄市衛生主管機關之層級為直轄市政府；省衛生主管機關原執行事項予以刪除，或改由中央、縣（市）衛生主管機關辦理。

　　2. 92 年 1 月 29 日為配合《行政程序法》施行，將《施行細則》及其他相關法規中涉及人民權利義務而應以法律規定者，提升至法律位階；增列子法規授權依據，並配合條文修正，酌修罰則規定。

　　3. 93 年 4 月 28 日修正全文 123 條，為因應醫療環境變遷而重行檢討，並規範醫療機構分類、提升醫療機構服務品質、強化病歷管理及保障病人就醫權益等事項。

　　4. 98 年 1 月 7 日修正以公益為目的之社團法人或財團法人，得依章程所定目的範圍，為推動醫療技術升級發展研究計畫，而其投資金額逾一定門檻者，得經中央主管機關許可，依規定設立醫療法人醫療機構，購置及使用具有危險性醫療儀器。

　　5. 98 年 5 月 13 日修正賦予中央主管機關訂定醫院設立或擴充審查辦法之依據，並明確訂定授權範圍。

　　6. 98 年 5 月 20 日修正重點：擴大人體試驗適用範圍至藥品生物相等性之試驗研究，使其受試者隱私權及自主權受同等保障。

　　7. 100 年 12 月 21 日規定醫療機構對於所屬醫事人員執行直接接觸病人體液或血液之醫療處置時，應自民國 101 年起，5 年內按比例逐步完成全面提供安全針具。

　　8. 101 年 6 月 27 日明定醫院所開病人診斷書，如病人係為申請保險理賠證明者，其記載之病名應與保險病名一致。

　　9. 101 年 12 月 12 日規定醫療機構停業期間，以 1 年為限。各醫事人員依現行體系皆須取得資格，才得於醫療機構內執行業務。經審查通過之人體試驗計畫若有變更，實務上皆先經醫療機構倫理委員會審查通過，並報請中央主管機關核准或同意後始得施行。醫師施行人體試驗，因試驗本身不可預見之因素，致病人死亡或傷害者，不符《刑法》第 13 條或第 14 條之故意或過失規定。

　　10.102 年 12 月 11 日明定醫療財團法人之董事任期（每屆不得逾 4 年）、董事或監察人之資格條件、董事長、董事或監察人在任期中之解任。

　　11.103 年 1 月 15 日增訂中低收入其醫療費用非本人或其扶養義務人所能負擔者，應由直轄市、縣（市）政府社會行政主管機關依法補助之。

　　12.103 年 1 月 29 日明定任何人不得以強暴、脅迫、恐嚇或其他非法之方法，妨礙醫療業務之執行，致生危害醫療安全或其設施。警察機關應協助排除或制止之；如涉及刑事責任者，應移送該管檢察官偵辦。

我國急診室暴力現況

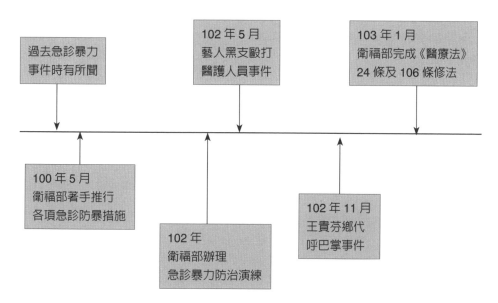

我國急診室暴力現況分布

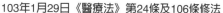

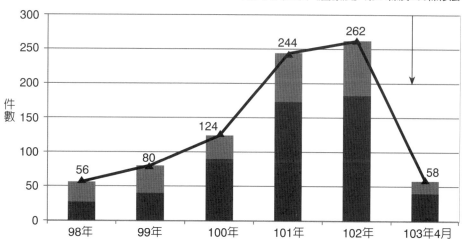

■治安事件（含騷擾、肢體衝突、恐嚇、製造其他公共危險事件或縱火其中一項以上）

臺灣病人安全通報系統（TPR）自 98 年至 103 年 4 月期間之統計，發生於醫院（含精神科醫院）急診室的傷害行為有 711 件、治安事件有 1,441 件，合計共 2,152 件。

15.2 衛生法律基本體系

法律是社會的規範，用意在透過公權力來維持社會秩序。社會若缺乏秩序，則人類生活便無以發展，所以，秩序是法律的首要目的。人類社會生活日趨複雜，基於人類社會生活需要，各種法律應運而生，並各具其特殊目的與內容。

法律有廣義與狹義之分，廣義之法律係指制定法與非制定法，狹義之法律指制定法。制定法有《憲法》、法律、命令；非制定法有判例、學說、法理、習慣、解釋。

法律通常必須經過立法程序制定出來，公告周知後，才能有效施行，在我國，要由立法院通過，再經總統公布，才能成為有效施行的法律。

通常法律事實肇因於法律主體（自然人或法人）的行為（包括作為或不作為），與其他的法律個體（可能是法律主體或法律客體）產生「法律關係」，進而延伸出法律效力。

法律的制裁是國家對於違反法律規定者所給予的懲罰，是法律效力的具體表現，依據法律之不同，法律制裁可分為刑事制裁、民事制裁、行政制裁以及國際制裁等四種。

行政制裁是指國家對於違反行政法規或行政處分所給予的制裁。此種制裁所依據的法律為「行政法」，所以又稱為「行政法上的制裁」。由於制裁的對象不同，又可分為對公務人員的制裁，對行政機關的制裁以及對一般人民的制裁。

隨著臺灣在 1980 年代醫療給付逐漸機構化、大型化與複雜化，國家對於醫療給付之管制，有必要從醫事人員資格與能力之確保，延伸至對醫療機構之管理監督，包括醫療機構組織、醫療業務內容、醫療廣告、醫事人力與設施分布、教學醫院制度等，因此，我國醫政管理上最重要的法律《醫療法》於民國 75 年 11 月 11 日三讀通過，同年 11 月 24 日總統公布施行，第一條明定該法係以促進醫療事業之健全發展，合理分布醫療資源，提高醫療品質，保障病人權益，增進國民健康為目的。

醫療法相關法令：1.《醫師法》；2.《藥事法》；3.《醫療法施行細則》；4.《醫院緊急災害應變措施及檢查辦法》；5.《聯合診所管理辦法》；6. 醫療機構電子病歷製作及管理辦法；7.《危險性醫療儀器審查評估辦法》；8.《醫療事業發展獎勵辦法》、9.《醫療發展基金收支保管及運用辦法》；10.《人體試驗管理辦法》；11.《醫院設立或擴充許可辦法》；12.《醫療機構網際網路資訊管理辦法》；13.《特定醫療技術檢查檢驗醫療儀器施行或使用管理辦法》；14.《國術損傷接骨技術員管理辦法》；15.《醫療財團法人董事選任辦法》；16.《醫療機構設置標準》；17.《醫療法人必要財產最低標準》；18.《醫院評鑑及教學醫院評鑑收費標準》；19.《醫療法人財務報告編製準則》。

六法涵蓋圖

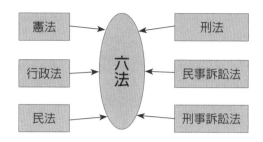

法律涵蓋圖

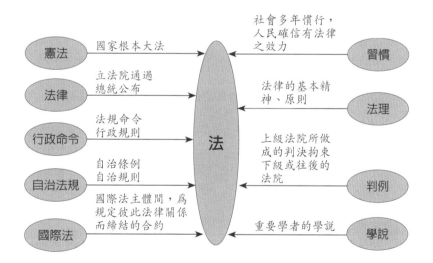

法律的特性

特性	說明
普遍性	法律為人類生活的共同規範，其功能在於維護人類共同生活的安寧秩序。因此，在法律體系的範圍內，均一體適用而受其拘束
持續性	法律的存在應有持續性，以便人民遵循，除非有不得已的情況，如社會需要有新的變動而法律做適當的調整，否則不可率予廢止或變更
適應性	有法律斯有社會，法律是針對著社會而存在，所以一切法律必隨著社會生活的內容變化而有不同

15.3 衛生法律原理原則

　　人類創造法律的目的，是要透過法律來解決人類團體生活中的一切問題。但法律制定完成之後，不過白紙黑字，並不會自動發揮其效用（徒法不能自行），而是經由人的適用，才能讓靜態的法律起實質的作用，進而達到立法所預期的目的。

　　法律適用係指將抽象的法律規定，適用具體的社會現象，即對某種具體事實引用法律條文，使生某種法律效果之過程所以，對於某種具體事實，引用法律條文，以便演繹某種法律效果之過程，便是法律適用。

　　簡單的說，即係對個別具體之社會事實，引用抽象之法律規定，使之產生一定之法律效果，是謂法律的適用。《中央法規標準法》關於法規之適用，其相關規定有：

（一）相關規定

　　1. 特別法優於普通法，前特別法優於後普通法：依照《中央法規標準法》第16條：「法規對於其他法規所規定之同一事項，而為特別之規定者，應優先適用之。其他法規修正後，仍應優先適用。」

　　2. 法規修正後之適用或準用：依照《中央法規標準法》第17條：「法規對於某一事項，規定適用或準用其他法規之規定者，其他法規修正後，適用或準用修正後之法規」。

　　3. 從新從輕（優）原則：依照《中央法規標準法》第18條：「各機關受理人民聲請許可案件，適用法規時，除依其性質應適用行為時之法規外，如在處理程序終結以前，據以准許之法規有變更者，適用新法規。但舊法有利於當事人，而新法規未廢除或禁止所聲請之事項者，適用舊法規」。

　　4. 法規適用之停止或恢復：依照《中央法規標準法》第19條：「法規因國家遭遇非常事故，一時不能適用，得暫停適用其一部或全部。法規停止或恢復適用之程序，準用本法有關法規廢止或制定之規定」。

（二）確定事實之方式

　　一般法律條文須先透過解釋方法確定其真義，屬於法律解釋之問題，事實之確定以證據為基礎，但證據之尋求往往不易，法律乃有凡主張有利於己之事實者，應負舉證責任之規定。

　　1. 推定：法律的推定，是指對於某種事實之存在或不存在，因無顯明之證據，基於公益需要、簡化法律關係，而就事實存在或不存在先為之假設規定。

　　2. 視為（擬制）：為法律上不動的推定，是指基於公益上之需要，對於某種事實之存在或不存在，依據法的政策，而為之擬定，不容許以反證推翻，法文中會使用「視為」之字樣。

　　3. 法定證據：即指關於事實之確定，以法律定其證據者，稱之。

行政命令制定程序

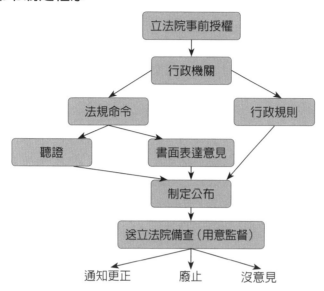

行政機關適用法律的原則

原則	說明
主動適用法律原則	通常行政機關本於依法行政原則，應主動適用法律，不待人民請求，此乃不同於司法機關之被動適用法律
自由裁量應依法律原則	通常在法律所許可的範圍內，或不牴觸法律的前提下，行政機關得就其職權所掌事項，為自由裁量處分
層級指揮監督原則	行政機關適用法律時，須受上級機關的指揮監督
得發布命令以適用法律原則	行政機關在適用法律時，得因時因地制宜，訂定如規程、規則、細則、辦法、綱要、標準或準則等，具有法規性質的命令，以落實法律所欲達成的目的

依法行政原則

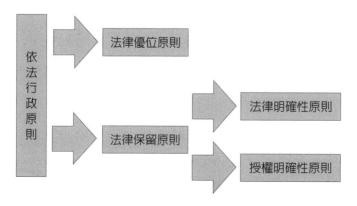

五、
衛生法規

16.1 醫療機構

　　醫院是社會的產物；醫院在眾多社會機構中如何定位，是一般民眾及醫療衛生工作人員首先要認識的課題。

（一）特質

　　醫院的三大特質如下：

　　1. 醫院是公益性的服務機構：醫療工作有所與、也有所取，其服務有對價。故醫療並不是慈善事業，頂多具有慈善色彩罷了。醫院是非營利性的服務機構，在多數醫院裡，若所得金錢尚有剩餘，不可裝進老闆或出資人口袋，而要留在醫院作為改善設備或增進品質之用。

　　2. 醫院為專業集合、寡頭獨占的服務事業：醫院以醫生為代表，集合兩百餘種專業為人類服務。醫院人才培養不易，一位主治醫生要 11 年的時間培養，設備投資龐大，儀器動輒千萬或上億臺幣，醫療是一個不完全競爭的行業，由少數業主寡占。

　　3. 醫院為社會的公器：臺灣初期，衛生的一大施政為每縣都有適當規模的公立醫院。學校、醫院、教堂（寺廟）是穩定社會的三大基礎公器。醫院的占床率則以 80% 最具績效，要保留 20% 的床位作為社區緊急災害，或嚴重病人需要入住醫院時，不必驚動現住病患。

（二）分類

　　醫療機構的分類如下：

　　1. 診所：不管是公辦、私辦，都只提供當日當次的診療、檢驗，不提供病床或住診服務；診所可以設洗腎床、觀察床，但這些床位原則上都是當日利用，當日離去，不構成住診的條件。

　　2. 開放性醫院：係指院外的開業醫師可將自己的病人分別送至與其訂有合約的醫院住院，使用醫院的設備及人員（如實習醫師、住院醫師、護理人員、藥師等）來診察、治療、手術或做各種處置。原則上除了住院醫師及實習醫師外，醫院沒有聘請專任的主治醫師。所有主治醫師都是合乎醫院所規定的資格與條件，而與醫院簽約使用醫院設備與人員的開業醫師，醫院不支付主治醫師薪資，主治醫師直接向病人收取醫師費（包括診察費、治療費、手術及接生等技術費）。

　　3. 閉鎖性醫院：除顧問醫師外，醫院聘用專任醫師（包括主治醫師及住院醫師）從事醫療工作，且不准院外開業醫師使用醫院設備及人員，即閉鎖性醫院。

　　4. 半開放性醫院：醫院除本身擁有一定的專任醫師外，也開放部分病床或門診供開業醫師使用，即開業醫師可在診所或醫院門診診察的自己病患，當其需住院時，由醫院提供設備、各項專業人員支援，特約醫師在其專業範圍內實施治療或為病患施行手術，醫師僅收取合理的醫師診療費及技術費，而其餘收入則歸醫院所有。

醫院的分類

分類	機構
依所有權分	公立醫療機構 私立醫療機構 財團法人醫療機構
依服務項目分	醫院 診所 其他醫療機構
依服務功能分	基層醫療單位 地區醫院 區域醫院 醫學中心
依是否具有教學功能分	教學醫院（我國醫院評鑑規定，凡申請為醫學中心及區域醫院者，需同時申請為教學醫院） 非教學醫院
依主治醫師僱用方式分	開放性醫院 閉鎖性醫院 半開放性醫院

因應多元支付制度醫療院所，應有不同之經營管理策略

支付制度	經營策略
論量計酬	詳細診療檢查 滿足病患門診住院需求
論病例計酬	控制住院日 推行臨床路徑 減少不必要的服務項目 提高資源利用的效率
論人計酬	提倡預防保健定期檢查 鼓勵民眾建立健康的生活形態 嚴格控制門診住院利用 減少不必要的服務項目 個案管理

策略目標

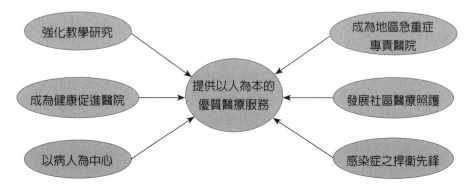

16.2 醫療法

《醫療法》（民國107年1月24日）制定的目的為促進醫療事業之健全發展，合理分布醫療資源，提高醫療品質，保障病人權益，增進國民健康（第1條）。醫療機構，係指供醫師執行醫療業務之機構（第2條）。

（一）醫療業務

1. 醫療機構應依其提供服務之性質，具備適當之醫療場所及安全設施（第56條）。
2. 醫療機構應督導所屬醫事人員，依各該醫事專門職業法規規定，執行業務。醫療機構不得聘僱或容留未具醫事人員資格者，執行應由特定醫事人員執行之業務（第57條）。
3. 醫療機構不得置臨床助理執行醫療業務（第58條）。
4. 醫院、診所遇有危急病人，應先予適當之急救，並即依其人員及設備能力予以救治或採取必要措施，不得無故拖延（第60條）。
5. 醫療機構，不得以中央主管機關公告禁止之不正當方法招攬病人。醫療機構及其人員，不得利用業務上機會獲取不正當利益（第61條）。
6. 醫院應建立醫療品質管理制度，並檢討評估（第62條）。
7. 醫療機構施行人體試驗時，應善盡醫療上必要之注意，並應先取得接受試驗者之書面同意；接受試驗者以有意思能力之成年人為限（第79條）。

（二）醫院評鑑

醫院評鑑的法源依據為第28條：中央主管機關應辦理醫院評鑑。直轄市、縣（市）主管機關對轄區內醫療機構業務，應定期實施督導考核。

《醫療法施行細則》（民國106年12月12日）第15條：中央主管機關依本法28條規定辦理醫院評鑑，應訂定醫院評鑑基準及作業程序。《施行細則》第16條：應將評鑑結果，以書面通知申請評鑑醫院，並將評鑑合格之醫院名單與其合格有效期間及類別等有關事項，以公告方式公開之。前項公告，應載明醫院在評鑑合格有效期間內，有違反法令或不符醫院評鑑基準情形，經主管機關令其限期改善，屆期未改善或其違反情節重大者，中央主管機關得調降其評鑑合格類別或註銷其評鑑合格資格。

《全民健康保險醫事服務機構特約及管理辦法》（民國101年12月28日）第9條：醫院申請辦理保險住院給付之特約，應經醫院評鑑通過。

（三）醫療廣告

非醫療機構，不得為醫療廣告（第84條）。醫療廣告，其內容以下列事項為限（第85條）：

1. 醫療機構之名稱、開業執照字號、地址、電話及交通路線。
2. 醫師之姓名、性別、學歷、經歷及其醫師、專科醫師證書字號。
3. 全民健康保險及其他非商業性保險之特約醫院、診所字樣。
4. 診療科別及診療時間。
5. 開業、歇業、停業、復業、遷移及其年、月、日。
6. 其他經中央主管機關公告容許登載或播放事項。

醫療機構

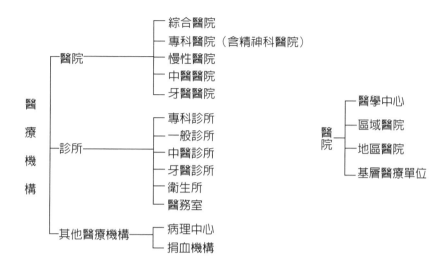

強化病歷管理制度的法規

法規	內容
《醫療法》 第 67 條	明定病歷的範圍 • 醫師依醫師法執行業務所製作的病歷 • 各項檢查、檢驗報告資料 • 其他各類醫事人員執行業務所製作的紀錄
《醫師法》 第 12 條	醫師執行業務時，應製作病歷，並簽名或蓋章及加註執行年、月、日 病歷除應於首頁載明病人姓名、出生年、月、日、性別及住址等基本資料外，其內容至少應載明下列事項： 1. 就診日期 2. 主訴 3. 檢查項目及結果 4. 診斷或病名 5. 治療、處置或用藥等情形 6. 其他應記載事項
《醫療法》 第 68 條第 1 項	醫事人員親自記載病歷或製作紀錄，並簽名或蓋章及加註執行年、月、日
《醫療法》 第 68 條第 2 項	病歷或紀錄如有增刪，應於增刪處簽名或蓋章及註明年、月、日；刪改部分應以畫線去除，不得塗燬。
《醫療法》 第 68 條第 3 項	醫囑應於病歷載明或以書面為之。口頭方式應於 24 小時內完成書面紀錄
《醫療法》 第 70 條	病歷保存規定： • 至少保存 7 年 • 未成年者之病歷，保存至其成年後 7 年 • 人體試驗的病歷，應永久保存 • 醫療機構因故未能繼續開業，其病歷應交由承接者依規定保存 • 無承接者至少應繼續保存 6 個月以上

16.3 緊急醫療救護法

《緊急醫療救護法》（民國 102 年 1 月 16 日）第 3 條：緊急醫療救護，包括下列事項：

1. 緊急傷病、大量傷病患或野外地區傷病之現場緊急救護及醫療處理。
2. 送醫途中之緊急救護。
3. 重大傷病患或離島、偏遠地區難以診治之傷病患之轉診。
4. 醫療機構之緊急醫療。

緊急醫療救護人員，指醫師、護理人員、救護技術員（第 4 條）。

中央衛生主管機關為整合緊急醫療救護資源，強化緊急應變機制，應建立緊急醫療救護區域協調指揮體系，並每年公布緊急醫療品質相關統計報告（第 5 條）。

中央衛生主管機關應委託醫療機構於各區域內組成區域緊急醫療應變中心辦理：

1. 即時監控區域內災害有關緊急醫療之事件。
2. 即時掌握區域內緊急醫療資訊及資源狀況。
3. 建置區域內災害醫療資源之資料庫。
4. 協助規劃災害有關緊急醫療事件之復健工作。
5. 定期辦理年度重大災害有關緊急醫療之演練。
6. 跨直轄市、縣（市）之災害發生時，協助中央衛生主管機關調度區域內緊急醫療資源，進行應變工作。
7. 協助中央衛生主管機關指揮區域內急救責任醫院派遣相關人員，協助處理大量緊急傷病患。
8. 其他有關區域緊急醫療災害應變事項。

（一）救護技術員

救護技術員分為初級、中級及高級三類（第 24 條）。救護技術員施行緊急救護，以下列地點為限（第 26 條）：1.緊急傷病或大量傷病患之現場。2.送醫或轉診途中。3.抵達送醫目的醫療機構而護理人員尚未處置前。

救護技術員應依緊急傷病患救護作業程序，施行救護（第 27 條）。

（二）大量傷病患

1. 直轄市、縣（市）政府遇大量傷病患或野外緊急救護，應依災害規模及種類，建立現場指揮協調系統，施行救護有關工作。涉及軍事機密時，應會商軍事機關處理之（第 32 條）。
2. 直轄市、縣（市）衛生及消防等有關機關對發生於其鄰近地區之大量傷病患，應予支援（第 31 條）。
3. 直轄市、縣（市）消防機關之救災救護指揮中心，應由救護人員 24 小時執勤，遇緊急傷病、大量傷病患或野外地區救護時，派遣當地救護運輸工具設置機關（構）之救護車及救護人員出勤，並通知直轄市、縣（市）衛生主管機關（第 12 條）。
4. 遇緊急傷病或大量傷病患救護，或為協助其轉診服務，救災救護指揮中心得派遣當地醫院救護車及救護人員出勤，醫院不得無故拒絕（第 40 條）。
5. 直轄市、縣（市）衛生主管機關應訂定大量傷病患救護（含野外地區緊急救護）辦法，並定期辦理演習（第 30 條）。

到院前緊急救護參考流程

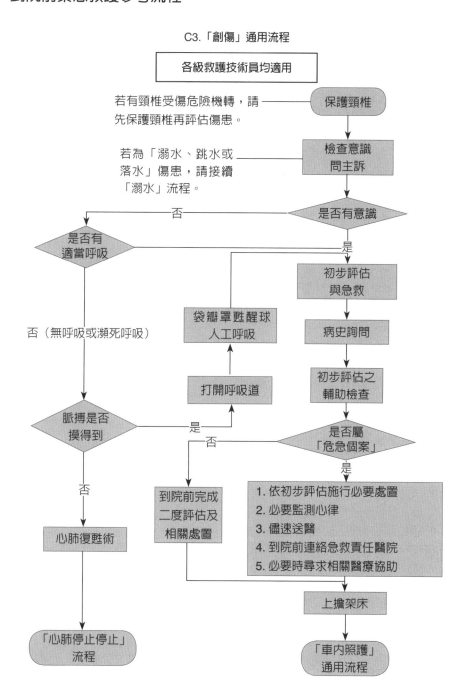

C3.「創傷」通用流程

各級救護技術員均適用

若有頸椎受傷危險機轉，請先保護頸椎再評估傷患。 → 保護頸椎

若為「溺水、跳水或落水」傷患，請接續「溺水」流程。 → 檢查意識 問主訴

是否有意識

否 → 是否有適當呼吸

是 → 初步評估與急救

病史詢問

初步評估之輔助檢查

袋瓣罩甦醒球人工呼吸

打開呼吸道

否（無呼吸或瀕死呼吸）

脈搏是否摸得到 ─是→ 打開呼吸道

是否屬「危急個案」

否 → 到院前完成二度評估及相關處置

是 →
1. 依初步評估施行必要處置
2. 必要監測心律
3. 儘速送醫
4. 到院前連絡急救責任醫院
5. 必要時尋求相關醫療協助

上擔架床

否 → 心肺復甦術

「心肺停止停止」流程

「車內照護」通用流程

16.4 全民健康保險法

　　20 多年來，全民健保已儼然成爲臺灣社會安定及民衆健康安全的重要支柱與保障。目前納保率已達 99.9%，醫療院所特約率亦高達 93%。對於弱勢族群的照護，除每年提供多達 260 億元之保費補助、欠費協助、醫療保障等多項措施，協助 300 萬人以上的弱勢族群就醫無障礙之外，也提供品質持續提升的醫療服務。

　　《全民健康保險法》（民國 106 年 11 月 29 日）：全民健康保險爲強制性的社會保險，於保險對象在保險有效期間，發生疾病、傷害、生育事故時，依本法規定給與保險給付。

（一）保險對象

　　保險對象指被保險人及其眷屬。眷屬包括：1. 被保險人之配偶，且無職業者。2. 被保險人之直系血親尊親屬，且無職業者。3. 被保險人二親等內直系血親卑親屬未滿 20 歲且無職業，或年滿 20 歲無謀生能力或仍在學就讀且無職業者。

（二）保險人

　　以中央健康保險署爲保險人，辦理保險業務（第 7 條）。保險人得製發具電子資料處理功能之全民健康保險憑證（健保卡），以存取及傳送保險對象資料。但不得存放非供醫療使用目的及與保險對象接受本保險醫療服務無關之內容（第 16 條）。

（三）保險給付

　　保險對象發生疾病、傷害事故或生育時，保險醫事服務機構提供保險醫療服務（第 40 條）。保險對象應自行負擔門診或急診費用之 20%，居家照護醫療費用之 5%。但不經轉診，於地區醫院、區域醫院、醫學中心門診就醫者，應分別負擔其 30%、40% 及 50%（第 43 條）。

　　不列入保險給付範圍（第 51 條）：

1. 依其他法令應由各級政府負擔費用之醫療服務項目。
2. 預防接種及其他由各級政府負擔費用之醫療服務項目。
3. 藥癮治療、美容外科手術、非外傷治療性齒列矯正、預防性手術、人工協助生殖技術、變性手術。
4. 成藥、醫師藥師藥劑生指示藥品。
5. 指定醫師、特別護士及護理師。
6. 血液。但因緊急傷病經醫師診斷認爲必要之輸血，不在此限。
7. 人體試驗。
8. 日間住院。但精神病照護，不在此限。
9. 管灌飲食以外之膳食、病房費差額。
10. 病人交通、掛號、證明文件。
11. 義齒、義眼、眼鏡、助聽器、輪椅、枴杖及其他非具積極治療性之裝具。
12. 其他由保險人擬訂，經健保會審議，報主管機關核定公告之診療服務及藥物。

被保險人、眷屬、投保單位定義

類別	被保險人	眷屬	投保單位
一	受雇者（含外籍勞工） 公職人員，公務人員，私校教職員 志願役軍人 雇主，自營業主 專門職業及技術人員自行執業者	1. 無職業之配偶 2. 直系血親尊親屬，如父母、（外）祖父母、（外）曾祖父母等 3. 未滿20歲之二親等內直系血親卑親屬，如子女、（外）孫子女，滿20歲者須無謀生能力，或無職業且仍在學就讀	所屬公司、機關、學校、團體或個人（如外籍看護工之雇主） 志願役軍人為聯勤總部留守業務署 所屬工會，海員總工會船長公會
二	職業工會會員、外雇船員		所屬工會，海員總工會船長公會
三	農會、水利會及漁會會員		農會、水利會、漁會
四	義務役軍人、軍費軍校生、無依軍眷、在領卹期軍人遺族、替代役役男 在矯正機關接受刑之執行或接受保安處分，管訓處分之受刑人。但排除應執行之期間在2個月以下或接受保護管束處分之執行者	無（均為被保險人）	聯勤總部留守業務署 內政部指定單位 法務部及國防部指定之單位為投保單位
五	合於社會救助法之低收入戶成員	無（均為被保險人）	戶籍地公所
六	無職業榮民、榮民遺眷家戶代表 無職業一般家戶戶長或家戶代表	同第一類眷屬	戶籍地公所

全民健保照顧經濟弱勢族群現況

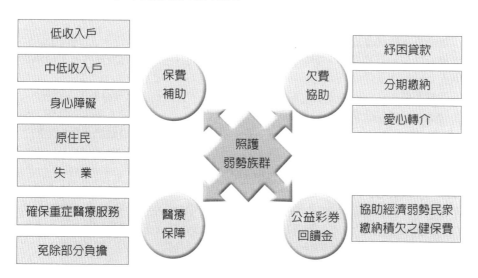

16.5 醫師法

（一）醫師義務

《醫師法》（民國 107 年 12 月 19 日）第 11～24 條，規定醫師義務如下：

1. 醫師非親自診察，不得施行治療、開給方劑或交付診斷書。但於山地、離島、偏僻地區或有特殊、急迫情形，為應醫療需要，得由直轄市、縣（市）主管機關指定之醫師，以通訊方式詢問病情，為之診察，開給方劑，並囑由衛生醫療機構護理人員、助產人員執行治療。

2. 醫師非親自檢驗屍體，不得交付死亡證明書或死產證明書。

3. 醫師執行業務時，應製作病歷，並簽名或蓋章及加註執行年、月、日。病歷除應於首頁載明病人姓名、出生年、月、日、性別及住址等基本資料外，其內容至少應載明下列事項：(1) 就診日期。(2) 主訴。(3) 檢查項目及結果。(4) 診斷或病名。(5) 治療、處置或用藥等情形。(6) 其他應記載事項。

病歷由醫師執業之醫療機構依醫療法規定保存。

4. 醫師診治病人時，應向病人或其家屬告知其病情、治療方針、處置、用藥、預後情形及可能之不良反應。

5. 醫師處方時，應於處方箋載明下列事項，並簽名或蓋章：(1) 醫師姓名。(2) 病人姓名、年齡、藥名、劑量、數量、用法及處方年、月、日。

6. 醫師診治病人或檢驗屍體，發現罹患傳染病或疑似罹患傳染病時，應依傳染病防治法規定辦理。

7. 醫師檢驗屍體或死產兒，如為非病死或可疑為非病死者，應報請檢察機關依法相驗。

8. 醫師對於危急之病人，應即依其專業能力予以救治或採取必要措施，不得無故拖延。

9. 醫師受有關機關詢問或委託鑑定時，不得為虛偽之陳述或報告。

10. 醫師除依前條規定外，對於因業務知悉或持有他人病情或健康資訊，不得無故洩露。

11. 醫師對於天災、事變及法定傳染病之預防事項，有遵從主管機關指揮之義務。

12. 醫師對於診治之病人交付藥劑時，應於容器或包裝上載明病人姓名、性別、藥名、劑量、數量、用法、作用或適應症、警語或副作用、執業醫療機構名稱與地點、調劑者姓名及調劑年、月、日。

13. 醫師除正當治療目的外，不得使用管制藥品及毒劇藥品。

（二）專科醫師

醫師經完成專科醫師訓練，並經中央主管機關甄審合格者，得請領專科醫師證書。專科醫師之甄審，中央主管機關得委託各相關專科醫學會辦理初審工作。領有醫師證書並完成相關專科醫師訓練者，均得參加各該專科醫師之甄審。專科醫師之分科及甄審辦法，由中央主管機關定之（第 7-1 條）。

非領有專科醫師證書者，不得使用專科醫師名稱（第 7-2 條）。

醫事人員支援未經報備之罰則

醫事人員	罰則	法規
醫師	新臺幣 2 萬元以上 10 萬元以下罰鍰，並令限期改善；屆期未改善者，按次連續處罰	《醫師法》第 27 條
護理人員	新臺幣 6 千元以上 3 萬元以下罰鍰，並令限期改善；屆期未改善者，處 1 個月以上 1 年以下之停業處分	《護理人員法》第 33 條
醫療機構	違反同法第 57 條規定，處新臺幣 5 萬元以上 25 萬元以下罰鍰	《醫療法》第 103 條

醫療業務VS.醫療行為

項目	說明
醫療業務	指以醫療行為為職業者而言，不問是主要業務或附屬業務，凡職業上予以機會，為非特定多數人之醫療行為均屬之，但不以收取報酬為要件
醫療行為	係為指凡以治療、矯正或預防人體疾病、傷害、殘缺為目的，所為的診察、診斷及治療；或基於診察、診斷結果，以治療為目的，所為的處方、用藥、施術或處置等行為的全部或一部的總稱

醫事人員的分工

項目	說明
醫療主要行為：需由醫師親自執行	西醫師：診斷（含體格檢查結果之綜合判定）、處方、記載病歷、手術（含外傷縫合、子宮內膜刮除術）、麻醉 中醫師：看診、把脈、針灸（含刺針放血、刺血療法、轉針等）、針灸加電後之按摩、推拿、拔針等電療行為 牙醫師：洗牙（牙結石清除）、牙齦發炎治療、根管治療、換藥拔牙、蛀牙填補、黏牙、開消炎藥處方等
醫療輔助行為	1. 醫師可以指示其他醫事人員執行醫療輔助行為 2. 指示的方法：由醫師視情況自行斟酌指示方式或以醫囑為之，不限於醫師眼睛能見度範圍以內，但應以醫師親自診治病人，確定治療方針或用藥為要件。 《醫師法》第 28 條：「…二、在醫療機構於醫師指示下之護理人員、助產人員或其他醫事人員。」
不列入醫療管理之行為	1. 未使用儀器、未交付或使用藥品，或未有侵入性，而以傳統習用方式，如指壓、刮痧、腳底按摩、收驚、神符、香灰、拔罐、氣功與內功之術等方式，對人體疾病所為處置行為 2. 未涉及接骨或交付內服藥品，以傳統之推拿方法，或使用民間習用之外敷藥膏、外敷生草藥與藥洗，對運動跌打損傷所為之處置行為 3. 執行上述行為，不得為醫療業務廣告

16.6 藥師法

（一）藥師的法定業務

《藥師法》（民國 107 年 12 月 19 日）第 15 條規定藥師的法定業務如下：

1. 藥品販賣或管理。
2. 藥品調劑。
3. 藥品鑑定。
4. 藥品製造之監製。
5. 藥品儲備、供應及分裝之監督。
6. 含藥化粧品製造之監製。
7. 依法律應由藥師執行之業務。
8. 藥事照護相關業務。

中藥製劑之製造、供應及調劑，除依藥事法有關規定辦理外，亦得經由修習中藥課程達適當標準之藥師為之；其標準由中央主管機關會同中央教育主管機關定之。藥師得販賣或管理一定等級之醫療器材，其範圍及種類，由中央主管機關定之。

（二）藥師積極資格

中華民國人民經藥師考試及格者，得充藥師（第 1 條）。具有下列資格之一，得應藥師考試（第 2 條）：

1. 公立或立案之私立大學、獨立學院或符合教育部採認規定之國外大學、獨立學院藥學系畢業，並經實習期滿成績及格，領有畢業證書者。

2. 本法民國 101 年 6 月 5 日修正施行前，於專科學校藥學科畢業，並經實習期滿成績及格，領有畢業證書者。

藥師執行藥品販賣或管理業務之職責如下（《藥師法施行細則》（民國 98 年 3 月 5 日）第 6 條：

1. 關於藥品貯藏、陳列管理及衛生安全之指導、檢查事項。
2. 關於藥品拆封販賣之指導事項。
3. 關於對購用藥品者應注意事項之說明。
4. 關於買入、賣出藥品品質之鑑別事項。
5. 於藥商執行關於藥品查驗登記申請書所載全配方、適應症、用法用量、注意事項、配方來源及其他所需資料文件之審核事項。
6. 其他有關藥物管理之技術指導事項。

（三）藥事照顧業務職責

藥事照護業務職責（《施行細則》第 13 條）：

1. 為增進藥物療程之效益及生活品質，考量藥物使用情形及評估療效之藥事服務事項。

2. 於醫療機構、護理機構、藥局或依《老人福利法》所定之老人福利機構，執行藥品安全監視、給藥流程評估、用藥諮詢及藥物治療流程評估等相關藥事服務事項。

藥師／藥劑生執業管理差異

	藥師	藥劑生
資格取得	公立或立案之私立大學、獨立學院或符合教育部採認規定之國外大學、獨立學院藥學系畢業，並經實習期滿成績及格，領有畢業證書，經藥師考試及格者	• 高職以上藥劑學科畢業，經藥劑生考試及格者 • 藥劑生考試已於1993年停辦
執照更新	藥師執業應接受繼續教育，並每6年提出完成繼續教育證明文件（最近6年內接受繼續教育達120點學分），辦理執業執照更新	準用《藥師法》規定
業務範圍	• 藥品販賣或管理 • 藥品調劑 • 藥品鑑定 • 藥品製造之監製 • 藥品儲備、供應及分裝之監督 • 含藥化粧品製造之監製 • 依法律應由藥師執行之業務 • 藥事照護相關業務	• 準用《藥師法》規定 • 不含麻醉藥品之藥品販賣、管理或調劑

藥師執業義務

執業義務	法規	規定
親自主持藥局義務	《藥師法》第20條	藥師應親自主持其所經營之藥局業務，受理醫師處方或依中華藥典、國民處方選輯之處方調劑
強制調劑義務	《藥師法》第12條	藥師執行調劑業務，非有正當理由，不得拒絕為調劑
鑑定真實義務	《藥師法》第13條	藥師受有關機關詢問或委託鑑定時，不得為虛偽之陳述或報告
保密義務	《藥師法》第14條	藥師對於因業務而知悉他人之祕密，不得無故洩漏
強制入會義務	《藥師法》第9條	藥師非加入所在地藥師公會，不得執業
執業以一處為限義務	《藥師法》第11條	藥師執業以一處為限。但於醫療機構、藥局執業者，有下列情形之一，並經事先報准，得於執業處所外執行業務： 1. 藥癮治療或傳染病防治服務 2. 義診或巡迴醫療服務 3. 藥事照護相關業務 4. 於矯正機關及經中央主管機關公告之無藥事人員執業之偏遠地區，執行調劑業務 5. 其他經中央主管機關認定之公益或緊急需要

16.7 護理人員法

依《護理人員法》（民國107年12月19日）第2條：護理人員，指護理師及護士。

（一）護理人員業務

1. 護理人員之業務如下（第24～28條）：

(1) 健康問題之護理評估。(2) 預防保健之護理措施。(3) 護理指導及諮詢。(4) 醫療輔助行為。

前項第四款醫療輔助行為應在醫師之指示下行之。專科護理師及依第7條之1接受專科護理師訓練期間之護理師，除得執行第一項業務外，並得於醫師監督下執行醫療業務。

2. 護理人員執行業務時，應製作紀錄。

3. 護理人員執行業務時，遇有病人危急，應立即連絡醫師。但必要時，得先行給予緊急救護處理。

4. 護理人員受有關機關詢問時，不得為虛偽之陳述或報告。

5. 除依前條規定外，護理人員或護理機構及其人員對於因業務而知悉或持有他人祕密，非依法、或經當事人或其法定代理人之書面同意者，不得洩漏。

（二）護理機構

護理機構之服務對象如下（第15條）：

1. 罹患慢性病需長期護理之病人。

2. 出院後需繼續護理之病人。

3. 產後需護理之產婦及嬰幼兒。

護理機構之設置或擴充，應先經主管機關許可，其申請人之資格、審查程序與基準、撤銷、廢止及其他應遵行事項之辦法，由中央主管機關定之。護理機構之分類及設置標準，由中央主管機關定之（第16條）。

護理機構應置負責資深護理人員一人，對其機構護理業務，負督導責任，其資格條件由中央主管機關定之。私立護理機構由前項資深護理人員設置者，以其申請人為負責人（第19條）。

護理機構應依法令規定或依主管機關之通知，提出報告，並接受主管機關對其人員配置、設備、收費、作業、衛生、安全、紀錄等之檢查及資料蒐集（第23條）。

依本法第16條第1項規定申請許可設置或擴充護理機構，依下列規定辦理：

1. 公立護理機構或私立護理機構：

(1) 設置或擴充後之規模在99床以下者，由所在地直轄市或縣（市）主管機關許可。

(2) 設置或擴充後之規模在100床以上，或由醫療法人依醫療法規定附設者，由所在地直轄市或縣（市）主管機關核轉中央主管機關許可。

2. 財團法人護理機構：由所在地直轄市或縣（市）主管機關核轉中央主管機關許可。

專科護理師專業能力

專業能力	說明
直接健康照護能力	• 健康問題評估 • 健康問題診斷 • 健康照護計劃、執行、評價
教學能力	• 病人、家屬、健康照護團隊成員之教育 • 教育民眾專科護理師之角色與功能 • 學生的實習指導者
照護協調能力	協調和溝通病人、家屬、健康照護團隊成員
照護品質監測	常規性照護品質資料之蒐集與監測

臺灣現行高齡民眾健康照護體系

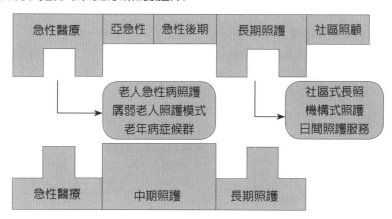

照顧服務對象

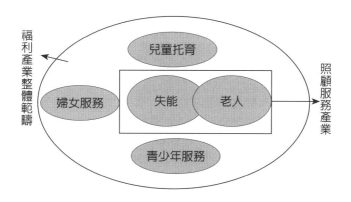

16.8 職能治療師法

職能治療師業務，依《職能治療師法》（民國107年12月26日）如下（第12條）：
1. 職能治療評估。
2. 作業治療。
3. 產業治療。
4. 娛樂治療。
5. 感覺統合治療。
6. 人造肢體使用之訓練及指導。
7. 副木及功能性輔具之設計、製作、使用訓練及指導。
8. 其他經中央主管機關認可之職能治療業務。

職能治療師執行業務，應依醫師開具之診斷、照會或醫囑為之。

（一）職能治療師義務

1. 職能治療師對醫師開具之診斷、照會或醫囑，如有疑點，應詢明醫師確認後，始得對病人施行職能治療（第13條）。
2. 職能治療師發現病人不適繼續施行職能治療，應即停止，並建議病人由醫師再行診治（第14條）。
3. 職能治療師執業時，應製作紀錄（第15條）。
4. 職能治療師受衛生、司法或司法警察機關詢問時，不得為虛偽之陳述或報告（第16條）。
5. 職能治療師執業以一處為限。但機構間之支援或經事先報准者，不在此限（第9條）。
6. 職能治療師應向執業所在地直轄市、縣（市）主管機關申請執業登記，領有執業執照，始得執業（第7條）。
7. 職能治療師執業，應每6年接受一定時數繼續教育，始得辦理執業執照更新（第7條）。
8. 職能治療師或職能治療生執業，應加入所在地職能治療師公會或職能治療生公會（第11條）。
9. 職能治療師、職能治療生或職能治療所之人員，對於因業務而知悉或持有他人之秘密，不得無故洩漏（第31條）。

（二）職能治療所

職能治療所之設立，應以職能治療師為申請人，向所在地直轄市或縣（市）主管機關申請核准登記，發給開業執照，始得為之。申請設立職能治療所之職能治療師，須在中央主管機關指定之醫療機構執行業務2年以上，始得為之（第19條）。

職能治療所應以其申請人為負責人，對其業務負督導責任（第20條）。

職能治療所對於職能治療紀錄、醫師開具之診斷、照會或醫囑，應指定適當場所及人員保管，並至少保存3年（第25條）。

職能治療在健康照顧上的角色與功能

項目	角色與功能
在預防方面	協助預防殘障的發生，以及提供危機處理的服務
在治療方面	評估後，善用臨床推理技巧，確定個案問題，綜合考量個案的年齡、能力、生活環境和文化背景，配合所用之參考架構和目的性活動，訂定短程及長程治療目標。以改善／增進獨立生活的各種技巧，矯治症狀和功能缺失，滿足各種需要，培養規律和充實生活作息
在復健方面	幫助個案對任何殘障發展出代償技巧，和學習應付的策略。使個案在生理、心理和社會經濟上達到最大程度的獨立性

從「人─活動─環境模式」來看職能治療的面向

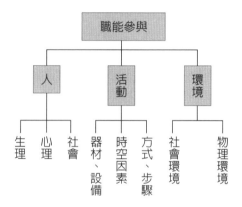

職能治療的服務領域

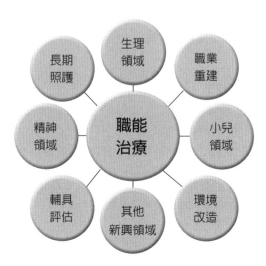

16.9 物理治療師法

物理治療師業務，依《物理治療師法》（民國107年12月26日）如下（第12條）：
1. 物理治療之評估及測試。
2. 物理治療目標及內容之擬定。
3. 操作治療。
4. 運動治療。
5. 冷、熱、光、電、水、超音波等物理治療。
6. 牽引、振動或其他機械性治療。
7. 義肢、輪椅、助行器、裝具之使用訓練及指導。
8. 其他經中央主管機關認可之物理治療業務。

物理治療師執行業務，應依醫師開具之診斷、照會或醫囑為之。

（一）物理治療師義務

1. 物理治療師對於醫師開具之診斷、照會或醫囑，如有疑點，應詢明醫師確認後，始得對病人施行物理治療（第13條）。
2. 物理治療師執行業務時，遇有病人危急或不適繼續施行物理治療者，應即停止並連絡醫師，或建議病人由醫師再行診治。（第14條）。
3. 物理治療師執業時，應製作紀錄（第15條）。
4. 物理治療師受衛生、司法或司法警察機關詢問時，不得為虛偽之陳述或報告（第16條）。
5. 物理治療師執業以一處為限。但機構間之支援或經事先報准者，不在此限（第9條）。
6. 物理治療師應向執業所在地直轄市、縣（市）主管機關申請執業登記，領有執業執照，始得執業（第7條）。
7. 物理治療師執業，應每6年接受一定時數繼續教育，始得辦理執業執照更新（第7條）。
8. 物理治療師或物理治療生執業，應加入所在地物理治療師公會或物理治療生公會（第11條）。
9. 物理治療師、物理治療生或物理治療所之人員，對於因業務而知悉或持有他人之秘密，不得無故洩漏（第31條）。

（二）物理治療所

物理治療所之設立，應以物理治療師為申請人，向所在地直轄市或縣（市）主管機關申請核准登記，發給開業執照，始得為之。申請設立物理治療所之物理治療師，須在中央主管機關指定之醫療機構執行業務2年以上，始得為之（第19條）。

物理治療所應以其申請人為負責物理治療師，對其業務負督導責任（第20條）。物理治療所對於物理治療紀錄、醫師開具之診斷及書面指示，應指定適當場所及人員保管，並至少保存10年（第25條）。

物理治療的治療對象

對象	舉例
急性病患	如開心或開胸手術後、骨科手術後、運動傷害或職業傷害、加護病房等
慢性病患	如復建科、骨科、神經科、整形外科、風濕科、疼痛科、小兒科、婦產科、腫瘤科等
長期復健者	如機能損傷者、失能者、身心障礙者等
需疾病預防與保健者	如高齡人口、高危險群新生兒、運動員或高危險職業傷害工作者、孕婦及產婦等

物理治療師的功能

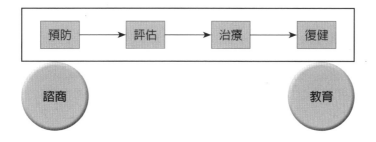

物理治療的手段和內容

項目	說明
手段	物理治療是利用聲、光、水、電、冷、熱、力等物理因子來預防、鑑別、評估、治療病患的醫療專業，有別於藥物或手術治療
內容	物理治療的主要內容可用 5 個方面來概括，包括：功能訓練、運動治療、儀器治療、徒手治療與科技輔具

16.10 醫事檢驗師法

　　醫事檢驗師業務，依《醫事檢驗師法》（民國107年12月19日）如下（第12條）：
1. 一般臨床檢驗。2. 臨床生化檢驗。3. 臨床血清檢驗。4. 臨床免疫檢驗。5. 臨床血液檢驗。6. 輸血檢驗及血庫作業。7. 臨床微生物檢驗。8. 臨床生理檢驗。9. 醫事檢驗業務之諮詢。10. 臨床檢驗試劑之諮詢。11. 其他經中央主管機關認可之醫事檢驗業務。

　　醫事檢驗師執行業務，應依醫師開具之檢驗單為之。但經中央主管機關指定或自費至醫事檢驗所檢驗之項目，不在此限。

（一）醫事檢驗師義務

　　1. 醫事檢驗師受理醫師開具之檢驗單檢驗，如有疑點應詢明原開具檢驗單之醫師確認後，始得檢驗，並應按檢驗單上之檢驗項目檢驗，不得擅自更改檢驗項目（第13條）。

　　2. 醫事檢驗師檢驗，應製作檢驗結果紀錄，出具檢驗報告。醫事檢驗師對於醫師所開之檢驗單，以檢驗一次為限（第14條）。

　　3. 醫事檢驗師非親自檢驗，不得出具檢驗報告，並不得作不實檢驗報告（第15條）。

　　4. 醫事檢驗師受衛生、司法或司法警察機關詢問時，不得為虛偽之陳述或報告（第16條）。

　　5. 醫事檢驗師執業以一處為限，並應在所在地主管機關核准登記之醫療機構、醫事檢驗所或其他經主管機關認可必須聘請醫事檢驗師之機構為之。但機構間之支援或經事先報准者，不在此限（第9條）。

　　6. 醫事檢驗師執業，應向所在地直轄市或縣（市）主管機關申請執業登記，領有執業執照，始得執業（第7條）。

　　7. 醫事檢驗師執業，應每6年接受一定時數繼續教育，始得辦理執業執照更新（第7條）。

　　8. 醫事檢驗師或醫事檢驗生執業，應加入所在地醫事檢驗師公會或醫事檢驗生公會（第11條）。

　　9. 醫事檢驗師、醫事檢驗生或醫事檢驗所之人員，對於因業務而知悉或持有他人之祕密，不得無故洩漏（第32條）。

（二）醫事檢驗所

　　醫事檢驗所之設立，應以醫事檢驗師或醫事檢驗生為申請人，向所在地直轄市或縣（市）主管機關申請核准登記，發給開業執照，始得為之。前項申請人，醫事檢驗師須在醫療機構或醫事檢驗所執行業務2年以上；醫事檢驗生須在醫療機構或醫事檢驗所執行業務5年以上，始得為之（第19條）。

　　醫事檢驗所應以其申請人為負責醫事檢驗師或負責醫事檢驗生，對其業務負督導責任（第20條）。醫事檢驗所應建立醫事檢驗品管制度。品管制度，應接受主管機關之督導及評估（第25條）。醫事檢驗所對檢驗結果紀錄、醫師開具之檢驗單、檢驗報告副本及醫事檢驗品管紀錄，應至少保存3年（第26條）。

醫事檢驗所之設施

項目	規定
作業場所	應有明顯區隔之獨立作業場所
總樓地板面積	不得小於 20 平方公尺。其並設置醫事放射部門者,總樓地板面積,不得小於 50 平方公尺
應有設備	1. 顯微鏡 2. 生化比色儀 3. 離心機 4. 血球計數儀 5. 冷藏設備 6. 清潔及消毒設備

臨床實驗診斷的作業程序

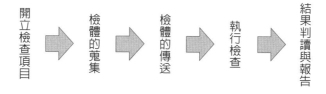

開立檢查項目 ➡ 檢體的蒐集 ➡ 檢體的傳送 ➡ 執行檢查 ➡ 結果判讀與報告

檢驗科常規檢查

項目	常規檢查
臨床血液學檢驗	紅血球計數、血紅素、血球容積比、白血球計數、白血球分類計數、血小板計數
臨床生化學檢驗	血糖(糖尿病)檢查、血脂肪檢查、肝功能檢查、腎功能檢查
臨床鏡檢學檢驗	尿液常規檢查、糞便常規檢查

16.11 醫事放射師法

醫事放射師業務，依《醫事放射師法》（民國108年4月10日）如下（第12條）：
1. 放射線診斷之一般攝影。
2. 核子醫學體外檢查。
3. 放射線診斷之特殊攝影及造影。
4. 放射線治療。
5. 核子醫學診斷之造影及體內分析檢查。
6. 核子醫學治療。
7. 磁振及非游離輻射診斷之造影。
8. 其他經中央主管機關認定之項目。

醫事放射師執行前項第1款、第2款業務，應依醫師開具之會檢單為之。但自費至醫事放射所檢查者，不在此限；執行前項第3款至第8款業務，應配合醫師行之。

（一）醫事放射師義務

1. 醫事放射師受理醫師開具之會檢單，如有疑點，應詢明原開具會檢單之醫師確認後，始得執行，並應按會檢單上之檢查項目執行，不得擅自更改檢查項目。會檢單，以執行一次為限（第13條）。
2. 醫事放射師執行業務時，應製作紀錄（第14條）。
3. 醫事放射師受衛生、司法或司法警察機關詢問時，不得為虛偽之陳述或報告（第15條）。
4. 醫事放射師執業，應向所在地直轄市或縣（市）主管機關申請執業登記，領有執業執照，始得執業（第7條）。
5. 醫事放射師執業，應每6年接受一定時數繼續教育，始得辦理執業執照更新（第7條）。
6. 醫事放射師執業以一處為限，並應在所在地主管機關核准登記之醫療機構、醫事放射所或其他經衛生主管機關認可之機構為之。但機關間之支援或經事先報准者，不在此限（第9條）。
7. 醫事放射師或醫事放射士執業，應加入所在地醫事放射師公會或醫事放射士公會（第11條）。
8. 醫事放射師、醫事放射士或醫事放射所之人員，對於因業務而知悉或持有他人之祕密，不得無故洩漏（第32條）。

（二）醫事放射所

醫事放射所之設立，應向所在地主管機關申請核准登記，發給開業執照，始得為之。醫事放射所設置標準，由中央主管機關會商行政院原子能委員會及有關機關定之（第18條）。

醫事放射所應以申請設立者為負責人，對其業務負督導責任（第20條）。醫事放射所對於醫事放射紀錄、醫師開具之會檢單，應指定適當場所及人員保管，並至少保存3年（第25條）。醫事放射師、醫事放射士或醫事放射所之人員，對於因業務而知悉或持有他人之祕密，不得無故洩漏（第32條）。

醫事放射所之設施，應符合以下規定

項目	規定
作業場所	應有明顯區隔之獨立作業場所
總樓地板面積	不得小於 30 平方公尺。其並設置醫事檢驗部門者，總樓地板面積，不得小於 50 平方公尺
應有右列設備	1. 診斷型 X 光設備一部 2. 影像處理設備一套 3. 防護用鉛衣及男女生殖器防護屏各一套 4. 更衣室

臺灣四大醫事人力每萬人比例

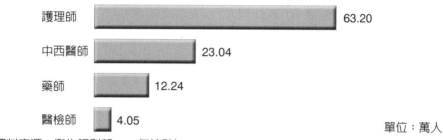

護理師　63.20
中西醫師　23.04
藥師　12.24
醫檢師　4.05

單位：萬人

（資料來源：衛生福利部 107 年統計）

醫療游離輻射劑量比較圖

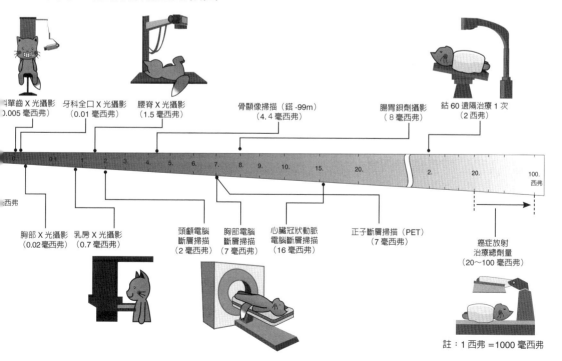

單齒 X 光攝影
（0.005 毫西弗）

牙科全口 X 光攝影
（0.01 毫西弗）

腰脊 X 光攝影
（1.5 毫西弗）

骨顯像掃描（鎝 -99m）
（4.4 毫西弗）

腸胃鋇劑攝影
（8 毫西弗）

鈷 60 遠隔治療 1 次
（2 西弗）

西弗

胸部 X 光攝影
（0.02毫西弗）

乳房 X 光攝影
（0.7 毫西弗）

頭顱電腦
斷層掃描
（2 毫西弗）

胸部電腦
斷層掃描
（7 毫西弗）

心臟冠狀動脈
電腦斷層掃描
（16 毫西弗）

正子斷層掃描（PET）
（7 毫西弗）

癌症放射
治療總劑量
（20～100 毫西弗）

註：1 西弗 =1000 毫西弗

16.12 營養師法

營養師業務，依《營養師法》（民國107年12月26日）如下（第12條）：
1. 對個別對象健康狀況之營養評估。
2. 對個別對象營養需求所爲之飲食設計及諮詢。
3. 對特定群體營養需求所爲之飲食設計及其膳食製備、供應之營養監督。
4. 臨床治療飲食之設計及製備、供應之營養監督。

第三款所稱特定群體，係指需自團體膳食設施固定接受膳食之群體，其類別、人數、用膳餐次及營養師設置之相關規定，由中央主管機關定之。

（一）營養師義務

1. 營養師應親自執行業務，不得由他人代理；營養師執行第12條第一項第一款、第二款業務時，應當面進行（第13條）。
2. 營養師執行業務，應製作紀錄；於醫療機構執業者，並應製作紀錄摘要併入病歷（第14條）。
3. 營養師受衛生、司法或司法警察機關詢問時，不得爲虛僞之陳述或報告（第15條）。
4. 營養師及營養諮詢機構之人員，對於因業務知悉或持有他人之祕密，不得無故洩漏（第16條）。
5. 營養師應向執業所在地直轄市或縣（市）主管機關申請執業登記，領有執業執照，始得執業（第7條）。
6. 營養師執業，應接受繼續教育，並每6年提出完成繼續教育證明文件，辦理執業執照更新（第7條）。
7. 營養師執業，應加入所在地營養師公會（第9條）。
8. 營養師執業以一處爲限，並應在醫療機構、營養諮詢機構、學校或其他經主管機關認可之機構、場所爲之。但機構、場所間之支援或經事先報准者，不在此限（第10條）。
9. 營養師將其證照租借他人使用者，廢止其營養師證書；其涉及刑事責任者，並應移送該管檢察機關依法辦理（第26條）。
10.非領有營養師證書者，不得使用營養師名稱（第5條）。

（二）營養諮詢機構

營養諮詢機構應以曾在教學醫院或營養諮詢機構執行營養師業務3年以上之營養師爲申請人，向所在地直轄市或縣（市）主管機關申請核准登記，取得開業執照，始得設立（第17條）。

營養諮詢機構，應以其申請人爲負責營養師，對其業務負督導責任（第18條）。

營養諮詢機構，應保持整潔、安寧，不得妨礙公共衛生及安全（第22條）。

營養諮詢機構之廣告不得誇大不實（第24條）。

需設置營養師之法規

法規	內容
《老人福利機構設立標準》第 11、16、24、27 條	長期照護型機構、公立及財團法人養護型機構、失智照顧型機構、公立及財團法人安養機構得視業務需要，置營養師
《高級中學法》第 20 條	高級中學得置營養師
《學校衛生法》第 23 條	學校供應膳食者，應依據中央主管機關所定學校午餐食物內容及營養基準，以及中央衛生主管機關所定國人膳食營養素參考攝取量提供衛生、安全及營養均衡之餐食，實施營養教育，並由營養師督導及執行
《學校衛生法》第 23-1 條	高級中等以下學校，班級數 40 班以上者，應至少設置營養師一人；各縣市主管機關，應設置營養師若干人
《學校餐廳廚房員生消費合作社衛生管理辦法》第 4 條	學校辦理餐飲衛生業務，應指定專人擔任督導人員。前項督導人員，應具下列資格之一：一、領有營養師執業執照者
《老人福利服務提供者資格要件及服務準則》第 24、62 條	家式餐飲服務、社區式餐飲服務提供單位應備必要且合乎衛生要求之設施設備，並視需要結合營養師提供服務
《老人福利服務提供者資格要件及服務準則》第 103 條	膳食服務提供單位應配備必要且合乎衛生要求之設施設備，並視業務需要，置專任或特約營養師
《食品業者衛生安全管理驗證及委託驗證管理辦法》第 7 條	受託者應為政府機關（構）、大學或非營利性質之法人，並具備下列條件： 一、辦理食品衛生安全管理查核驗證所需之經驗，並提出證明者 二、聘有符合下列條件之人員： （一）食品技師、畜牧技師、水產技師、水產養殖技師、營養師或獸醫師，至少一人

歷年來營養師服務場所的比例

服務機構 \ 年度	91年（%）	89年（%）	87年（%）	85年（%）
醫療院所	51.1	53.4	54.0	60.2
衛生機構	4.1	4.6	4.6	5.6
供餐場所	16.6	10.8	9.3	3.2
食品／藥品業	9.7	11.3	10.0	8.8
諮詢業	8.1	8.1	8.7	11.3
大專院校	4.1	4.4	3.6	4.6
未就業	4.7	4.1	6.5	5.2
其他	1.6	3.3	3.3	1.1
總計	100.0	100.0	100.0	100.0

（資料來源：中華民國營養師公會全聯會提供，2003）

16.13 心理師法

心理師依《心理師法》（民國107年12月26日），係指臨床心理師及諮商心理師。臨床心理師之業務範圍如下（第13條）：
1. 一般心理狀態與功能之心理衡鑑。
2. 精神病或腦部心智功能之心理衡鑑。
3. 心理發展偏差與障礙之心理諮商與心理治療。
4. 認知、情緒或行為偏差與障礙之心理諮商與心理治療。
5. 社會適應偏差與障礙之心理諮商與心理治療。
6. 精神官能症之心理諮商與心理治療。
7. 精神病或腦部心智功能之心理治療。
8. 其他經中央主管機關認可之臨床心理業務。

前項第6款與第7款之業務，應依醫師開具之診斷及照會或醫囑為之。
諮商心理師之業務範圍如下（第14條）：
1. 一般心理狀態與功能之心理衡鑑。
2. 心理發展偏差與障礙之心理諮商與心理治療。
3. 認知、情緒或行為偏差與障礙之心理諮商與心理治療。
4. 社會適應偏差與障礙之心理諮商與心理治療。
5. 精神官能症之心理諮商與心理治療。
6. 其他經中央主管機關認可之諮商心理業務。

前項第5款之業務，應依醫師開具之診斷及照會或醫囑為之。

（一）心理師義務

1. 心理師執行業務時，應製作紀錄（第15條）。
2. 心理師執行業務發現個案當事人疑似罹患精神官能症、精神病或腦部心智功能不全疾病時，應予轉診（第16條）。
3. 心理師或其執業機構之人員，對於因業務而知悉或持有個案當事人之祕密，不得無故洩漏（第17條）。
4. 心理師執行業務時，不得施行手術、電療、使用藥品或其他醫療行為（第18條）。
5. 心理師應謹守專業倫理，維護個案當事人福祉（第19條）。
6. 心理師應向執業所在地直轄市、縣（市）主管機關申請執業登記，領有執業執照，始得執業（第7條）。
7. 心理師執業，應接受繼續教育，並每6年提出完成繼續教育證明文件，辦理執業執照更新（第8條）。
8. 心理師執業以一處為限，並應在所在地直轄市、縣（市）主管機關核准登記之醫療機構、心理治療所、心理諮商所或其他經主管機關認可之機構為之。但機構間之支援或經事先報准者，不在此限（第10條）。
9. 心理師執業，應加入所在地臨床心理師或諮商心理師公會（第12條）。

（二）開業

臨床心理師得設立心理治療所，執行臨床心理業務。諮商心理師得設立心理諮商所，執行諮商心理業務（第20條）。

心理師資格

	臨床心理師	諮商心理師
考試	中華民國國民經臨床心理師考試及格並領有臨床心理師證書者,得充臨床心理師	中華民國國民經諮商心理師考試及格並領有諮商心理師證書者,得充諮商心理師
學位	公立或立案之私立大學、獨立學院或符合教育部採認規定之國外大學、獨立學院臨床心理所、系、組或相關心理研究所主修臨床心理,並經實習至少 1 年成績及格,得有碩士以上學位者,得應臨床心理師考試	公立或立案之私立大學、獨立學院或符合教育部採認規定之國外大學、獨立學院諮商心理所、系、組或相關心理研究所主修諮商心理,並經實習至少 1 年成績及格,得有碩士以上學位者,得應諮商心理師考試

心理師相關法規

法規	內容
《性別平等教育法》（107.12.28）第 24 條	學校或主管機關處理校園性侵害、性騷擾或性霸凌事件,…必要時,應提供心理輔導、保護措施或其他協助;…心理輔導、保護措施或其他協助,學校或主管機關得委請醫師、臨床心理師、諮商心理師、社會工作師或律師等專業人員為之
《精神衛生法》（96.7.4）第 15 條	精神疾病強制住院、強制社區治療有關事項,由中央主管機關精神疾病強制鑑定、強制社區治療審查會審查。審查會成員,應包括心理師
《學生輔導法》（103.11.12）第 3 條	專業輔導人員:指具有臨床心理師、諮商心理師或社會工作師證書,由主管機關或學校依法進用,從事學生輔導工作者
《人口販運防制法》（105.5.25）第 24 條	人口販運被害人於偵查或審理中受訊問或詰問時,其法定代理人、配偶、直系血親或三親等內旁系血親、家長、家屬、醫師、心理師、輔導人員或社工人員得陪同在場,並陳述意見
《性侵害犯罪防治法》（104.12.23）第 15 條	被害人之法定代理人、配偶、直系或三親等內旁系血親、家長、家屬、醫師、心理師、輔導人員或社工人員得於偵查或審判中,陪同被害人在場,並得陳述意見
《兒童及少年性剝削防制條例》（107.1.3）第 10 條	被害人於偵查或審理中受詢（訊）問或詰問時,其法定代理人、直系或三親等內旁系血親、配偶、家長、家屬、醫師、心理師、輔導人員或社會工作人員得陪同在場,並陳述意見
《身心障礙者個人照顧服務辦法》（107.1.3）第 85 條	行為輔導服務提供單位應置社會工作人員、心理師、學校輔導人員或特殊教育相關專業人員
《家庭暴力防治法》（104.2.4）第 5 條	中央主管機關應統籌建立、管理家庭暴力電子資料庫,供法官、檢察官、警察、醫師、護理人員、心理師、社會工作人員及其他政府機關使用
《勞工保險失能給付標準》（104.9.15）第 4-1 條	受委託醫院應指派醫師會同專科醫師、物理治療師、職能治療師、臨床心理師或語言治療師等專業人員組成團隊,依中央主管機關所定之評估方法、工具、計算方式,評估被保險人之工作能力

16.14 呼吸治療師法

呼吸治療師之業務範圍，依《呼吸治療師法》（民國107年12月19日）如下（第13條）：

1. 呼吸治療之評估及測試。
2. 機械通氣治療。
3. 氣體治療。
4. 呼吸功能改善治療。
5. 其他經中央主管機關認可之呼吸治療業務。

呼吸治療師執行業務，應在醫師指示下行之。

（一）呼吸治療師義務

1. 呼吸治療師執行業務時，應製作紀錄（第14條）。
2. 呼吸治療師受衛生、司法或司法警察機關詢問時，不得為虛偽之陳述或報告（第15條）。
3. 呼吸治療師對於因業務而知悉或持有他人之祕密，不得無故洩漏（第16條）。
4. 呼吸治療師執業，應向所在地直轄市、縣（市）主管機關申請執業登記，領有執業執照，始得執業（第7條）。
5. 吸治療師執業，應接受繼續教育，並每6年提出完成繼續教育證明文件，辦理執業執照更新（第8條）。
6. 呼吸治療師執業以一處為限，並應在所在地主管機關核准登記之醫療機構或其他經主管機關認可必須聘請呼吸治療師之機構為之。但機構間之支援或經事先報准者，不在此限（第10條）。
7. 呼吸治療師執業，應加入所在地呼吸治療師公會（第12條）。
8. 居家呼吸照護所之人員，對於因業務而知悉或持有他人之祕密，不得無故洩漏（第16-4條）。

（二）居家呼吸照護所

居家呼吸照護所之設立，應以呼吸治療師為申請人，向所在地直轄市或縣（市）主管機關申請核准登記，發給開業執照，始得為之。但醫療法人所設之居家呼吸照護所，以醫療法人為申請人。申請設立居家呼吸照護所之呼吸治療師，須在中央主管機關指定之醫療機構執行業務5年以上，始得為之（第16-1條）。

居家呼吸照護所應以其申請人為負責人，對其業務負督導責任。但醫療法人所設之居家呼吸照護所，應由醫療法人指定符合第16-1條第2項規定（在中央主管機關指定之醫療機構執行業務5年以上）之呼吸治療師為負責人（第16-2條）。

居家呼吸照護所負責人因故不能執行業務，應指定合於負責呼吸治療師資格者代理之。代理期間超過1個月者，應報請原發開業執照機關備查。代理期間，最長不得逾1年（第16-3條）。

居家呼吸照護所應與鄰近醫院訂定合作關係之契約。醫院以經中央主管機關評鑑合格者為限（第16-6條）。

《居家呼吸照護所設置標準》（民國101年5月8日）

項目	內容
服務	應以病情穩定且須長期呼吸照護之居家病人為主，提供呼吸照護服務
服務計畫內容	應擬定服務計畫內容，並載明下列事項： 1. 服務對象之條件 2. 服務區域 3. 病人轉介流程 4. 服務品質管制制度 5. 經費需求及來源
負責人	應督導其機構所屬呼吸治療師及其他人員，善盡業務上必要之注意
對所收案之服務對象	應由醫師予以診察，並應依病人病情需要，至少每2個月由醫師再予診察一次
呼吸治療紀錄	對於轉診及醫師每次診察之病歷摘要，應連同呼吸治療紀錄，依規定妥善保存。呼吸治療紀錄應指定人員管理
人員配置	得視業務需要配置護理人員、物理治療人員、職能治療人員、心理師等醫事人員或其他人員
設備	應有呼吸治療醫材設備及紀錄放置、醫材儲藏相關設施

呼吸器依賴患者照護四階段

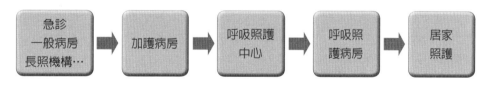

不同階段有不同面向的照護困境

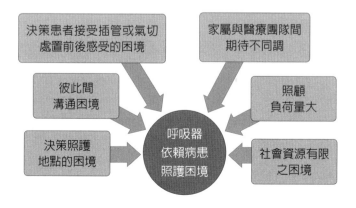

16.15 語言治療師法

語言治療師業務依《語言治療師法》（民國 107 年 12 月 19 日）如下（第 12 條）：
1. 構音、語暢、嗓音、共鳴障礙之評估與治療。
2. 語言理解、表達障礙之評估與治療。
3. 吞嚥障礙之評估與治療。
4. 溝通障礙輔助系統使用之評估與訓練。
5. 語言發展遲緩之評估與治療。
6. 語言、說話與吞嚥功能之儀器操作。
7. 其他經中央主管機關認可之語言治療師業務。

前項業務，應經醫師診斷後，依醫師之照會或醫囑爲之。

（一）語言治療師義務

1. 語言治療師執行業務時，應親自製作紀錄（第 13 條）。
2. 語言治療師受有關機關詢問或委託鑑定時，不得爲虛僞之陳述或報告（第 14 條）。
3. 語言治療師或其執業機構之人員，對於因業務而知悉或持有個案當事人祕密，不得無故洩漏（第 15 條）。
4. 語言治療師應向執業所在地直轄市或縣（市）主管機關申請執業登記，領有執業執照，始得執業（第 7 條）。
5. 語言治療師執業，應接受繼續教育，並每 6 年完成一定時數之繼續教育，始得辦理執業執照更新（第 7 條）。
6. 語言治療師執業以一處爲限，並應在所在地直轄市、縣（市）主管機關核准登記之醫療機構、語言治療所或其他經中央主管機關認可公告之機構爲之。但機構間之支援或經事先報准者，不在此限（第 9 條）。
7. 語言治療師執業，應加入所在地語言治療師公會（第 11 條）。
8. 語言治療師及其執業機構之人員，不得利用業務上之機會，獲取不正當利益（第 25 條）。

（二）語言治療所

語言治療所之開業，應向所在地直轄市或縣（市）主管機關申請核准登記，發給開業執照。營利法人不得申請設立語言治療所（第 16 條）。

語言治療所應置負責語言治療師，對該機構業務，負督導責任。負責語言治療師，以在中央主管機關指定之機構執行業務 2 年以上者爲限（第 17 條）。

語言治療所之負責語言治療師因故不能執行業務時，應指定合於第 17 條第 2 項規定資格者代理之。代理期間超過 45 日者，應由被代理者報請原發開業執照機關備查。代理期間，最長不得逾 1 年（第 18 條）。

語言治療所執行業務之紀錄及醫師開具之照會單或醫囑單，應妥爲保管，並至少保存 7 年。但個案當事人爲未成年人，應保存至其成年後至少 7 年（第 22 條）。

《語言治療所設置標準》（民國107年7月17日）

項目	內容
作業場所	應具有明顯區隔之獨立作業場所
總樓地板面積	20 平方公尺以上。
應能提供之語言治療項目（一款以上）	1. 構音、語暢、噪音、共鳴障礙之評估與治療。2. 語言理解、表達障礙之評估與治療。3. 吞嚥障礙之評估與治療。4. 溝通障礙輔助系統使用之評估與訓練。5. 語言發展遲緩之評估與治療。6. 語言、說話與吞嚥功能之儀器操作。
設施	1. 語言治療室內環境之背景噪音值低於 45 分貝（dBA），並具隱密性。但不得設置於地下樓層。2. 設有等候空間。3. 主要出入口連結無障礙通路。4. 具無障礙廁所暨洗室 1 間以上。5. 具防滑材質之地板。6. 具鏡子、教具、錄音器材等評估及治療工具。7. 具保存執行業務紀錄及貯放教具之設施。8. 具清潔及消毒設備。9. 符合建築及消防安全相關法規

語言發展遲緩與一般人在溝通特質上的比較

	一般人	語言發展遲緩
溝通的動機	動機強烈 主動溝通	意圖薄弱 被動回應
溝通的內容	內容豐富 （上知天文、下知地理）	內容不足，多與生活事件或自己有關
溝通的方法	以口語、文字為主	非口語方式、異常行為方式、有限口語
溝通的目的	表示需求、拒絕、主動告知、問、答、報告、描述事件等	多與需求表示、拒絕、表示情緒有關
溝通的情境	依場合說話、依對象調整說話方式、主動引發溝通行為、可以解讀溝通線索	解讀溝通線索困難、無法引發溝通行為、說話方式僵化、無法使用讓人了解的溝通方法

溝通／語言架構圖

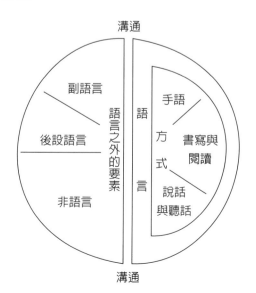

16.16 聽力師法

聽力師業務依《聽力師法》（民國107年12月19日）如下（第12條）：
1. 聽覺系統評估。
2. 非器質性聽覺評估。
3. 內耳前庭功能評估。
4. 聽覺輔助器使用評估。
5. 人工耳蝸（電子耳）之術前與術後聽力學評量。
6. 聽覺創健、復健。
7. 其他經中央主管機關認可之聽力師業務。

前項業務，應經醫師診斷後，依醫師之照會或醫囑為之。

（一）聽力師法義務

1. 聽力師執行業務時，應親自製作紀錄（第13條）。
2. 聽力師受有關機關詢問或委託鑑定時，不得為虛偽之陳述或報告（第14條）。
3. 聽力師或其執業機構之人員，對於因業務而知悉或持有個案當事人祕密，不得無故洩漏（第15條）。
4. 聽力師應向執業所在地直轄市或縣（市）主管機關申請執業登記，領有執業執照，始得執業（第7條）。
5. 聽力師執業，應接受繼續教育，並每6年完成一定時數之繼續教育，始得辦理執業執照更新（第7條）。
6. 聽力師執業以一處為限，並應在所在地直轄市、縣（市）主管機關核准登記之醫療機構、聽力所或其他經中央主管機關認可公告之機構為之。但機構間之支援或經事先報准者，不在此限（第9條）。
7. 聽力師執業，應加入所在地聽力師公會（第11條）。
8. 聽力師及其執業機構之人員，不得利用業務上之機會，獲取不正當利益（第25條）。

（二）聽力所

聽力所之開業，應向所在地直轄市或縣（市）主管機關申請核准登記，發給開業執照。營利法人不得申請設立聽力所（第16條）。

聽力所應置負責聽力師，對該機構業務，負督導責任。負責聽力師以在中央主管機關指定之機構執行業務2年以上者為限（第17條）。

聽力所之負責聽力師因故不能執行業務時，應指定合於第17條第2項規定資格者代理之。代理期間超過45日者，應由被代理者報請原發開業執照機關備查。代理期間，最長不得逾1年（第18條）。

聽力所執行業務之紀錄及醫師開具之照會單或醫囑單，應妥為保管，並至少保存7年。但個案當事人為未成年人，應保存至其成年後至少7年（第22條）。

聽力所不得以不正當方法招攬業務（第25條）。

《聽力所設置標準》（民國99年12月29日）

項目	內容
作業場所	應有明顯區隔之獨立作業場所及出入口
總樓地板面積	不得小於 20 平方公尺。合併設置語言治療部門者，總樓地板面積不得小於 30 平方公尺
設置語言治療部門	設置語言治療部門者，應另置具執業登記之語言治療師一人以上，及符合語言治療所設置標準之規定。聽力所之市招得註明設置語言治療部門
設施	1. 聽力檢查室：室內全頻噪音量應具 30 分貝（dBA）以下 2. 聽力檢查儀： 　(1) 領有行政院衛生署醫療器材許可證 　(2) 應至少含氣導、骨導、遮蔽之檢查功能 3. 應有等候空間 4. 應有保存執行業務紀錄之設施

聽損對聽語表現之影響

聽損程度	聽語表現
輕度聽損	• 在安靜環境中近距離以一般對話音量對話：可以聽得清楚 • 在嘈雜環境、距離較遠、或是說話音量較小：有些吃力 • 助聽器矯正後：只要環境不要太過於嘈雜，聽能表現和聽力正常者無顯著差異 • 此聽損程度非常容易被忽略，若沒有矯正聽力會造成孩子的學習能力打折扣
中度聽損	• 在安靜環境中近距離以一般對話音量對話：聽不清楚 • 以大聲對話音量，在安靜環境中與其對話：能理解部分內容 • 在嘈雜環境、距離較遠、或是說話音量較小：非常吃力 • 助聽器矯正後：只要環境不要太過於嘈雜，說話音量不要太小聲，其聽能表現和聽力正常者接近
重度聽損	• 在安靜環境中近距離以一般對話音量對話：聽不到 • 以大聲對話音量，在安靜環境中與其對話：非常不清楚 • 在嘈雜環境、距離較遠、或是說話音量較小：聽不到 • 助聽器矯正後：可能聽辨仍有困難，特別是當環境較嘈雜、說話音量太小時
極重度聽損	• 若沒有透過輔具矯正，幾乎聽不到聲音 • 助聽器矯正後：在安靜環境中仍可能有聽辨上的困難，若是在嘈雜環境中則更困難 • 若配戴助聽器成效不佳，可能需要植入人工電子耳

16.17 驗光人員法

驗光人員業務，依《驗光人員法》（民國107年12月19日）如下（第12條）：
1. 非侵入性之眼球屈光狀態測量及相關驗光，包含為一般隱形眼鏡配鏡所為之驗光；15歲以下者應於眼科醫師指導下為之。但未滿6歲兒童之驗光，不得為之。
2. 一般隱形眼鏡之配鏡。
3. 低視力者輔助器具之教導使用。
4. 其他依醫師開具之照會單或醫囑單所為之驗光。
驗光生之業務範圍不含低視力者輔助器具之教導使用。
驗光人員執行業務，發現視力不能矯正至正常者，應轉介至醫療機構診治。

（一）驗光人員義務

1. 驗光人員執行業務，應製作紀錄（第13條）。
2. 驗光人員受衛生、司法或司法警察機關詢問時，不得為虛偽之陳述或報告（第14條）。
3. 驗光人員及其執業機構之人員，對於因業務而知悉或持有他人祕密，不得無故洩漏（第24條）。
4. 驗光人員應向執業所在地直轄市、縣（市）主管機關申請執業登記，領有執業執照，始得執業（第7條）。
5. 驗光人員執業，應每6年接受一定時數之繼續教育，始得辦理執業執照更新（第7條）。
6. 驗光人員執業以一處為限，並應在所在地直轄市、縣（市）主管機關核准登記之醫療機構、驗光所、眼鏡公司（商號）或其他經中央主管機關認可之機構為之。但機構間之支援或經事先報准者，不在此限（第9條）。
7. 驗光師或驗光生執業，應加入所在地驗光師公會或驗光生公會（第11條）。
8. 驗光所之驗光人員及其他人員，不得利用業務上之機會，獲取不正當利益（第23條）。

（二）驗光所

驗光所之設立，應以驗光人員為申請人，向所在地直轄市、縣（市）主管機關申請核准登記，發給開業執照（第15條）。
申請設立驗光所之驗光師，以在第9條所定之機構執行業務2年以上者為限；申請設立驗光所之驗光生，以在第9條所定之機構執行業務5年以上者為限（第15條）。
驗光所之負責驗光人員因故不能執行業務時，應指定合於第15條第2項規定資格者代理之。代理期間超過45日者，應由被代理者報請原發開業執照機關備查。前項代理期間，最長不得逾1年（第17條）。
驗光所執行業務之紀錄及醫師開具之照會單或醫囑單，應妥為保管，並至少保存3年（第20條）。

視力處方例子

處方	說明
R -3.00 DS/+ -1.00 DC H L -3.25 DS/+ -1.50 DC V	L、R：表示左右眼 D：度數單位 S：球面鏡 C：柱面鏡 H、V：垂直方向與水平方向

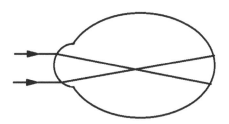

近視眼（myopia）：即無調節狀況下，結像焦點落在視網膜前，造成遠點影像模糊。

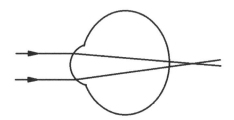

遠視眼（hyperopia）：即無調節狀況下，結像焦點落在視網膜後，造成近點影像模糊。

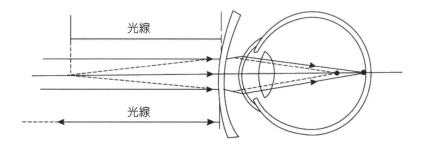

以近視為例，當眼睛的睫狀肌完全鬆弛時，正常的視力行為可以看到很遠（光學上通稱∞）的物體，但是近視眼只能看見較近的物體，也說明了近視的鏡片就是要將遠處的影像移到近視的視力範圍內（落像的焦點移至視網膜上）。

16.18 醫事人員

醫事人員依《醫事人員人事條例》（民國 95 年 5 月 17 日），指依法領有專門職業證書之醫師、中醫師、牙醫師、藥師、醫事檢驗師、護理師、助產師、營養師、物理治療師、職能治療師、醫事放射師、臨床心理師、諮商心理師、呼吸治療師、藥劑生、醫事檢驗生、護士、助產士、物理治療生、職能治療生、醫事放射士。

依《醫事人員執業登記及繼續教育辦法》（民國 105 年 10 月 7 日），醫事人員指醫師、中醫師、牙醫師、藥師、藥劑生、護理師、護士、物理治療師、物理治療生、職能治療師、職能治療生、醫事檢驗師、醫事檢驗生、醫事放射師、醫事放射士、營養師、助產師、助產士、心理師、呼吸治療師、語言治療師、聽力師、牙體技術師及牙體技術生、驗光師及驗光生（第 2 條）。

醫師包含（西）醫師、中醫師、牙醫師，其他醫事人員原則上無法獨立執行業務，須經醫師指示、醫囑或照會。醫事人員資格之取得，包括養成教育、經醫事人員考試及格及領有醫事人員證書。

（一）執業登記

領有醫事人員證書，且未有各該醫事人員法律所定不得發給執業執照情形之一者，得申請醫事人員執業登記（第 3 條）。

具有多重醫事人員資格者，得依其多重身分同時辦理執業登記，並應符合下列規定（第 11 條）：

1. 執業登記場所，以同一處所為限；執業場所並應符合各該醫事人員執業場所相關設置標準之規定，該場所依法規得供該類醫事人員辦理執業登記。

2. 應依法律規定分別加入各該醫事人員公會，且應分別完成第 13 條第 1 項（繼續教育）各款所定之繼續教育積分。

3. 擇一資格為其主要執業類別，據以計算其執業之場所相關設置標準規定應具備之人力。

4. 停業、歇業或報准前往其他處所執行業務，應以主要執業登記類別辦理。

5. 兼具師級及士（生）級之同一類醫事人員資格者，其執業登記僅得擇一資格辦理。

（二）繼續教育

醫事人員執業，應接受下列課程之繼續教育（第 13 條）：

1. 專業課程。
2. 專業品質。
3. 專業倫理。
4. 專業相關法規。

醫事人員每 6 年應完成前項繼續教育課程之積分數。

1. 物理治療生、職能治療生、醫事檢驗生、醫事放射士、牙體技術生及驗光生達 72 點。

2. 前款以外之醫事人員達 120 點。

醫事人員之義務

法規	內容
《人口販運防制法》（98.1.23）第 9 條	醫事人員在執行職務時，發現有疑似人口販運案件，應立即通報當地司法警察機關
《人體器官移植條例》（104.7.1）第 16 條	醫事人員違反第一項規定（仲介器官移植或器官之提供、取得）且情節重大者，並得廢止其醫事人員證書
《罕見疾病防治及藥物法》（104.1.14）第 7 條	醫事人員發現罹患罕見疾病之病人或因而致死者，應向中央主管機關報告
《老人福利法》（104.12.9）第 43 條	醫事人員於執行職務時，知悉老人有疑似第 41 條第 1 項（老人因直系血親卑親屬或依契約對其有扶養義務之人有疏忽、虐待、遺棄等情事，致有生命、身體、健康或自由之危難）或第 42 條（老人因無人扶養，致有生命、身體之危難或生活陷於困境）之情況者，應通報當地直轄市、縣（市）主管機關
《傳染病防治法》（104.6.17）第 40 條	醫師以外醫事人員執行業務，發現傳染病或疑似傳染病病人或其屍體時，應即報告醫師或依前條第 2 項規定報告當地主管機關
《家庭暴力防治法》（104.2.4）第 50 條	醫事人員在執行職務時，知有疑似家庭暴力，應立即通報當地主管機關，至遲不得逾 24 小時
《家庭暴力防治法》（104.2.4）第 56 條	直轄市、縣（市）主管機關應製作家庭暴力被害人權益、救濟及服務之書面資料，供被害人取閱，並提供醫療機構及警察機關使用。醫事人員執行業務時，知悉其病人為家庭暴力被害人時，應將前項資料交付病人

電子病歷建置《醫療機構電子病歷製作及管理辦法》

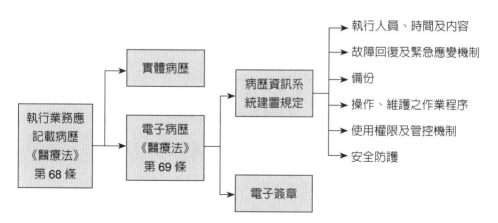

16.19 社會工作師法

　　社會工作師依《社會工作師法》（民國 107 年 12 月 19 日）第 2 條，指依社會工作專業知識與技術，協助個人、家庭、團體、社區，促進、發展或恢復其社會功能，謀求其福利的專業工作者。社會工作師以促進人民及社會福祉，協助人民滿足其基本人性需求，關注弱勢族群，實踐社會正義為使命。

　　社會工作師執行下列業務（第 12 條）：

1. 行為、社會關係、婚姻、家庭、社會適應等問題之社會暨心理評估與處置。
2. 各相關社會福利法規所定之保護性服務。
3. 對個人、家庭、團體、社區之預防性及支持性服務。
4. 社會福利服務資源之發掘、整合、運用與轉介。
5. 社會福利機構、團體或於衛生、就業、教育、司法、國防等領域執行社會福利方案之設計、管理、研究發展、督導、評鑑與教育訓練等。
6. 人民社會福利權之倡導。
7. 其他經中央主管機關或會同目的事業主管機關認定之領域或業務。

（一）社會工作師義務

1. 社會工作師執業以一處為限。但機關（構）、團體間之支援或經事先報准者，不在此限（第 13 條）。
2. 社會工作師受主管機關或司法警察機關詢問時，不得為虛偽之陳述或報告（第 14 條）。
3. 社會工作師及社會工作師執業處所之人員，對於因業務而知悉或持有他人之祕密，不得無故洩漏（第 15 條）。
4. 社會工作師執行業務時，應撰製社會工作紀錄（第 16 條）。
5. 社會工作師之行為必須遵守社會工作倫理守則之規定（第 17 條）。
6. 社會工作師執業，應向所在地直轄市或縣（市）主管機關送驗社會工作師證書申請登記，發給執業執照始得為之（第 9 條）。
7. 社會工作師及專科社會工作師執業，應接受繼續教育，並每 6 年提出完成繼續教育證明文件，辦理執業執照更新（第 18 條）。
8. 社會工作師依據相關法令及專業倫理守則執行業務，涉及訴訟，所屬團體、事務所得提供必要之法律協助（第 20 條）。
9. 社會工作師非加入社會工作師公會不得執行業務（第 31 條）。

（二）社會工作師事務所

　　社會工作師事務所之設立，應由社會工作師填具申請書，並檢具相關文件及資料，向所在地直轄市或縣（市）主管機關申請核准登記，發給開業執照，始得為之（第 21 條）。

　　社會工作師事務所，應以其申請人為負責社會工作師，對其業務負督導責任；其以 2 個以上社會工作師聯合申請設立者，應以其中一人，為負責社會工作師（第 22 條）。

社會工作實務價值

項目	說明
對人的價值	與生俱來的價值、有能力與動機、負責、歸屬、共同與獨特需求
對社會的價值	提供人人公平的機會及資源
社會工作的工具價值	相信人應受尊重及保持尊嚴、使人有機會自決、使人有機會協助與人的互動、相信個別獨特性

身心障礙者需求評估流程

社會局需求評估
中心社工需求確認

取得福利服務

經確認有福利服務需求者，社工到住居所、安置機構、工作場所、就醫院所辦理需求評估實地訪視

照會服務提供單位

身心障礙者需求評估

● 個人照顧：
1. 居家照護
2. 生活重建
3. 心理重建
4. 社區居住
5. 婚姻及生育輔導
6. 日間及住宿式照顧
7. 課後照顧
8. 自立生活支持服務
9. 其他有關身心障礙者個人照顧之服務

● 家庭支持服務：
1. 臨時及短期照顧
2. 照顧者支持
3. 家庭托顧
4. 照顧者訓練及研習
5. 家庭關懷訪視及服務
6. 其他有助於提升家庭照顧者能力及其生活品質之服務

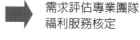

需求評估專業團隊
福利服務核定

社工人身安全危害形態與危害類別

危害形態	危害類別
財產損失	毀損機構財產、偷竊機構財產、對機構財產縱火、毀損社工財產、偷竊社工財產、損壞機構電腦或其相關設備
身體攻擊	意圖或實際加害社工生命、傷害社工身體、妨礙社工自由
性暴力	性騷擾、性侵害
其他威脅	遭動物攻擊、受疾病傳染、受天然環境危害
恐嚇	恐嚇加害社工生命或傷害之、恐嚇加害社工周遭網絡內相關人士的生命或傷害之、以令人生畏的物品恐嚇社工或其周遭網絡內相關人士、非特定的口語恐嚇、其他造成社工主觀感受恐嚇威脅之情況
妨害名譽	公然侮辱、毀謗

16.20 牙體技術師法

　　國人平均餘命逐年延長，國內老年人口大幅增加，牙醫醫療使用之牙冠、牙橋、嵌體、矯正裝置、義齒之製作、修理或加工之牙體技術服務益形重要，而執業人員之素質乃攸關牙體技術服務之良窳。為將牙體技術執業人員納入管理，以利對其業務及責任等有所適當規範，以強化牙體製作技術，提升其服務品質。

　　牙體技術師業務依《牙體技術師法》（民國98年1月23日）係指（第12條）：從事口腔外牙醫醫療用之牙冠、牙橋、嵌體、矯正裝置、義齒之製作、修理或加工業務。鑲牙生為執行鑲、補牙業務所需，得執行牙體技術業務。

　　牙醫師為執行醫療業務，得執行牙體技術業務（第12條第3項）。

（一）牙體技術師義務

　　1. 牙體技術師執行牙體技術業務，應依牙醫師或鑲牙生開具之書面文件為之（第12條第1項）。

　　2. 牙體技術師及牙體技術生執業，應加入所在地牙體技術師公會（第14條）。

　　3. 牙體技術師受衛生、司法或司法警察機關詢問時，不得拒絕或為虛偽之陳述或報告（第15條）。

　　4. 牙體技術師執行業務，不得於口腔內執行印模、咬合採模、試裝、裝置或其他醫療業務（第16條）。

　　5. 牙體技術師應向所在地直轄市、縣（市）主管機關申請執業登記，領有執業執照，始得執業（第9條）。

　　6. 牙體技術師、牙體技術生或牙體技術所之人員，對於因業務而知悉或持有他人之祕密，不得無故洩漏（第28條）。

（二）牙體技術所

　　牙體技術師、牙體技術生得設立牙體技術所，專門執行牙體技術業務。申請設立牙體技術所，牙體技術師應執行牙體技術業務滿2年以上；牙體技術生應執行牙體技術業務滿5年以上，始得為之（第18條）。

　　牙體技術所應以申請設立者為負責牙體技術師、負責牙體技術生，對其業務負督導責任（第19條）。

　　牙體技術所負責牙體技術師、負責牙體技術生因故不能執行業務，應指定合於負責牙體技術師、負責牙體技術生資格者代理之。代理期間超過1個月者，應報請原發開業執照機關備查。代理期間，最長不得逾1年（第20條）。

　　牙體技術所應就其業務製作紀錄，並連同牙醫師或鑲牙生開具之書面文件，妥為保管。紀錄及書面文件，至少應保存7年（第26條）。

牙體技術所之設置，應符合下列規定

（《牙體技術所設置標準》民國 100 年 2 月 17 日）

項目	規定
作業場所	有明顯區隔之獨立作業場所
總樓地板面積	不得小於 20 平方公尺
設施	<ul><li>明顯劃分成品區，並設有清洗設備、污物處理設備、吸塵設備及金屬、石膏研磨機</li><li>有通風設備、防塵及採光照明設備</li><li>其他足以執行牙體技術業務之設備及保存執行業務紀錄之設施</li></ul>
其他	牙體技術所與其他醫事機構同址設立時，應各有明顯區隔之獨立出入口

假牙種類

分類	說明
固定假牙	無法自行取上取下的假牙。包含嵌體、釘冠、四分之三牙冠、全牙冠、牙冠牙橋等幾種。 不適宜作固定假牙之情況： 1. 上顎或者下顎全部無牙的情況 2. 缺牙數目太多，做為支柱的牙齒不足以支持所要做的假牙時 3. 做為支柱的牙齒本身鬆動、發炎或者牙根過度暴露呈傾斜者
活動假牙	即可以自行取下再裝回去的假牙，因此又可分為「局部假牙」及「全口假牙」。 不適宜做活動假牙之情況： 1. 病人牙床和黏膜容易發生潰瘍或損傷 2. 病人對側牙會咬到缺牙處的牙齦或黏膜，以及缺牙空隙過小者 3. 病人對活動假牙的裝戴有相當不適感

牙橋的形式

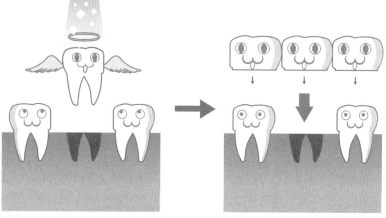

當中間缺牙時，用兩邊的牙齒當橋墩，做成牙橋的形式來恢復其咬合功能。

16.21 助產人員法

助產人員業務依《助產人員法》（民國 107 年 12 月 19 日）第 25 條如下：
1. 接生。
2. 產前檢查及保健指導。
3. 產後檢查及保健指導。
4. 嬰兒保健指導。
5. 生育指導。
6. 其他經中央主管機關認定之項目。

助產人員，指助產師及助產士（第 2 條）。

（一）助產人員義務

1. 助產人員執行助產業務時，發現產婦、胎兒或新生兒有危急狀況，應立即連絡醫師，並予必要之急救處置（第 26 條）。
2. 助產人員於執行正常分娩之接生時，得依需要施行灌腸、導尿、會陰縫合及給予產後子宮收縮劑等必要事項（第 27 條）。
3. 助產人員非親自接生，不得出具出生證明書或死產證明書（第 28 條）。
4. 助產人員不得無故拒絕或遲延接生（第 29 條）。
5. 助產人員執行相關業務，應製作紀錄。前項紀錄，由該助產人員之執業機構保存，並至少保存 10 年（第 25 條）。
6. 助產人員接受衛生、司法或司法警察詢問時，不得為虛偽之陳述或報告（第 30 條）。
7. 助產人員或助產機構之人員，對於因業務而知悉或持有他人之祕密，不得無故洩漏（第 31 條）。
8. 助產人員執業，應向所在地直轄市、縣（市）主管機關申請執業登記，領有執業執照，始得執業（第 9 條）。
9. 助產人員執業，應接受繼續教育，並每 6 年提出完成繼續教育證明文件，辦理執業執照更新（第 9 條）。
10. 助產人員非加入所在地助產人員公會，不得執業（第 11 條）。
11. 助產人員執業登記處所，以一處為限。並應在所在地主管機關核准登記之助產機構、醫療機構、產後護理機構或其他經中央主管機關認可之機構為之（第 12 條）。助產人員停業或歇業時，應自事實發生之日起 30 日內，報請原發執業執照機關備查（第 12-1 條）。

（二）助產機構

助產人員得設立助產機構執行業務。助產人員申請設立助產機構執行業務，須在中央主管機關指定之醫療機構、助產機構執行助產業務 2 年以上，始得為之（第 14 條）。

助產機構應以其申請設立之助產人員為負責人，對其業務負督導責任。助產機構負責人因故不能執行業務，應指定助產人員代理。代理期間超過 1 個月者，應報請原發開業執照機關備查。前項代理期間，最長不得逾 1 年（第 15 條）。

助產機構之設施

項目	規定
床數	得依需要設置 9 床以下之觀察床 觀察床應設聯繫設備及隔離視線之屏障物
基本設備	1. 產房　　　　　　　6. 保溫箱 2. 觀察室　　　　　　7. 消毒鍋 3. 觀察床　　　　　　8. 調奶設備 4. 嬰兒床　　　　　　產房及嬰兒床不得設置於地下室 5. 產臺
執行接生業務時，應具 備藥物及設備	1. 接生器材用物　　　5. 灌腸、導尿器、沖洗器 2. 血壓計及聽診器　　6. 會陰縫合器材 3. 成人及嬰兒體重計　7. 子宮收縮劑（口服藥及針劑） 4. 成人及嬰兒身高測量計　8. 新生兒用藥膏
急救藥物及設備	1. 氧氣　　　　　　　5. 抽吸設備 2. 鼻管　　　　　　　6. 甦醒袋 3. 人工氣道　　　　　7. 靜脈點滴設備 4. 氧氣面罩　　　　　8. 強心針

分娩階段

階段	狀況
第一階段	子宮頸口開
第二階段	子宮頸口開至 10 公分讓胎兒頭通過，12～14 小時
第三階段	胎兒出生，從 10 分鐘到 3 小時
第四階段	胎盤排出，從 5 到 30 分鐘
復原期	1～2 小時

新式醫院生產環境-LDR

分娩方式之選擇	
傳統的照護模式	LDR照護模式
懷孕、生產被視為**醫療事件**	懷孕、分娩等生產過程是伴隨著情緒、社會、身體和壓力等變化之**正常生理過程**
制度化的環境	較為舒適的，**如家一般**的環境
生產、分娩、產後恢復皆在**不同的場所**	生產、分娩、產後恢復的照護在**相同場所**
較缺乏隱私	**較隱私**、安靜
消費者的反應趨向兩極化，可能不滿意或有合理的滿意感	消費者均有**很高的滿意度**
父親或其他支持者可得知生產的進行及生產情形	鼓勵父親及其他支持者積極參與待產、生產照護等過程
僵硬、常規性的政策與照護流程	**有彈性、支持性及個別性**之照護政策與處理程序

17.1 傳染病防治法

傳染病依《傳染病防治法》（民國 108 年 6 月 19 日），指下列由中央主管機關依致死率、發生率及傳播速度等危害風險程度高低分類之疾病（第 3 條）：

1. 第一類傳染病：指天花、鼠疫、嚴重急性呼吸道症候群等。
2. 第二類傳染病：指白喉、傷寒、登革熱等。
3. 第三類傳染病：指百日咳、破傷風、日本腦炎等。
4. 第四類傳染病：指前三款以外，經中央主管機關認有監視疫情發生或施行防治必要之已知傳染病或症候群。
5. 第五類傳染病：指前四款以外，經中央主管機關認定其傳染流行可能對國民健康造成影響，有依本法建立防治對策或準備計畫必要之新興傳染病或症候群。

（一）通報（第 39 條）

1. 第一類、第二類傳染性疾病應於 24 小時內完成通報。
2. 第二類傳染性疾病應於 1 週內完成通報。
3. 指定傳染病（第四類）及新感染症（第五類）之報告，依中央主管機關公告之期限及規定方式爲之。

（二）隔離（第 44 條）

1. 第一類傳染病病人，「應」強制施行隔離治療。
2. 第二類或第三類傳染病病人，於必要時「得」強制隔離治療。
3. 指定傳染病及新感染症之防治措施，由中央主管機關公告之。

（三）檢體之檢驗與報告（第 46 條）

1. 第一類傳染病及新感染症之相關檢體，應送中央主管機關或其指定之具實驗能力試驗證明之機構檢驗。
2. 其他傳染病之檢體，得由中央主管機關委託之衛生、醫療（醫事）機構、學術或研究機構檢驗。
3. 檢驗結果應報告地方及中央主管機關。

（四）屍體之處理（第 50 條）

1. 病患家屬對於經確認染患第一類傳染病之屍體應於 24 小時內入殮並火化。
2. 病患家屬對於經確認染患第五類新傳染病之屍體，應於中央主管機關公告之期限內入殮並火化。
3. 其他傳染病致死之屍體，有特殊原因未能火化時，應報請地方主管機關核准後，依規定深埋（指深於 120 公分）。

（五）配合檢疫檢查之義務

民眾對於傳染病發生或有發生之虞時，應配合接受主管機關之檢查、治療、預防接種或其他防疫、檢疫措施（第 36 條）。

地方主管機關接獲傳染病或疑似傳染病之報告或通知時，應迅速檢驗診斷，調查傳染病來源或採行其他必要之措施，並報告中央主管機關。傳染病或疑似傳染病病人及相關人員對於前項之檢驗診斷、調查及處置，不得拒絕、規避或妨礙（第 43 條）。

傳染病病人經主管機關通知於指定隔離治療機構施行隔離治療時，應依指示於隔離病房內接受治療，不得任意離開；如有不服指示情形，醫療機構應報請地方主管機關通知警察機關協助處理（第 45 條）。

中央各目的事業主管機關應配合及協助辦理傳染病防治事項

主管機關	防治事項
內政	入出國（境）管制、協助督導地方政府辦理居家隔離民眾之服務等事項
外交	與相關外國政府及國際組織聯繫、持外國護照者之簽證等事項
財政	國有財產之借用等事項
教育	學生及教職員工之宣導教育與傳染病監控防治等事項
法務	矯正機關收容人之傳染病監控防治等事項
經濟	防護裝備供應、工業專用港之管制等事項
交通	機場與商港管制、運輸工具之徵用等事項
大陸事務	臺灣地區與大陸地區或香港、澳門之人員往來政策協調等事項
環境保護	公共環境清潔、消毒及廢棄物清理等事項
農業	人畜共通傳染病之防治、漁港之管制等事項
勞動	勞動安全衛生及工作權保障等事項
新聞及廣播電視	新聞處理與發布、政令宣導及廣播電視媒體指定播送等事項
海巡	防範海域、海岸、河口與非通商口岸傳染病媒介物之查緝走私及非法入出國等事項
其他	辦理傳染病防治必要之相關事項

中央主管機關及直轄市、縣（市）主管機關（地方主管機關）執行《傳染病防治法》所定事項權責劃分

主管機關	權責劃分
中央主管機關	1. 訂定傳染病防治政策及計畫，包括預防接種、傳染病預防、流行疫情監視、通報、調查、檢驗、處理、檢疫、演習、分級動員、訓練及儲備防疫藥品、器材、防護裝備等措施 2. 監督、指揮、輔導及考核地方主管機關執行傳染病防治工作有關事項 3. 設立預防接種受害救濟基金等有關事項 5. 執行國際及指定特殊港埠之檢疫事項 6. 辦理傳染病防治有關之國際合作及交流事項 7. 其他中央主管機關認有防疫必要之事項
地方主管機關	1. 依據中央主管機關訂定之傳染病防治政策、計畫及轄區特殊防疫需要，擬定執行計畫付諸實施，並報中央主管機關備查 2. 執行轄區各項傳染病防治工作，包括預防接種、傳染病預防、流行疫情監視、通報、調查、檢驗、處理、演習、分級動員、訓練、防疫藥品、器材、防護裝備之儲備及居家隔離民眾之服務等事項 3. 執行轄區及前款第四目以外港埠之檢疫事項 4. 辦理中央主管機關指示或委辦事項 5. 其他應由地方主管機關辦理事項

17.2 人類免疫缺乏病毒傳染防治及感染者權益保障條例

　　《後天免疫缺乏症候群防治條例》自 79 年 12 月 17 日公布施行，其後歷經 6 次修正，其間並於 96 年修正名稱為《人類免疫缺乏病毒傳染防治及感染者權益保障條例》（民國 107 年 6 月 13 日）。

（一）檢查

　　主管機關應通知下列之人，至指定之醫事機構，接受人類免疫缺乏病毒（HIV）諮詢與檢查（第 15 條）：

1. 接獲報告或發現感染或疑似感染人類免疫缺乏病毒者。
2. 與感染者發生危險性行為、共用針具、稀釋液、容器或有其他危險行為者。
3. 經醫事機構依第 11 條第 3 項通報之陽性反應者。
4. 輸用或移植感染人類免疫缺乏病毒之血液、器官、組織、體液者。
5. 其他經中央主管機關認為有檢查必要者。

　　檢查費用由中央主管機關及中央各目的事業主管機關編列之，前項第 5 款有檢查必要之範圍，由中央主管機關公告之。

　　公告有接受 HIV 檢查必要對象如下：意圖營利與人為性交或猥褻之行為者及相對人；毒品施打、吸食或販賣者；查獲 3 人以上（含 3 人）有吸食毒品之藥物濫用性派對參加者；矯正機關收容人；性病患者；外籍勞工；役男；義務役預備軍官及預備士官、常備兵；嬰兒其生母查無孕期人類免疫缺乏病毒檢查報告或診治醫師認為有檢查必要者。

　　有下列情形之一者，因醫療之必要性或急迫性，醫事人員得採集檢體進行人類免疫缺乏病毒感染檢測，無需受檢查人或其法定代理人之同意（第 15-1 條）：

1. 疑似感染來源，有致執行業務人員因執行業務而暴露血液或體液受人類免疫缺乏病毒感染之虞。
2. 受檢查人意識不清無法表達意願。
3. 新生兒之生母不詳。

　　因醫療之必要性或急迫性，未滿 20 歲之人未能取得法定代理人之即時同意，經本人同意，醫事人員得採集檢體進行人類免疫缺乏病毒感染檢測。

（二）檢驗

　　有下列情形之一者，應事先實施人類免疫缺乏病毒有關檢驗（第 11 條）：

1. 採集血液供他人輸用。但有緊急輸血之必要而無法事前檢驗者，不在此限。
2. 製造血液製劑。
3. 施行器官、組織、體液或細胞移植。

　　前項檢驗呈陽性反應者，其血液、器官、組織、體液及細胞，不得使用。但受移植之感染者於器官移植手術前以書面同意者，不在此限。醫事機構對第一項檢驗呈陽性反應者，應通報主管機關。

（三）通報

　　醫事人員發現感染者應於 24 小時內向地方主管機關通報；其通報程序與內容，由中央主管機關訂定之。主管機關為防治需要，得要求醫事機構、醫師或法醫師限期提供感染者之相關檢驗結果及治療情形，醫事機構、醫師或法醫師不得拒絕、規避或妨礙（第 13 條）。

篩檢前後諮詢流程及注意事項

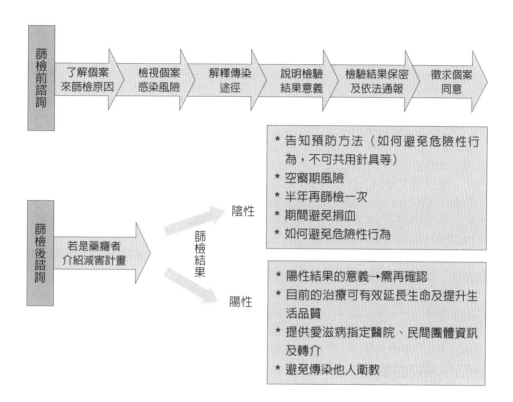

篩檢前諮詢 → 了解個案來篩檢原因 → 檢視個案感染風險 → 解釋傳染途徑 → 說明檢驗結果意義 → 檢驗結果保密及依法通報 → 徵求個案同意

篩檢後諮詢 → 若是藥癮者介紹減害計畫 → 篩檢結果

陰性
* 告知預防方法（如何避免危險性行為，不可共用針具等）
* 空窗期風險
* 半年再篩檢一次
* 期間避免捐血
* 如何避免危險性行為

陽性
* 陽性結果的意義→需再確認
* 目前的治療可有效延長生命及提升生活品質
* 提供愛滋病指定醫院、民間團體資訊及轉介
* 避免傳染他人衛教

愛滋服務相關流程

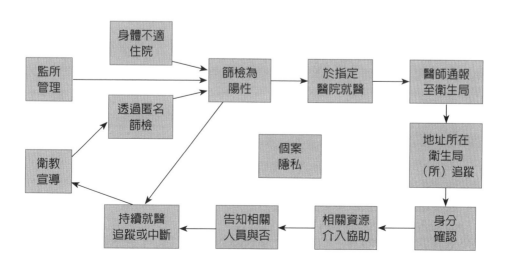

監所管理 → 篩檢為陽性
身體不適住院 → 篩檢為陽性
透過匿名篩檢
衛教宣導
篩檢為陽性 → 於指定醫院就醫 → 醫師通報至衛生局 → 地址所在衛生局（所）追蹤 → 身分確認 → 相關資源介入協助 → 告知相關人員與否 → 持續就醫追蹤或中斷
個案隱私

18.1 食品衛生

　　食品的消費對象是人類，為顧及健康，食品中不能有任何危及健康的成分存在，因此各國政府對其衛生規格均訂有食品級或食品衛生標準，以保障國民健康。

　　世界衛生組織對食品衛生的定義如下：「自食品原料的種植、生產或製造至最終消費的全部過程，為確保食品的安全性、完整性及健全性所必須的方法」。食品衛生必須從原物料控管、加工處理的衛生管理、消費者的衛生教育三方面著手管理與整合。

（一）食安基本原則

　　保證食品具有正確而必要的標示，以保障消費者知的權益。而在管理與設備上需要具有下列的基本原則來配合：

　　1. 確認：從原料購入到成品出庫，每一環節都應該能夠確保食品安全性。

　　2. 防止污染：防止異物、重金屬、殘留農藥、食物中毒菌的附著及混入或是避免引起食品品質降低的微生物附著，防止工廠環境、機械、器具、落下細菌與作業員所造成的污染也是有其必要性的。

　　3. 覆核：針對錯誤可能會再度發生的預防措施，應建立工程程序中的檢查體制（包括覆核）與品質保證體系。

　　4. 標示管理：應該在包裝容器上標示、名稱等相關資訊，有正確判斷依據以提供消費者選購，另外，工廠內也應該廣泛使用條碼（Barcode）在品質管理上。

　　5. 保存紀錄：有關「重要」製程之管理紀錄與品質管理紀錄應該妥為保存，以供日後追查與分析用，並可以作為業者自我保護的證據。

（二）食安的重要性

　　食品衛生安全的重要性如下：

　　1. 食品衛生問題是一項重要但困惑民眾的議題：民眾由於對衛生觀念之不足與專業知識的限制，對有關食品衛生問題的報導，不僅產生困惑，常有挫折感。民眾不容易了解食品產製之衛生問題，也不容易蒐集相關資訊。媒體對食品衛生安全議題，只知報導事實，未提出因應對策並建立正確見解，常造成誇大渲染。

　　2. 食品衛生安全問題之爭議與誤解原因：食品種類與形式日益多樣化，民眾對食品製造流程缺乏了解而心生恐懼，一般民眾對食品衛生安全所牽涉的危害與利益觀念缺乏完全了解，而常有超級健康的食品與對製造環境的無理要求，及對食品添加物的誤解。

（三）主要食安問題

　　主要食品衛生安全問題：

　　1. 食品添加物：影響人體健康的添加物，都嚴格禁止使用。

　　2. 農藥殘留：除草劑、殺蟲劑等田間使用藥物。

　　3. 天然毒性成分：主要為水生動物與陸生植物所含的毒性物質。

　　4. 環境污染：農產品與食品原料受到工業污染的情形十分嚴重。

　　5. 營養不良：包括營養過剩（肥胖）與不足。

　　6. 產毒與病原性微生物：包括食物中毒的病因物質、產生毒素的微生物、造成食品腐敗的微生物。

民眾對食品衛生與安全的誤解與迷思

誤解與迷思	說明
對食品無菌觀念的過度要求	就微生物數量而言，要依據其產品特性來設定，但不可輕忽人體的免疫系統，一般是確保食品在保存期限內，殺滅病原菌並抑制腐敗菌，使其在此期間不會孳生造成問題
對食品添加物定義與使用上的誤解	食品添加物的使用有其利弊得失，應取其優點而避開使用上的缺失
對化學品的誤解與恐懼	名稱的空洞及辭不達意常會引起誤解與恐懼，化學物質有好有壞，應該正視、解決或有效管理
食品衛生與品質的觀念混淆	品質項目應涵蓋衛生，然而，品質與衛生是不相等，如 HACCP 設計的目標是衛生管制，但業者若擴大解釋為品質保證，則屬不妥

臺灣食品安全管理涉及機關

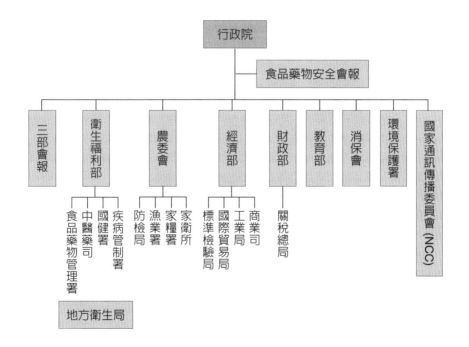

18.2 食品安全衛生管理法

　　《食品安全衛生管理法》（民國 108 年 6 月 12 日）是我國食品安全衛生管理的根本大法，於 64 年通過，隨著科技迅速發展，食品業界所面臨的風險也與日俱增，各種添加化學物質所衍生的問題，近來直接衝擊臺灣的事件，如三聚氰胺毒奶粉、塑化劑食品、瘦肉精牛肉、混充油品等，致使食管法歷經 11 次修法，尤其是 99 年至 103 年，年年修法，以期遏阻危害食品安全衛生的事件發生。

　　102 及 103 年三次修法重點：

　　1. 行政院應設立食品安全會報；2. 建構風險評估諮議體系；3. 警察機關應派員協助主管機關稽查；4. 業者自主管理，產品定期檢驗，設置實驗室；5. 業者強制登錄；6. 聘用一定比例專門職業或技術證照人員；7. 分廠分照制度；8. 產品追溯追蹤系統，使用電子發票，以電子方式申報；9. 強化產品標示規定，確保消費者知的權益；10. 提高罰鍰與刑度；11. 保障檢舉人，保護消費者；12. 設立食安基金；13. 強化複方食品添加物管理；14. 提升基因改造食品原料管理位階。

（一）食品安全風險管理

　　主管機關採行的食品安全衛生管理措施應以風險評估為基礎，符合滿足國民享有的健康、安全食品以及知的權利、科學證據原則、事先預防原則、資訊透明原則，建構風險評估以及諮議體系。中央主管機關應召集食品安全、毒理與風險評估等專家學者及民間團體組成食品風險評估諮議會為之（第 4 條）。

　　各級主管機關依科學實證，建立食品衛生安全監測體系，於監測發現有危害食品衛生安全之虞的事件發生時，應主動查驗，並發布預警或採行必要管制措施。前項主動查驗、發布預警或採行必要管制措施，包含主管機關應抽樣檢驗、追查原料來源、產品流向、公布檢驗結果及揭露資訊，並令食品業者自主檢驗（第 5 條）。

　　各級主管機關應設立通報系統，劃分食品引起或感染症中毒，由衛生福利部食品藥物管理署或衛生福利部疾病管制署主管之，蒐集並受理疑似食品中毒事件之通報。醫療機構診治病人時，發現有疑似食品中毒之情形，應於 24 小時內向當地主管機關報告（第 6 條）。

（二）食品添加物管理

　　1. 食品添加物之品名、規格及其使用範圍、限量標準，由中央主管機關定之（第 18 條）。

　　2. 食品添加物及其原料之容器或外包裝，應以中文及通用符號明顯標示（第 24 條）。

　　3. 經中央主管機關公告之食品添加物，其製造、加工、調配、改裝、輸入或輸出，非經中央主管機關查驗登記並發給許可文件，不得為之（第 21 條）。

　　4. 食品業者輸入食品添加物，其屬複方者，應檢附原產國之製造廠商或負責廠商出具之產品成分報告及輸出國之官方衛生證明。但屬香料者，不在此限（第 35 條）。

　　5. 建立追溯追蹤系統（第 9 條）。業者自主檢驗（第 5 及 7 條）。食品添加物登錄制度（第 8 條）。食品添加物源頭稽查（第 35 條）。

食品安全衛生管理法修法

（自 64 年 1 月 28 日公布施行迄今，歷經 18 次修正）

	舊　法	102年6月19日 全文修正	103年2月5日 部分條文修正 （28條文）	103年12月10日 部分條文修正 （20條文）
法　名	食品衛生管理法		食品安全衛生管理法	食品安全衛生管理法
章　節	7	10	10	10
條　文	40	60	60+4 （§48-1, 49-1, 55-1, 56-1）	60+4+3 （§2-1, 42-1, 49-2）

食品添加物出廠前注意事項

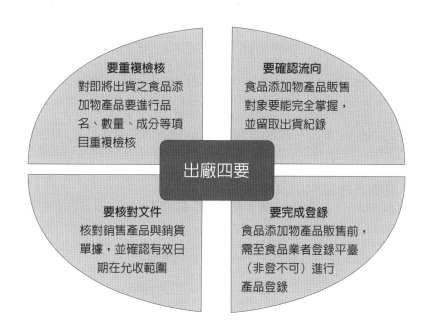

要重複檢核
對即將出貨之食品添加物產品要進行品名、數量、成分等項目重複檢核

要確認流向
食品添加物產品販售對象要能完全掌握，並留取出貨紀錄

出廠四要

要核對文件
核對銷售產品與銷貨單據，並確認有效日期在允收範圍

要完成登錄
食品添加物產品販售前，需至食品業者登錄平臺（非登不可）進行產品登錄

18.3 健康食品管理法

《健康食品管理法》（民國 107 年 1 月 24 日）共 7 章 31 條，內容包括：總則（立法目的、健康食品定義、保健功效之表達、主管機關）、健康食品之許可、健康食品之安全衛生管理、健康食品之標示及廣告、健康食品之稽查及取締、罰則、附則。

健康食品指具有保健功效，並標示或廣告其具該功效之食品。保健功效，係指增進民眾健康、減少疾病危害風險，且具有實質科學證據之功效，非屬治療、矯正人類疾病之醫療效能，並經中央主管機關公告者（第 2 條）。

健康食品之保健功效，應以下列方式之一表達（第 4 條）：

1. 如攝取某項健康食品後，可補充人體缺乏之營養素時，宣稱該食品具有預防或改善與該營養素相關疾病之功效。

2. 敘述攝取某種健康食品後，其中特定營養素、特定成分或該食品對人體生理結構或生理機能之影響。

3. 提出科學證據，以支持該健康食品維持或影響人體生理結構或生理機能之說法。

4. 敘述攝取某種健康食品後的一般性好處。

（一）健康食品之許可

食品非依本法之規定，不得標示或廣告為健康食品。食品標示或廣告提供特殊營養素或具有特定保健功效者，應依本法之規定辦理之（第 6 條）。

製造、輸入健康食品，應將其成分、規格、作用與功效、製程概要、檢驗規格與方法，及有關資料與證件，連同標籤及樣品，並繳納證書費、查驗費，申請中央主管機關查驗登記，發給許可證後，始得製造或輸入（第 7 條）。

健康食品之製造、輸入許可證有效期限為 5 年，期滿仍須繼續製造、輸入者，應於許可證到期前 3 個月內申請中央主管機關核准展延之。但每次展延不得超過 5 年。逾期未申請展延或不准展延者，原許可證自動失效（第 8 條）。

（二）健康食品之標示及廣告

健康食品應以中文及通用符號顯著標示下列事項於容器、包裝或說明書上（第 13 條）：

1. 品名。

2. 內容物名稱；其為二種以上混合物時，應分別標明。

3. 淨重、容量或數量。

4. 食品添加物名稱；混合二種以上食品添加物，以功能性命名者，應分別標明添加物名稱。

5. 有效日期、保存方法及條件。

6. 廠商名稱、地址。輸入者應註明國內負責廠商名稱、地址。

7. 核准之功效。

8. 許可證字號、「健康食品」字樣及標準圖樣。

9. 攝取量、食用時應注意事項及其他必要之警語。

10. 營養成分及含量。

11. 其他經中央主管機關公告指定之標示事項。

健康食品之標示或廣告不得有虛偽不實、誇張之內容，其宣稱之保健效能不得超過許可範圍，並應依中央主管機關查驗登記之內容。健康食品之標示或廣告，不得涉及醫療效能之內容（第 14 條）。

健康食品安全評估分類

第 1 類	第 2 類	第 3 類	第 4 類
1. 傳統食用原料、通常食品加工形式 2. 具有完整之毒理學安全性學術文獻報告及曾供食用之紀錄,且其原料組成成分及製造過程與所提具之學術文獻報告完全相符	原料為屬傳統食用而非以通常加工形式供食者	原料非屬傳統食用者	原料非屬傳統食用且含有致癌物之類似物者
	28 天餵食毒性試驗	90 天餵食毒性試驗	90 天餵食毒性試驗
	基因毒性試驗	基因毒性試驗	基因毒性試驗
		致畸試驗	致畸試驗
			致癌性試驗
免再進行毒性測試			繁殖試驗

健康食品查驗登記係採雙軌制

分類	說明
第一軌: 個案審查	業者須檢具製程品管及各種實驗或科學驗證,向衛生福利部提出申請,經衛生福利部健康食品諮議會委員審查評估其安全無虞以及科學佐證之功效性,獲得通過,始取得健康食品許可證,所准許宣稱之保健功效範圍,取決於個別產品所提出的科學驗證之結果
第二軌: 規格標準審查	產品成分符合衛生福利部公告之健康食品規格標準,並由學理確立產品保健功效者,無需進行保健功效評估試驗,目前已公告的健康食品規格標準為魚油及紅麴兩項,凡獲得通過者,可宣稱之保健功效範圍均相同

健康食品審查流程

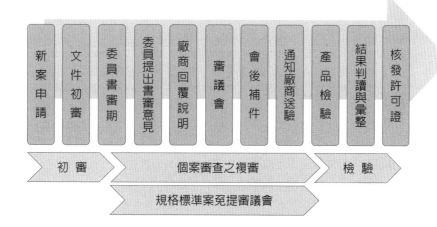

18.4 藥物

藥物的定義，依《藥事法》（民國107年1月31日）如下：藥物，係指藥品及醫療器材（第4條）。藥品，係指下列各款之一之原料藥及製劑（第6條）：

1. 載於中華藥典或經中央衛生主管機關認定之其他各國藥典、公定之國家處方集，或各該補充典籍之藥品。
2. 未載於前款，但使用於診斷、治療、減輕或預防人類疾病之藥品。
3. 其他足以影響人類身體結構及生理機能之藥品。
4. 用以配製前三款所列之藥品。

（一）名詞定義

1. 製劑：係指以原料藥經加工調製，製成一定劑型及劑量之藥品。製劑分為醫師處方藥品、醫師藥師藥劑生指示藥品、成藥及固有成方製劑。成藥之分類、審核、固有成方製劑製售之申請、成藥及固有成方製劑販賣之管理及其他應遵行事項之辦法，由中央衛生主管機關定之（第8條）。

2. 醫師處方藥品：係指經中央衛生主管機關審定，在藥品許可證上，載明須由醫師處方或限由醫師使用者（《施行細則》第3條）。

3. 成藥：係指原料藥經加工調製，不用其原名稱，其摻入之藥品，不超過中央衛生主管機關所規定之限量，作用緩和，無積蓄性，耐久儲存，使用簡便，並明示其效能、用量、用法，標明成藥許可證字號，其使用不待醫師指示，即供治療疾病之用者（第9條）。

4. 固有成方製劑：係指依中央衛生主管機關選定公告具有醫療效能之傳統中藥處方調製（劑）之方劑（第10條）。

（二）新藥、學名藥

依《藥事法》第7條規定，新藥係指經中央衛生主管機關審查認定屬新成分、新療效複方或新使用途徑製劑之藥品。其中新成分係指新發明之成分可供藥用者；新療效複方，係指已核准藥品具有新醫療效能，或兩種以上已核准成分之複方製劑，具有優於各該單一成分藥品之醫療效能者；新使用途徑，係指已核准藥品改變其使用途徑者。

除《藥事法》前揭定義新藥，我國《藥品查驗登記登記審查準則》中就西藥之新劑型、新使用劑量、新單位含量等製劑，準用新藥規定。換言之，藥品其主成分、主成分組合、使用途徑或療效於查驗登記審查是第一次被核准，通過備查之藥品就是國內的新藥，而該藥品是否為處方藥或是否受專利權保護，皆非新藥所需規範的。

學名藥係指與國內已核准之藥品具同成分、同劑型、同劑量、同療效的製劑。原廠藥於其主成分的物品專利期限屆滿後，其他廠商得在不侵犯該專利藥的其他專利（如方法專利）下，生產相同「化學學名」成分之製劑，故稱「學名藥」。

學名藥實質要件上要求與首家核准藥品的安全性及有效性應為一致，是以任何可能造成安全性及有效性變化的改變（如劑型、劑量或適應症不同）因素，皆非學名藥。

藥品分級

等級	成藥		指示藥	處方藥
	甲類成藥	乙類成藥		
級別	普通級藥品		輔導級藥品	限制級藥品
用藥安全性	較高		次高	須特別注意
藥效	緩和		中等	強烈
取得方式	民眾可自行購買使用		在醫師、藥師或藥劑生的指示下使用	經醫師開立處方，藥師調配後使用
取得地點	領有藥商許可證之商店	百貨、雜貨店或餐飲業	社區藥局、藥房、醫療院所	醫療院所
外包裝標示	1.「衛署成製第XXXXX號」 2.「甲類成藥」或「乙類成藥」		1.「衛署藥製字第XXXXX號」或「衛署藥輸字第XXXXX號」 2.「經醫師、藥師、藥劑生指示使用」	1.「衛署藥製字第XXXXX號」或「衛署藥輸字第XXXXX號」 2.「本藥須由醫師處方使用」
範例	金十字胃腸藥、撒隆巴斯、紅藥水	綠油精、曼秀雷敦軟膏	普拿疼、感冒糖漿、保力達B、康貝特口服液、善存、寧適、沙威隆	福善美保骨錠、干安能、威而鋼、柔沛、諾美婷

學名藥和原廠藥二者「相等」的內涵

項目	說明
化學相等	學名藥的劑型、主成分的純度、含量，必須和原廠藥完全相同，其餘惰性組成物、外觀則無一定限制
生物相等	同等劑量的學名藥和原廠藥分別投予同一人時，主成分到達作用部位的量必須相當
療效／臨床相等	兩種藥品在同一人身上產生相同的臨床效用及／或毒性

18.5 藥事法

依《藥事法》（民國 107 年 1 月 31 日），藥事係指藥物、藥商、藥局及其有關事項（第 1 條）。59 年 8 月 17 日總統令制定公布《藥物藥商管理法》（全文 90 條）。82 年 2 月 5 日總統令修正公布名稱爲《藥事法》（全文 106 條）。

《藥事法》管理的對象如下：藥商、藥局、藥物查驗登記、藥物之販賣及製造、管制藥品及毒劇藥品、藥物廣告。

（一）藥商

藥商，係指以下規定之業者（第 14 條）：1. 藥品或醫療器材販賣業者。2. 藥品或醫療器材製造業者。

申請藥商登記者，其藥商種類及應載明之營業項目，應依《藥事法》第 14 條至第 18 條之規定。西藥販賣業者，由藥劑生駐店管理時，其營業項目應加註不販賣麻醉藥品。藥商經營醫用放射性藥品者，應依有關法令規定，申請核准後始得販賣（《藥事法施行細則》第 11 條）。

藥品製造業者，係指經營藥品之製造、加工與其產品批發、輸出及自用原料輸入之業者。藥品製造業者輸入自用原料，應於每次進口前向中央衛生主管機關申請核准後，始得進口；已進口之自用原料，非經中央衛生主管機關核准，不得轉售或轉讓（第 16 條）。

（二）藥局

藥局，係指藥師或藥劑生親自主持，依法執行藥品調劑、供應業務之處所。藥局得兼營藥品及一定等級之醫療器材零售業務。一定等級之醫療器材之範圍及種類，由中央衛生主管機關定之（第 19 條）。修習中藥課程達適當標準之藥師，親自主持之藥局，得兼營中藥之調劑、供應或零售業務（第 35 條）。

藥品之調劑，非依一定作業程序，不得爲之；其作業準則，由中央衛生主管機關定之。調劑應由藥師爲之。但不含麻醉藥品者，得由藥劑生爲之（第 37 條）。

（三）藥物查驗登記申請

製造、輸入藥品，應將其成分、規格、性能、製法之要旨，檢驗規格與方法及有關資料或證件，連同原文和中文標籤、原文和中文仿單及樣品，並繳納費用，向中央衛生主管機關（衛生福利部）申請查驗登記，經核准發給藥品許可證後，始得製造或輸入（第 39 條）。

（四）管制藥品及毒劇藥品

西藥販賣業者及西藥製造業者，購存或售賣管制藥品及毒劇藥品，應將藥品名稱、數量詳列簿冊，以備檢查。管制藥品並應專設櫥櫃加鎖儲藏。管制藥品及毒劇藥品之標籤，應載明警語及足以警惕之圖案或顏色（第 59 條）。

（五）藥物廣告管理

藥物廣告，係指利用傳播方法，宣傳醫療效能，以達招徠銷售爲目的之行爲（第 24 條）。採訪、報導或宣傳，其內容暗示或影射醫療效能者，視爲藥物廣告（第 70 條）。非藥物不得爲醫療效能之標示或宣傳（第 69 條）。

規定非藥商不得爲藥物廣告（第 65 條）。刊播藥物廣告需先得到核准（第 66 條）。

我國藥政管理系譜

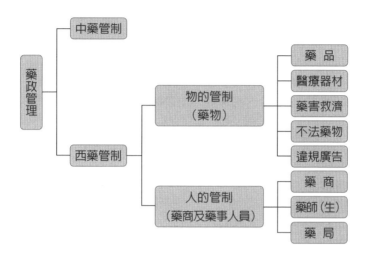

藥局義務

義務	條文
標示身分義務	《藥事法》第 34 條第一項：藥局應請領藥局執照，並於明顯處標示經營者之身分姓名 《藥事法施行細則》第 14 條：藥商許可執照、藥局執照，應懸掛於營業處所之明顯位置
親自主持義務	《藥師法》第 20 條：藥師應親自主持其所經營之藥局業務，受理醫師處方或依《中華藥典》、《國民處方選輯》之處方調劑 《藥事法施行細則》第 18 條：藥品販賣業者依本法第 28 條規定聘用之藥師、藥劑生或中醫師，或本法第 19 條規定親自主持藥局業務之藥師、藥劑生，均應親自在營業場所執行業務，其不在場時，應於門口懸掛明顯標示
強制調劑義務	《藥師法》第 12 條：藥師執行調劑業務，非有正當理由，不得拒絕為調劑。藥局標示為日夜調劑者，其藥師應日夜為之
嚴重藥物不良反應通報義務	《藥事法》第 45-1 條：醫療機構、藥局及藥商對於因藥物所引起之嚴重不良反應，應行通報
積極受檢義務	《藥事法》第 72 條：衛生主管機關得派員檢查醫療機構或藥局之有關業務，並得出具單據抽驗其藥物，受檢者不得無故拒絕。但抽驗數量以足供檢驗之用者為限 《藥事法》第 73 條：直轄市、縣（市）衛生主管機關應每年定期辦理藥商及藥局普查。藥商或藥局對於前項普查，不得拒絕、規避或妨礙

18.6 管制藥品管理條例

管制藥品的定義係依《管制藥品管理條例》（民國 106 年 6 月 14 日）第 3 條：係指成癮性麻醉藥品、影響精神藥品、其他認為有加強管理必要之藥品。管制藥品限供醫藥及科學上之需用，依習慣性、依賴性、濫用性及社會危害性之程度，分四級管理。其分級及品項，由衛生福利部設置管制藥品審議委員會審議後，報請行政院核定公告。

管制藥品之使用，除醫師、牙醫師、獸醫師、獸醫佐或醫藥教育研究試驗人員外，不得為之。獸醫佐使用管制藥品，以符合《獸醫師法》第 16 條第 2 項規定者為限（第 5 條）。醫師、牙醫師、獸醫師及獸醫佐非為正當醫療之目的，不得使用管制藥品。醫藥教育研究試驗人員非經中央衛生主管機關核准之正當教育研究試驗，不得使用管制藥品（第 6 條）。

（一）管制藥品之規定
醫師、牙醫師使用管制藥品之規定：
1. 必須為正當醫療之目的（第 6 條）。
2. 使用第一級至第三級管制藥品，應開立管制藥品專用處方箋（第 8 條）。
3. 領有食品藥物管理署核發之管制藥品使用執照，才可使用第一級至第三級管制藥品或開立管制藥品專用處方箋（第 7 條）。
4. 醫療機構未經中央衛生主管機關核准，不得使用第一級、第二級管制藥品，從事管制藥品成癮治療業務（第 12 條）。
5. 使用第一級至第三級管制藥品時，應將使用執照號碼載明於管制藥品專用處方箋（《施行細則》第 4 條）。

（二）管制藥品之調劑
管制藥品之調劑，除醫師、牙醫師、藥師或藥劑生外，不得為之。藥劑生得調劑之管制藥品，不含麻醉藥品。醫師、牙醫師調劑管制藥品，依《藥事法》第 102 條之規定（第 9 條）。

管制藥品調劑之規定如下：
1. 醫師、牙醫師、藥師或藥劑生調劑第一級至第三級管制藥品，非依醫師、牙醫師開立之管制藥品專用處方箋，不得為之（第 10 條）。
2. 第一級至第三級管制藥品，應由領受人憑身分證明簽名領受（第 10 條）。
3. 第一級、第二級管制藥品專用處方箋，以調劑一次為限（第 10 條）。
4. 供應含管制藥品成分屬醫師、藥師、藥劑生指示藥品者，應將領受人之姓名、住址、所購品量、供應日期，翔實登錄簿冊。但醫療機構已登載於病歷者，不在此限（第 11 條）。

（三）國內運輸憑照管理
在國內運輸第一級、第二級管制藥品，應向食品藥物管理署申請核發憑照，始得為之。但持有當地衛生主管機關證明，為辦理該藥品銷燬作業而運輸者，不在此限（第 23 條）。

（四）管制藥品銷燬
領有管制藥品登記證者銷燬管制藥品，應申請當地衛生主管機關核准後，會同該衛生主管機關為之。領有管制藥品登記證者調劑、使用後之殘餘管制藥品，應由其管制藥品管理人會同有關人員銷燬，並製作紀錄備查（第 26 條）。

管制藥品與毒品的管理區別

	管制藥品	毒品
主管機關	衛生福利部（食品藥物管理署）	法務部（檢察司）
法規前身	《麻醉藥品管理條例》18.11.11 公布	《肅清煙毒條例》81.7.27 公布
法規名稱	《管制藥品管理條例》 88.6.2 公布、106.6.14 修正公布	《毒品危害防制條例》 87.5.20 公布、106.6.14 修正公布
定義	1. 成癮性麻醉藥品 2. 影響精神藥品 3. 其他認為有加強管理必要之藥品 * 限供醫藥及科學上之需用	具有成癮性、濫用性及對社會危害性之 1. 麻醉藥品與其製品 2. 影響精神物質與其製品
分級依據	習慣性、依賴性、濫用性、社會危害性；分四級管理	成癮性、濫用性、社會危害性；分四級管理
分級品項審議	衛生福利部管制藥品審議委員會審議，報請行政院核定公告	法務部毒品審議委員會審議，報請行政院核定公告

管制藥品管理目的

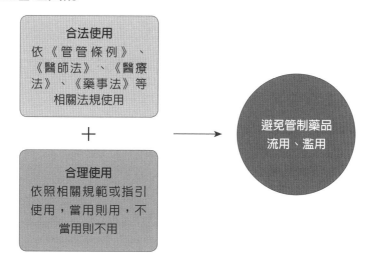

管制藥品使用及其適用法律

藥品來源	使用情形	適用法律	案例
合法管制藥品	合法使用	《管制藥品管理條例》（管制藥品）	簿冊登載或申報不翔實
合法管制藥品	非法使用	《毒品危害防制條例》（毒品）	美沙冬流出轉賣
非法管制藥品	合法使用	《藥事法》（偽禁藥）	醫院貪便宜買到假藥
非法管制藥品	非法使用	《毒品危害防制條例》（毒品）、《藥事法》（偽禁藥）	施用海洛因、安非他命

18.7 毒品危害防制條例

　　《毒品危害防制條例》（民國106年6月14日）第2條對「毒品」之定義，為指具有成癮性、濫用性及對社會危害性之麻醉藥品與其製品及影響精神物質與其製品。
　　毒品依其成癮性、濫用性及對社會危害性分為四級，其品項如下：
1. 第一級：海洛因、嗎啡、鴉片、古柯鹼及其相類製品。
2. 第二級：罌粟、古柯、大麻、安非他命、配西汀、潘他唑新及其相類製品。
3. 第三級：西可巴比妥、異戊巴比妥、納洛芬及其相類製品。
4. 第四級：二丙烯基巴比妥、阿普唑他及其相類製品。毒品先驅原料，如麻黃鹼。

　　前項毒品之分級及品項，由法務部會同衛生福利部組成審議委員會，每3個月定期檢討，報由行政院公告調整、增減之，並送請立法院查照。

（一）觀察、勒戒、強制戒治

　　犯第10條（施用第一、二級毒品者）之罪者，檢察官應聲請法院裁定，或少年法院（地方法院少年法庭）應先裁定，令被告或少年入勒戒處所觀察、勒戒，其期間不得逾2月。觀察、勒戒後，檢察官或少年法院（地方法院少年法庭）依據勒戒處所之陳報，認受觀察、勒戒人無繼續施用毒品傾向者，應即釋放，並為不起訴之處分或不付審理之裁定；認受觀察、勒戒人有繼續施用毒品傾向者，檢察官應聲請法院裁定或由少年法院（地方法院少年法庭）裁定令入戒治處所強制戒治，其期間為6個月以上，至無繼續強制戒治之必要為止。但最長不得逾1年（第20條）。
　　觀察、勒戒或強制戒治執行完畢釋放後，5年後再犯第10條之罪者，適用本條之規定。受觀察、勒戒或強制戒治處分之人，於觀察、勒戒或強制戒治期滿後，由公立就業輔導機構輔導就業（第20條）。

（二）採驗尿液

　　為防制毒品氾濫，主管機關對於所屬或監督之特定人員於必要時，得要求其接受採驗尿液，受要求之人不得拒絕；拒絕接受採驗者，並得拘束其身體行之。特定人員之範圍及採驗尿液實施辦法，由行政院定之（第33條）。
　　直轄市、縣（市）政府為執行毒品防制工作，應由專責組織辦理依法採驗尿液及訪查施用毒品者（第2-1條）。
　　犯第10條之罪而付保護管束者，或因施用第一級或第二級毒品經裁定交付保護管束之少年，於保護管束期間，警察機關或執行保護管束者應定期或於其有事實可疑為施用毒品時，通知其於指定之時間到場採驗尿液（第25條）。
　　尿液之檢驗，應由下列機關（構）為之（第33-1條）：
1. 衛生福利部認可之檢驗及醫療機構。
2. 衛生福利部指定之衛生機關。
3. 法務部調查局、內政部警政署刑事警察局、憲兵司令部或其他政府機關依法設置之檢驗機關（構）。

《毒品危害防制條例》第4條的罰則

項目	罰則
製造、運輸、販賣第一級毒品者	處死刑或無期徒刑；處無期徒刑者，得併科新臺幣 2,000 萬元以下罰金
製造、運輸、販賣第二級毒品者	處無期徒刑或 7 年以上有期徒刑，得併科新臺幣 1,000 萬元以下罰金
製造、運輸、販賣第三級毒品者	處 7 年以上有期徒刑，得併科新臺幣 700 萬元以下罰金
製造、運輸、販賣第四級毒品者	處 5 年以上 12 年以下有期徒刑，得併科新臺幣 300 萬元以下罰金
製造、運輸、販賣專供製造或施用毒品之器具者	處 1 年以上 7 年以下有期徒刑，得併科新臺幣 100 萬元以下罰金

《毒品危害防制條例》第5條的罰則

項目	罰則
意圖販賣而持有第一級毒品者	處無期徒刑或 10 年以上有期徒刑，得併科新臺幣 700 萬元以下罰金
意圖販賣而持有第二級毒品者	處 5 年以上有期徒刑，得併科新臺幣 500 萬元以下罰金
意圖販賣而持有第三級毒品者	處 3 年以上 10 年以下有期徒刑，得併科新臺幣 300 萬元以下罰金
意圖販賣而持有第四級毒品或專供製造、施用毒品之器具者	處 1 年以上 7 年以下有期徒刑，得併科新臺幣 100 萬元以下罰金

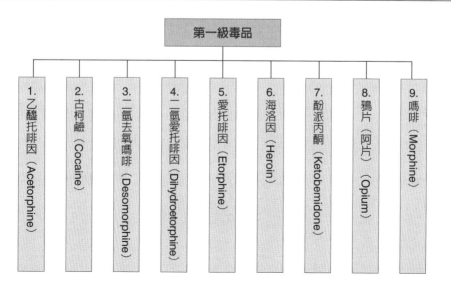

第一級毒品

1. 乙醯托啡因 (Acetorphine)
2. 古柯鹼 (Cocaine)
3. 二氫去氧嗎啡 (Desomorphine)
4. 二氫愛托啡因 (Dinydroetorphine)
5. 愛托啡因 (Etorphine)
6. 海洛因 (Heroin)
7. 酚派丙酮 (Ketobemidone)
8. 鴉片 (阿片) (Opium)
9. 嗎啡 (Morphine)

除特別規定外，皆包括其異構物（Isomers）、酯類（Esters）、醚類（Ethers）及鹽類（Salts）。

18.8 藥害救濟法

《藥害救濟法》（民國 100 年 5 月 4 日）之宗旨在對於受藥害者給予必要的救濟。考慮到受藥害者的求償，如僅有訴訟一途，需舉證、訴訟、求償、證明廠商有過失才可獲得補償。

基於藥害事故的複雜性與舉證的困難性，對受害者的救濟不僅緩不濟急，對廠商、醫療院所聲譽的影響也很難估計，於是參考先進國家解決藥害事故的經驗，並配合我國環境現況，規劃藥害救濟制度。

主動引用消費者保護法精神，強調無過失救濟，使民眾免陳情，免訴訟，迅速獲得救濟。如該藥害另有應負責任之人，其即應負賠償之責任。

《藥害救濟法》立法目的為使正當使用合法藥物而受害者，獲得及時救濟（第 1 條）。藥害指因藥物不良反應致死亡、障礙或嚴重疾病。合法藥物指領有主管機關核發藥物許可證，依法製造、輸入或販賣之藥物。正當使用，係指依醫藥專業人員之指示或藥物標示而為藥物之使用（第 3 條）。

（一）藥害救濟基金

為辦理藥害救濟業務，主管機關應設藥害救濟基金，基金之來源如下（第 5 條）：1. 藥物製造業者及輸入業者繳納之徵收金。2. 滯納金。3. 代位求償之所得。4. 捐贈收入。5. 本基金之孳息收入。6. 其他有關收入。

（二）請求

藥害救濟之請求權人如下：1. 死亡給付：受害人之法定繼承人。2. 障礙給付或嚴重疾病給付：受害人本人或其法定代理人。前項請求權人申請救濟之程序、應檢附之資料及其他應遵行事項之辦法，由主管機關定之。

有下列各款情事之一者，不得申請藥害救濟（第 13 條）：1. 有事實足以認定藥害之產生應由藥害受害人、藥物製造業者或輸入業者、醫師或其他之人負其責任。2. 本法施行前已發見之藥害。3. 因接受預防接種而受害，而得依其他法令獲得救濟。4. 同一原因事實已獲賠償或補償。但不含人身保險給付在內。5. 藥物不良反應未達死亡、障礙或嚴重疾病之程度。6. 因急救使用超量藥物致生損害。7. 因使用試驗用藥物而受害。8. 未依藥物許可證所載之適應症或效能而為藥物之使用。但符合當時醫學原理及用藥適當性者，不在此限。9. 常見且可預期之藥物不良反應。10. 其他經主管機關公告之情形。

藥害救濟之請求權，自請求權人知有藥害時起，因 3 年間不行使而消滅（第 14 條）。

申請藥害救濟之權利，不得讓與、抵銷、扣押或供擔保。受領藥害救濟給付，免納所得稅；受領藥害救濟給付之權利，免納遺產稅（第 19 條）。

藥害救濟之申請人對救濟給付之審定如有不服，得依法提起訴願及行政訴訟（第 20 條）。

藥害救濟於藥政管理體系之角色

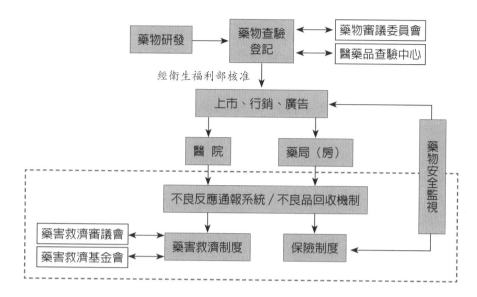

審議作業流程

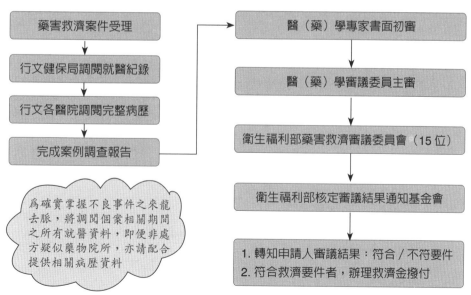

根據《藥害救濟法》第20條,藥害救濟之申請人對藥害救濟之審定如有不服,得依法提起訴願及行政訴訟。

19.1 優生保健法

　　優生保健是利用醫學技術在婚前、孕前、產前、產後等不同生活週期中介入，發揮預防醫學的精神，盡量避免先天性缺陷兒的產生。為實施優生保健，提高人口素質，保護母子健康及增進家庭幸福，制定《優生保健法》（民國 98 年 7 月 8 日）。

（一）人工流產

　　經醫學上認定胎兒在母體外不能自然保持其生命之期間內，以醫學技術，使胎兒及其附屬物排除於母體外之方法，稱為人工流產。人工流產非經中央主管機關指定之醫師不得為之（第 5 條）。

　　懷孕婦女經診斷或證明有下列情事之一，得依其自願，施行人工流產（第 9 條）：

1. 本人或其配偶患有礙優生之遺傳性、傳染性疾病或精神疾病者。
2. 本人或其配偶之四親等以內之血親患有礙優生之遺傳性疾病者。
3. 有醫學上理由，足以認定懷孕或分娩有招致生命危險或危害身體或精神健康者。
4. 有醫學上理由，足以認定胎兒有畸形發育之虞者。
5. 因被強制性交、誘姦或與依法不得結婚者相姦而受孕者。
6. 因懷孕或生產，將影響其心理健康或家庭生活者。

　　未婚之未成年人或受監護或輔助宣告之人，依前項規定施行人工流產，應得法定代理人或輔助人之同意。有配偶者，依前項第 6 款規定施行人工流產，應得配偶之同意。

　　懷孕婦女施行產前檢查，醫師如發現有胎兒不正常者，應將實情告知本人或其配偶，認為有施行人工流產之必要時，應勸其施行人工流產（第 11 條）。

　　有礙優生之遺傳性、傳染性疾病或精神疾病者，其範圍如下（《優生保健法施行細則》，民國 101 年 4 月 5 日）：

1. 足以影響胎兒正常發育者，如患苯酮尿症或德國麻疹之孕婦等。
2. 無能力照顧嬰兒者，如患重度智能不足或精神分裂症之男女等。
3. 可將異常染色體或基因傳至後代者，如患唐氏症之婦女或亨汀頓氏舞蹈症之男女等。

　　因懷孕或生產，將影響其心理健康或家庭生活者，不得以胎兒性別差異作為認定理由（《施行細則》）。

　　人工流產應於妊娠 24 週內施行。但屬於醫療行為者，不在此限。妊娠 12 週以內者，應於有施行人工流產醫師之醫院診所施行；逾 12 週者，應於有施行人工流產醫師之醫院住院施行（《施行細則》）。

（二）健康保護及生育調節

　　主管機關於必要時，得施行人民健康或婚前檢查。前項檢查除一般健康檢查外，並包括下列檢查（第 6 條）：

　　1. 有關遺傳性疾病檢查。2. 有關傳染性疾病檢查。3. 有關精神疾病檢查。

　　主管機關應實施下列事項（第 7 條）：

　　1. 生育調節服務及指導。2. 孕前、產前、產期、產後衛生保健服務及指導。3. 嬰、幼兒健康服務及親職教育。

　　避孕器材及藥品之使用，由中央主管機關定之。

產前診斷方法

診斷方法	畸形狀況
羊膜腔穿刺術	1. 羊水生化檢查，發現開放性神經管缺損、先天代謝異常疾病等 2. 羊水細胞培養後，經鑑定，發現有染色體或基因異常者，如唐氏症、黏多醣貯積症等
超音波診斷術	如水腦症、無腦症、脊柱裂、尾骨腫瘤、裂腹畸形等
胎兒內視鏡術	發現胎兒外貌畸形，難以矯治者
子宮內胎兒血液取樣檢查術	如血紅素病變、血友病、子宮內胎兒感染等
絨毛取樣取術	樣細胞經鑑定有染色體或基因異常者，如唐氏症、重型海洋性貧血、黏多醣貯積症等

結紮與避孕方法比較

避孕名稱	失敗率	優點	副作用或缺點
男女輸精、輸卵管結紮	0.4～1%	一勞永逸	不容易恢復生育能力
手臂避孕（諾普蘭）	0.5～1.2%	裝一次可維持 4 年～5 年	亂經、情緒低落、發胖
口服避孕藥	0.8～1.5%	使用月經規則	子宮出血及感染機會增加
子宮內避孕器	1～3%	裝一次可維持 5 年	子宮出血或感染機的增加

先天缺陷兒的類型

類型	說明
先天性畸形	包括結構缺陷，例如脊柱裂、唇裂、多指（趾）畸形或其他身體異常
先天代謝異常	人體生化的異常可導致多種疾病，例如纖維囊腫、苯酮尿症、呆小症、半乳糖血症等
遺傳性血液疾病	包括血友病、海洋性貧血等。染色體異常，如唐氏症、特納氏症、克來費特氏症等
週產期高危險性情形	指出生體重過輕（小於 2,000 克），出生時常伴有血糖過低或其他危險情形

19.2 精神衛生法

《精神衛生法》（民國 96 年 7 月 4 日）立法目的為促進國民心理健康，預防及治療精神疾病，保障病人權益，支持並協助病人於社區生活。

精神疾病是指思考、情緒、知覺、認知、行為等精神狀態表現異常，致其適應生活之功能發生障礙，需給予醫療及照顧之疾病；其範圍包括精神病、精神官能症、酒癮、藥癮及其他經中央主管機關認定之精神疾病，但不包括反社會人格違常者（第 3 條）。

《精神衛生法》的重點如下：

1. 強化精神病人社區照顧體系，針對精神病人於社區中就醫、就學、就養及就業等需要，提供各項保障與轉介之服務。

2. 強化保障病人權益（媒體報導不得有歧視性之報導、不得予以不公平之待遇、精神照護機構安排病人提供服務需給予獎勵金等）。

3. 病人就醫、通報及追蹤保護措施完善，針對嚴重病人之強制住院、緊急安置、強制社區治療以及救濟程序，精神衛生法均有完整之程序規範。

（一）病人之保護及權益保障

1. 嚴重病人應置保護人：基於對精神病人之人權保障、利益考量、保護病人免於傷害及接受最佳醫療及生活照顧，爰置保護人。

2. 保護人應於嚴重病人情況危急，非立即給予保護或送醫，其生命或身體有立即之危險或有危險之虞時，予以緊急處置；必要時由直轄市及縣市主管機關為之。

3. 因特殊目的限制病人之居住場所或行動，應於法律規定之必要範圍內為之。

4. 傳播媒體之報導不得使用與精神疾病有關之歧視性稱呼或描述，並不得有與事實不符或誤導閱聽者對病人產生歧視之報導。

5. 病人之人格與合法權益，應受尊重及保障：對病情穩定者，不得以曾罹患精神疾病為由，拒絕就學、應考、僱用或與其他不公平之待遇。

（二）協助就醫、通報及追蹤保護

1. 保護人或家屬應協助病人就醫。

2. 醫療機構需通報嚴重病人。

3. 矯正機關、保安處分處所或以拘禁、感化為目的之機構、社會福利機構及收容或安置民眾機構，如有病人，應由該機構提供醫療、護送或協助就醫。

4. 警察或消防機關於執行職務時，發現病人或疑似病人有傷害他人或自己或有傷害之虞者，或接獲民眾通知有前開之人時，應即護送就近適當醫療機構就醫。

5. 主管機關、警察及消防機關所設置之特定對外專線，得要求各電信事業配合提供來電自動顯示號碼及來電所在地，以利強化緊急救援及自殺之防治工作。

（三）強制治療

原則上分為強制住院與強制社區治療兩類。強制住院之精神仍為指定專科醫師診斷其疾病需以住院形態治療進行者為之。強制社區治療是一種「預防大於治療」的措施。

地方衛生主管機關應辦理事項

條號	辦理事項
第 6 條	民眾心理健康促進、精神疾病防治等 8 大事項
第 7 條	由社區心理衛生中心辦理心理衛生宣導、教育訓練、諮詢、轉介、轉銜服務、資源網絡連結、自殺、物質濫用防治及其他心理衛生事務
第 14 條	邀集精神衛生專業人員、法律專家、病情穩定之病人、病人家屬或病人權益促進團體代表，辦理民眾心理衛生及精神疾病防治相關事項
第 16 條	設立或獎勵民間設立精神照護機構，提供相關照護服務
第 17 條	置專責人員辦理精神衛生法規定之相關事宜
第 19 條	為無保護人之嚴重病人選定保護人
第 20 條	自行或委託機構或團體提供嚴重病人之緊急處置
第 28 條	受理病人或其保護人之書面申訴案件
第 29 條	受理醫療機構嚴重病人之通報
第 31 條	病人自矯正機關、保安處分處所等機構或場所離開後，予以追蹤保護
第 32 條	協助或共同處理警察消防機關處理之有傷害他人或有傷害之虞之病人
第 38 條	應於轄區內建置 24 小時緊急精神醫療處置機制，協助病人護送就醫及緊急安置之醫療事務
第 40 條	自行或委託相關專業機構、團體評估病人之照顧需求，並視需要轉介適當機構或團體提供服務，並應提供嚴重病人社區照顧、支持及復健服務
第 41 條	指定緊急安置嚴重病人及申辦強制住院之精神醫療機構、指定強制鑑定之專科醫師
第 44 條	檢查指定精神醫療機構之強制住院業務
第 45 條	受理出院之強制住院及強制社區治療個案通報
第 60 條	罰則之處罰及停業、廢止開業執照

精神病人個案管理

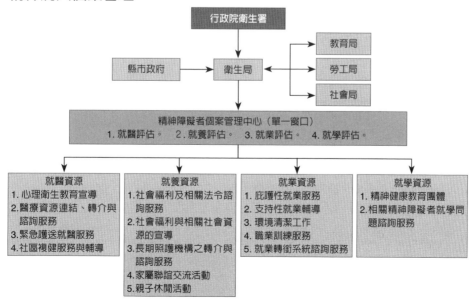

19.3 學校衛生法

　　《學校衛生法》（民國 104 年 12 月 30 日）制定目的是為促進學生及教職員工健康，奠定國民健康基礎及提升生活品質。

（一）健康中心

　　學校應指定單位或專責人員，負責規劃、設計、推動學校衛生工作。學校應有健康中心之設施，作為健康檢查與管理、緊急傷病處理、衛生諮詢及支援健康教學之場所（第 6 條）。高級中等以下學校應開設健康相關課程，專科以上學校得視需要開設健康相關之課程（第 16 條）。學校應加強辦理健康促進及建立健康生活行為等活動（第 19 條）。

　　高級中等以下學校班級數未達 40 班者，應置護理人員 1 人；40 班以上者，至少應置護理人員 2 人。專科以上學校得比照前項規定置護理人員（第 7 條）。

　　辦理健康促進及建立健康生活行為等活動，包括下列事項（《學校衛生法施行細則》）：

　　1. 有關健康體適能、健康飲食、壓力調適、性教育、菸害防制及藥物濫用防制等增進健康之活動。

　　2. 有關事故傷害防制、視力保健、口腔保健、體重控制及正確就醫用藥等提升自我健康照護行為之活動。

　　3. 其他各級主管機關規定之事項。

（二）學生健康管理制度

　　學校應建立學生健康管理制度，定期辦理學生健康檢查；必要時，得辦理學生及教職員工臨時健康檢查或特定疾病檢查。學校對患有心臟病、氣喘、癲癇、糖尿病、血友病、癌症、精神疾病、罕見疾病及其他重大傷病或身心障礙之學生，應加強輔導與照顧；必要時，得調整其課業及活動。

（三）學校營養衛生

　　1. 營養師之設置：高級中等以下學校，班級數 40 班以上者，應至少置營養師 1 人；各縣市主管機關，應置營養師若干人。前項學校營養師職責如下（第 23-1 條）：(1) 飲食衛生安全督導。(2) 膳食管理執行。(3) 健康飲食教育之實施。(4) 全校營養指導。(5) 個案營養照顧。

　　2. 直轄市、縣（市）政府應組成學校午餐輔導會。高級中等以下學校辦理午餐應成立學校午餐供應會或相當性質之組織（第 23-2 條）。

　　3. 學校辦理膳食之採購，應參考中央餐廚或外訂餐盒採購契約書範本，與供應業者簽訂書面契約，報請主管機關備查（第 23-3 條）。

　　4. 學校應加強餐廳、廚房、員生消費合作社之衛生管理（第 22 條）。

　　5. 學校供應膳食者，應依據中央主管機關所定學校午餐食物內容及營養基準，以及中央衛生主管機關所定國人膳食營養素參考攝取量提供衛生、安全及營養均衡之餐食，實施健康飲食教育，並由營養師督導及執行。學校供應膳食，應提供蔬食餐之選擇（第 23 條）。

學校護理人員VS.臨床護理人員

學校護理人員	臨床護理人員
教育場所中唯一專業醫護人員	醫療場所中醫護團隊之一員
教職員工、學生、家長、社區（個案）	病人、家屬
主動評估服務對象、需自行統整與運用資源	明確的服務對象、已設置分配的資源共用
護理專業為主、行政為輔、注重助人專業關係	護理專業為主

校園的視力保健個案管理

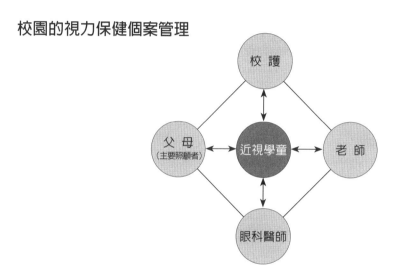

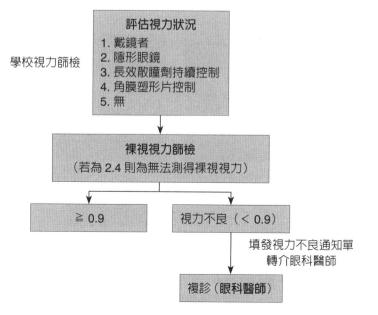

19.4 職業安全衛生法

《職業安全衛生法》（民國108年5月15日）立法意旨如下：
1.適用對象擴及所有勞工。2.強化勞工身心健康保護。3.勞工遇有立即危險之退避權。4.重大職業災害通報範圍擴大時限縮短。5.明定連帶賠償責任及勞工代表會同職業災害調查之權利。

雇主對下列事項應有符合規定之必要安全衛生設備及措施（第6條）：

1. 防止機械、設備或器具等引起之危害。
2. 防止爆炸性或發火性等物質引起之危害。
3. 防止電、熱或其他之能引起之危害。
4. 防止採石、採掘、裝卸、搬運、堆積或採伐等作業中引起之危害。
5. 防止有墜落、物體飛落或崩塌等之虞之作業場所引起之危害。
6. 防止高壓氣體引起之危害。
7. 防止原料、材料、氣體、蒸氣、粉塵、溶劑、化學品、含毒性物質或缺氧空氣等引起之危害。
8. 防止輻射、高溫、低溫、超音波、噪音、振動或異常氣壓等引起之危害。
9. 防止監視儀表或精密作業等引起之危害。
10.防止廢氣、廢液或殘渣等廢棄物引起之危害。
11.防止水患、風災或火災等引起之危害。
12.防止動物、植物或微生物等引起之危害。
13.防止通道、地板或階梯等引起之危害。
14.防止未採取充足通風、採光、照明、保溫或防濕等引起之危害。

（一）退避權

工作場所有立即發生危險之虞時，雇主或工作場所負責人應即令停止作業，並使勞工退避至安全場所。勞工執行職務發現有立即發生危險之虞時，得在不危及其他工作者安全情形下，自行停止作業及退避至安全場所，並立即向直屬主管報告（第18條）。

（二）連帶賠償責任

事業單位以其事業招人承攬時，其承攬人就承攬部分負本法所定雇主之責任；原事業單位就職業災害補償仍應與承攬人負連帶責任。再承攬者亦同。原事業單位違反本法或有關安全衛生規定，致承攬人所僱勞工發生職業災害時，與承攬人負連帶賠償責任。再承攬者亦同（第25條）。

（三）安全衛生組織

雇主應依其事業單位之規模、性質，訂定職業安全衛生管理計畫；並設置安全衛生組織、人員，實施安全衛生管理及自動檢查（第23條）。

安全衛生組織，包括下列組織：

1. 職業安全衛生管理單位：為事業單位內擬訂、規劃、推動及督導職業安全衛生有關業務之組織。

2. 職業安全衛生委員會：為事業單位內審議、協調及建議職業安全衛生有關業務之組織。

職業災害之定義

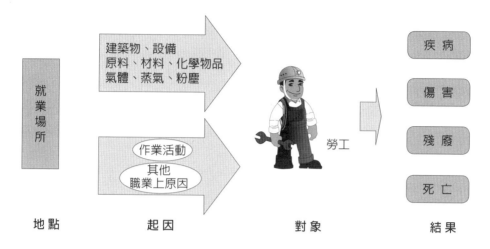

就業場所

建築物、設備
原料、材料、化學物品
氣體、蒸氣、粉塵

作業活動
其他
職業上原因

勞工

疾病

傷害

殘廢

死亡

地點　　　　起因　　　　　對象　　　　結果

物質安全資料表的功能

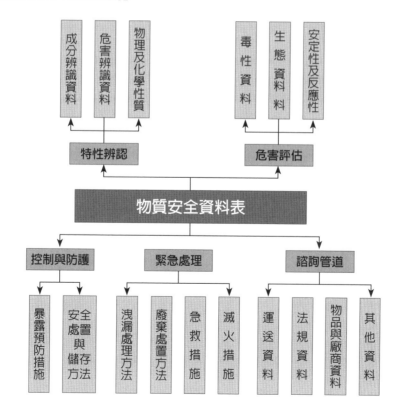

成分辨識資料　危害辨識資料　物理及化學性質

毒性資料　生態資料　安定性及反應性

特性辨認　　危害評估

物質安全資料表

控制與防護　　緊急處理　　諮詢管道

暴露預防措施　安全處置與儲存方法　洩漏處理方法　廢棄處置方法　急救措施　滅火措施　運送資料　法規資料　物品與廠商資料　其他資料

19.5 罕見疾病防治及藥物法

　　罕見疾病，顧名思義就是罹患率極低，相當少見的疾病，各國對罕見疾病的定義不盡相同，歐洲組織對於罕見疾病的定義為：一種疾病是健康的損傷或不正常作用的情況，是一種在身體部位、組織或是系統上多源頭的病理情況，如傳染、基因的缺陷，或環境壓力。

（一）立法目的

　　《罕見疾病防治與藥物法》（民國104年1月14日）第1條指出其立法目的為：

1. 防治罕見疾病之發生。
2. 及早診斷罕見疾病。
3. 加強照顧罕見疾病病人。
4. 協助病人取得罕見疾病適用藥物及維持生命所需之特殊營養食品。
5. 獎勵與保障該藥物及食品之供應、製造與研究發展。

　　罕見疾病係指疾病盛行率在中央主管機關公告基準以下或因情況特殊，經第4條所定審議會審議認定，並經中央主管機關指定公告者。本法所稱罕見疾病藥物，指依本法提出申請，經第4條所定審議會審議認定，並經中央主管機關公告，其主要適應症用於預防、診斷、治療罕見疾病者（第3條）。

　　依《罕見疾病防治與藥物法施行細則》（民國104年12月7日）疾病盛行率，指中央主管機關參照醫事人員依《罕見疾病防治與藥物法》第7條規定報告之資料及全民健康保險就醫資料所計算之年盛行率。中央主管機關對於前項年盛行率之公告標準，至少每3年檢討一次。情況特殊，指疾病盛行率難以推算，或已逾中央主管機關公告之基準，而其診斷治療所需之方法、藥物、特殊營養食品，取得確有困難之情事。經中央主管機關依本法第4條規定設置之罕見疾病及藥物審議會認定者。

（二）審議會業務

　　罕見疾病及藥物審議會辦理（第4條）：

1. 罕見疾病認定之審議及防治之諮詢。
2. 罕見疾病藥物及維持生命所需之特殊營養食品認定之審議。
3. 罕見疾病藥物查驗登記之審議。
4. 罕見疾病藥物與維持生命所需之特殊營養食品補助及研發之審議。
5. 罕見疾病國際醫療合作之審議、協助及諮詢。
6. 治療特定疾病之非罕見疾病藥物之審議。
7. 其他與罕見疾病有關事項之諮詢。

　　中央主管機關應編列預算，補助罕見疾病預防、篩檢、研究之相關經費及依全民健康保險法未能給付之罕見疾病診斷、治療、藥物、支持性與緩和性照護及維持生命所需之特殊營養食品、居家醫療照護器材費用。其補助方式、內容及其他相關事項之辦法，由中央主管機關定之。前項補助經費，得由菸品健康福利捐之分配收入支應或接受機構、團體之捐助（第33條）。

罕見疾病病人使用維持生命所需的居家醫療照護器材補助項目及標準

編號	器材項目		醫療器材租賃費		備註
			低收入戶及中收入最高補助額（元/月）	非低收入戶最高補助額（元/月）	
1	呼吸器		10,000	8,000	罕見疾病病人若已接受政府其他同性質補助或社會保險給付（例如：全民健康保險之居家呼吸照護服務相關給付、身障醫療補助……等），則不得重複申請本項補助
2	氧氣製造機		4,000	3,200	
3	血氧監測儀	手指型	750	600	
		掌上型	4,000	3,200	※ 血氧監測儀補助以「手指型」為優先原則
4	咳嗽（痰）機		10,000	8,000	

罕見疾病健保未給付醫療費用補助申請流程圖

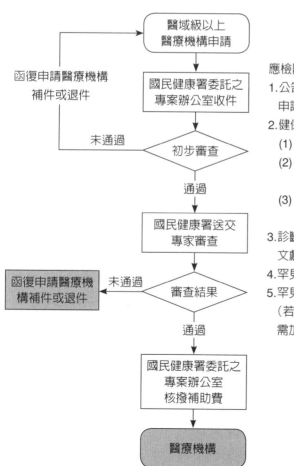

應檢附文件：

1. 公告罕病之健保未給付醫療費用補助申請表。

2. 健保未給付醫療費用單據正本黏貼表：
   (1) 檢附醫費收據。
   (2) 醫療機構開立予病人之領藥單（具品項／數量）影本。
   (3) 若提供之單據為影本，需蓋「與正本相符」章。

3. 診斷證明書、病歷摘要、國內外相關文獻佐證資料。

4. 罕見疾病醫療補助匯總表。

5. 罕見疾病個案報告單。
   （若個案資料未登錄在罕病資料庫者，需加附該表單。）

19.6 人工生殖法

對於部分罹患不孕症無法自行生育，或罹患遺傳性疾病不宜自行生育子女者，人工生殖科技可以說是一大福音。然而，任何科技皆無法避免其副作用的產生，人工生殖科技可能牽涉至倫理、道德、婚姻、血統、法律等方面問題。

（一）人工生殖法條

人工生殖，依《人工生殖法》（民國107年1月3日）指利用生殖醫學之協助，以非性交之人工方法達到受孕生育目的之技術（第2條）。接受人工生殖之夫及妻，且妻能以其子宮孕育生產胎兒者。

基於維護生命之倫理及尊嚴，人工生殖技術應以治療不孕爲目的，而非作爲創造生命之方法，因此我國人工生殖的施行限於不孕夫妻。所以未婚者、單親、同志等都無法要求做人工生殖。

《人工生殖法》第1條即表明：爲健全人工生殖之發展，保障不孕夫妻、人工生殖子女與捐贈人之權益，維護國民之倫理及健康而制定。

人工生殖機構於實施人工生殖或接受捐贈生殖細胞前，應就受術夫妻或捐贈人爲下列之檢查及評估（第7條）：

1. 一般心理及生理狀況。
2. 家族疾病史，包括本人、四親等以內血親之遺傳性疾病紀錄。
3. 有礙生育健康之遺傳性疾病或傳染性疾病。
4. 其他經主管機關公告之事項。

（二）人工生殖之施行

夫妻符合下列各款情形者，醫療機構始得爲其實施人工生殖（第11條）：

1. 經依第7條規定實施檢查及評估結果，適合接受人工生殖。
2. 夫妻一方經診斷罹患不孕症，或罹患主管機關公告之重大遺傳性疾病，經由自然生育顯有生育異常子女之虞。
3. 夫妻至少一方具有健康之生殖細胞，無須接受他人捐贈精子或卵子。夫妻無前項第二款情形，而有醫學正當理由者，得報經主管機關核准後，實施人工生殖。

醫療機構實施人工生殖，不得應受術夫妻要求，使用特定人捐贈之生殖細胞；接受捐贈生殖細胞，不得應捐贈人要求，用於特定之受術夫妻（第13條）。

精卵捐贈之人工生殖，不得爲下列親屬間精子與卵子之結合（第15條）：1. 直系血親。2. 直系姻親。3. 四親等內之旁系血親。

實施人工生殖，不得以下列各款之情形或方式爲之（第16條）：

1. 使用專供研究用途之生殖細胞或胚胎。
2. 以無性生殖方式爲之。
3. 選擇胚胎性別。但因遺傳疾病之原因，不在此限。
4. 精卵互贈。
5. 使用培育超過7日之胚胎。
6. 每次植入5個以上胚胎。
7. 使用混合精液。
8. 使用境外輸入之捐贈生殖細胞。

《人工生殖法》排除代理孕母的法律相關議題規範

實施人工生殖的要件

實施檢查評估與捐贈、記錄（第7～9條）

不孕症	主管機關重大遺傳疾病	主管機關認定正當醫學理由

夫妻至少一方具有健康的生殖細胞

手術本身充分告知後的書面同意（第12條）

人工生殖的禁止規定（第15～16條）

接受精卵另一方的書面同意（第12條）

人工生殖子女之地位

↓

原則視為婚生子女

↓

例外受捐贈的另一方，在證明其受詐欺脅迫，發現或終止後六月內得提出否認之訴，但子女出生後滿3年不得為之

代理孕母懷孕流程

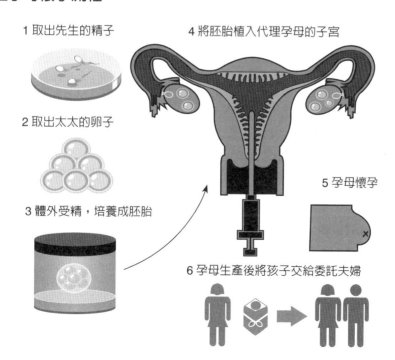

1 取出先生的精子

2 取出太太的卵子

3 體外受精，培養成胚胎

4 將胚胎植入代理孕母的子宮

5 孕母懷孕

6 孕母生產後將孩子交給委託夫婦

19.7 人體器官移植條例

（一）腦死判定

醫師自屍體摘取器官施行移植手術，必須在器官捐贈者經其診治醫師判定病人死亡後爲之。前項死亡以腦死判定者，應依中央衛生主管機關規定之程序爲之（《人體器官移植條例》民國104年7月1日，第4條）。死亡判定之醫師，不得參與摘取、移植手術（第5條）。

（二）活體摘取器官

醫院自活體摘取器官施行移植手術，應符合下列各款規定（第8條）：

1. 捐贈者應爲20歲以上，且有意思能力。
2. 經捐贈者於自由意志下出具書面同意，及其最近親屬之書面證明。
3. 捐贈者經專業之心理、社會、醫學評估，確認其條件適合，並提經醫院醫學倫理委員會審查通過。
4. 受移植者爲捐贈者五親等以內之血親或配偶。

成年人或18歲以上之未成年人已結婚者，得捐贈部分肝臟予其五親等以內之親屬；18歲以上之未成年人，經其法定代理人之書面同意，得捐贈部分肝臟予其五親等以內之血親。配偶，應與捐贈者生有子女或結婚2年以上。但待移植者於結婚滿一年後始經醫師診斷須接受移植治療者，不在此限。

最近親屬，其範圍如下（第8-1條）：1.配偶。2.直系血親卑親屬。3.父母。4.兄弟姊妹。5.祖父母。6.曾祖父母或三親等旁系血親。7.一親等直系姻親。

醫師自活體摘取器官前，應注意捐贈者之健康安全，並以可理解之方式向捐贈者及其親屬說明手術之目的、施行方式、成功率、摘取器官之範圍、手術過程、可能之併發症及危險。醫師施行器官移植時，應善盡醫療上必要之注意（第9條）。

（三）人體器官保存庫

經摘取之器官及其衍生物得保存供移植使用者，應保存於人體器官保存庫。人體器官保存庫之設置，應經中央主管機關許可；其設置者之資格、條件、申請程序、應具備之設施、許可之審查與廢止及其他應遵行事項之辦法，由中央主管機關定之。

移植之器官，其類目如下《人體器官移植條例施行細則》民國92年3月20日（第3條）：

1. 泌尿系統之腎臟。
2. 消化系統之肝臟、胰臟、腸。
3. 心臟血管系統之心臟。
4. 呼吸系統之肺臟。
5. 骨骼肌肉系統之骨骼、肢體。
6. 感官系統之眼角膜、視網膜。
7. 其他經中央衛生主管機關依實際需要指定之類目。

器官捐贈流程

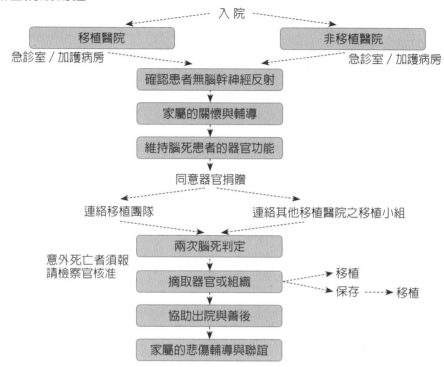

（資料來源：社團法人中華民國器官捐贈協會）

親等推算表

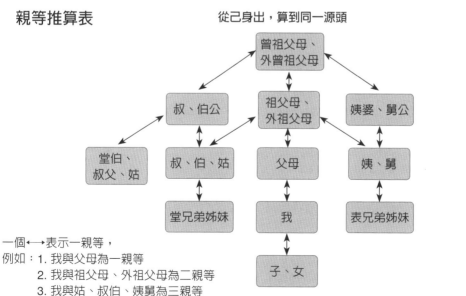

一個←→表示一親等，
例如：1. 我與父母為一親等
　　　2. 我與祖父母、外祖父母為二親等
　　　3. 我與姑、叔伯、姨舅為三親等
　　　4. 我的子女與姑、叔伯、姨舅為四親等
　　　5. 我的子女與我堂、表兄弟姊妹為五親等

（資料來源：社團法人中華民國器官捐贈協會）

19.8 長期照顧服務法

《長期照顧服務法》於民國 108 年 6 月 19 日修正公布。

長期照顧（長照）指身心失能持續已達或預期達 6 個月以上者，依其個人或其照顧者之需要，所提供之生活支持、協助、社會參與、照顧及相關之醫護服務。身心失能者（失能者）指身體或心智功能部分或全部喪失，致其日常生活需他人協助者（第 3 條）。

中央主管機關掌理（第 4 條）：

1. 依提供長照服務，制定全國性長照政策、法規及長照體系之規劃、訂定及宣導。2. 對直轄市、縣（市）政府執行長照之監督及協調事項。3. 長照服務使用者權益保障之規劃。4. 長照機構之發展、獎勵及依第 39 條第 3 項之辦法所定應由中央主管機關辦理之評鑑。5. 跨縣市長照機構之輔導及監督。6. 長照人員之管理、培育及訓練之規劃。7. 長照財源之規劃、籌措與長照經費之分配及補助。8. 長照服務資訊系統、服務品質等之研發及監測。9. 長照服務之國際合作、交流與創新服務之規劃及推動。10. 應協調提供資源不足地區之長照服務。11. 其他全國性長照服務之策劃及督導。

長照服務依其提供方式，區分如下（第 9 條）：

1. 居家式：到宅提供服務。

2. 社區式：於社區設置一定場所及設施，提供日間照顧、家庭托顧、臨時住宿、團體家屋、小規模多機能及其他整合性等服務。但不包括第三款之服務。

3. 機構住宿式：以受照顧者入住之方式，提供全時照顧或夜間住宿等之服務。

4. 家庭照顧者支持服務：為家庭照顧者所提供之定點、到宅等支持服務。

5. 其他經中央主管機關公告之服務方式。

前項服務方式，長照機構得合併提供之。

（一）長照機構

長照機構依其服務內容，分類如下（第 21 條）：

1. 居家式服務類。2. 社區式服務類。3. 機構住宿式服務類。4. 綜合式服務類。5. 其他經中央主管機關公告之服務類。

第 21 條第 3 款及設有機構住宿式服務之第 4 款、第 5 款長照機構，應以財團法人或社團法人（以下合稱長照機構法人）設立之。公立長照機構不適用前項規定（第 22 條）。

機構住宿式服務類之長照機構，應與能及時接受轉介或提供必要醫療服務之醫療機構訂定醫療服務契約（第 33 條）。

（二）長照人員之管理

長照服務之提供，經中央主管機關公告之長照服務特定項目，應由長照人員為之。長照人員之訓練、繼續教育、在職訓練課程內容，應考量不同地區、族群、性別、特定疾病及照顧經驗之差異性。長照人員應接受一定積分之繼續教育、在職訓練（第 18 條）。

長照機構不得容留非長照人員提供第 18 條第 1 項之長照服務（第 19 條）。長照人員對於因業務而知悉或持有他人之祕密，非依法律規定，不得洩漏（第 20 條）。

長照基金的十大用途

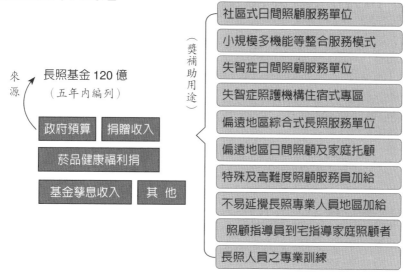

長照服務法五大要素

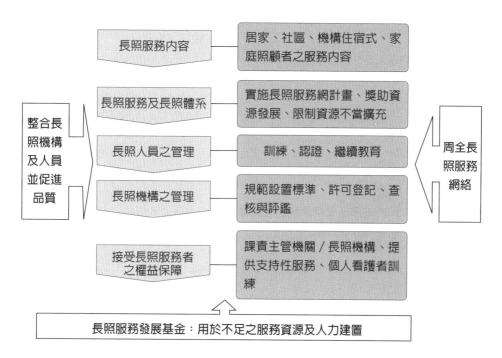

19.9 **長期照顧保險法**

　　由於我國國民平均壽命延長，且生育率持續降低，於民國 82 年正式邁入聯合國世界衛生組織（WHO）所稱 65 歲以上老年人口超過總人口 7% 之「高齡化社會」，推估至 106 年，老年人口比率將達 14%，邁入「高齡社會」，至 114 年更可能達 20%，邁入「超高齡社會」。

　　《長期照顧保險法》草案（104 年 6 月 4 日行政院院會通過版）為使長期照顧制度完整及持續推行，建立一套妥善機制，以籌措充足財源支應。考量社會保險制度具有風險分擔、自助互助精神，能提供有長期照顧需要國民之照顧服務，且其給付方式較具公平性及效率性，可避免社會資源浪費，且以社會保險理念為基礎，規劃長期照顧保險。

（一）規劃目標

　　藉社會自助互助，分擔長期照顧財務風險。維護與促進失能者獨立自主生活。帶動長照服務資源發展，提高可近性。建構高齡化社會完善之長期照顧制度。

（二）規劃策略

　　1. 體制：採全民納保之社會保險制度，健保署為保險人。

　　2. 承保及財務：保險對象分類、投保金額及保險費負擔，參照健保法規定，但長照保險有 3 年投保資格等待期。

　　3. 強化財務責任制度。經評估有需要始能獲得「基本給付」。

　　4. 採部分提存制，財務收支連動、每 3 年依公式檢討調整費率。

　　5. 給付以實物為主，現金為輔，採混合制。

　　6. 依保險人核定之長照需要等級及照顧計畫提供定額給付，超過部分自付。

（三）全民納保

　　1. 任何年齡的國民都可能因失能而有長照需要（65 歲以下失能者約占 1/3），非僅限於年長者。

　　2. 以大數法則分擔風險，發揮全體社會互助及自助力量，費基越大，保險費負擔越低，降低所有家庭整體長照負擔及財務壓力。

（四）給付對象

　　1. 身體或心智功能部分或全部喪失，持續已達或預期逾 6 個月以上者，經評估其日常生活有由他人協助或照顧之需要者。

　　2. 除身體功能外，包括心智功能失能者。

　　3. 需失能一段時間或已無復健潛能者始由長保給付，以與健保給付區隔。

（五）保險給付

　　1. 採實物給付為主，照顧者現金給付為輔之混合給付。

　　2. 於保險人核定給付額度內，得依保險對象之需要，以居家式、社區式或機構住宿式等方式提供服務。

　　3. 身體照顧、日常生活照顧與家事服務、安全看視三項服務由家屬提供者，得請領照顧者現金給付。

推動長照保險的必要性

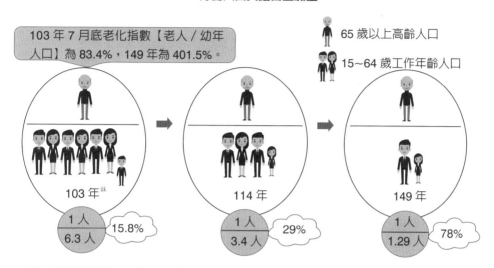

勞動人口負擔日益加重

103 年 7 月底老化指數【老人／幼年人口】為 83.4%，149 年為 401.5%。

🧑 65 歲以上高齡人口

👫 15~64 歲工作年齡人口

103 年[註]
1 人 / 6.3 人 15.8%

114 年
1 人 / 3.4 人 29%

149 年
1 人 / 1.29 人 78%

註：統計資料至 103 年 7 月底
（資料來源：國家發展委員會，民國 103 年至 149 年人口統計報告）

臺灣長照制度發展三階段

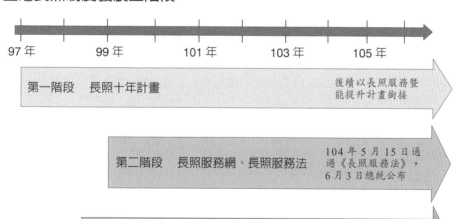

97 年　99 年　101 年　103 年　105 年

第一階段　長照十年計畫　　後續以長照服務暨能提升計畫銜接

第二階段　長照服務網、長照服務法　　104 年 5 月 15 日通過《長照服務法》，6 月 3 日總統公布

第三階段　規劃及推動長照保險　　104 年 6 月 4 日《長照保險法草案》經行政院院會通過，函送立法院審議

19.10 國民年金法

　　國民年金制度的研議是為了及早因應未來臺灣人口老化可能引發的相關問題，以及為確保老年時期基本的經濟生活安全無虞。由於老年階段所面臨的經濟不安全，是生存期間和生活所需費用的不確定性。在規劃與實施老人的經濟安全保障制度時，大多採取年金保險方式。

　　《國民年金法》（民國 105 年 11 月 30 日）是為確保未能於相關社會保險獲得適足保障之國民於老年、生育及發生身心障礙時之基本經濟安全，並謀其遺屬生活之安定（第 1 條）。

　　國民年金保險之保險事故，分為老年、生育、身心障礙及死亡四種。被保險人在保險有效期間發生保險事故時，分別給與老年年金給付、生育給付、身心障礙年金給付、喪葬給付及遺屬年金給付（第 2 條）。

　　保險之業務由中央主管機關委託勞工保險局辦理，並為保險人（第 4 條）。

　　主要納保對象為未參加勞保、農保、公教保、軍保之 25 歲至未滿 65 歲國民。有工作的時候應參加職域保險（勞保、公教保、軍保、農保），沒有工作的時候就應參加國保。

（一）身心障礙年金給付

　　有下列情形之一者，得依規定請領身心障礙年金給付（第 33 條）：

　　1. 被保險人於本保險期間遭受傷害或罹患疾病，經治療終止，症狀固定，再行治療仍不能期待其治療效果，並經中央衛生主管機關評鑑合格之醫院診斷為重度以上身心障礙，且經評估無工作能力者。

　　2. 被保險人於本保險期間所患傷病經治療 1 年以上尚未痊癒，如身心遺存重度以上障礙，並經合格醫院診斷為永不能復原，且經評估無工作能力者。

　　經診斷為重度以上身心障礙且經評估無工作能力者，如同時符合相關社會保險請領規定，僅得擇一請領。

（二）遺屬年金給付

　　被保險人死亡者、符合第 29 條規定（被保險人或曾參加本保險者，於年滿 65 歲時，得請領老年年金給付）而未及請領老年年金給付前死亡者，或領取身心障礙或老年年金給付者死亡時，遺有配偶、子女、父母、祖父母、孫子女或兄弟、姊妹者，其遺屬得請領遺屬年金給付（第 40 條）。

　　前項遺屬（配偶、子女）年金給付條件如下：

　　1. 配偶應年滿 55 歲且婚姻關係存續 1 年以上。但有下列情形之一者，不在此限：(1) 無謀生能力。(2) 扶養第 3 款規定之子女者。

　　2. 配偶應年滿 45 歲且婚姻關係存續 1 年以上，且每月工作收入未超過其領取遺屬年金給付時之月投保金額。

　　3. 子女應符合下列條件之一。但養子女須有收養關係 6 個月以上：(1) 未成年。(2) 無謀生能力。(3) 25 歲以下、在學，且每月工作收入未超過其領取遺屬年金給付時之月投保金額。

納保對象

退休勞工

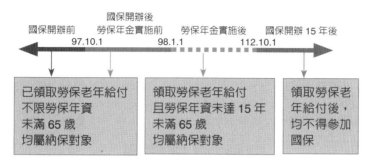

國保開辦前	國保開辦後 勞保年金實施前	勞保年金實施後	國保開辦 15 年後
97.10.1	98.1.1	112.10.1	

已領取勞保老年給付
不限勞保年資
未滿 65 歲
均屬納保對象

領取勞保老年給付
且勞保年資未達 15 年
未滿 65 歲
均屬納保對象

領取勞保老
年給付後，
均不得參加
國保

給付概述

給付項目——身心障礙

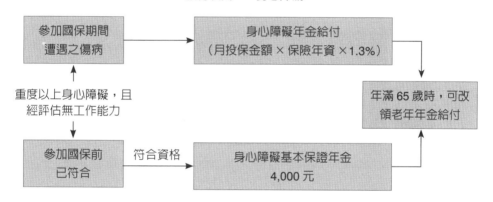

參加國保期間
遭遇之傷病

身心障礙年金給付
（月投保金額 × 保險年資 ×1.3%）

重度以上身心障礙，且
經評估無工作能力

年滿 65 歲時，可改
領老年年金給付

參加國保前
已符合

符合資格

身心障礙基本保證年金
4,000 元

給付項目——死亡

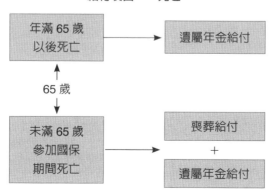

年滿 65 歲
以後死亡

遺屬年金給付

65 歲

未滿 65 歲
參加國保
期間死亡

喪葬給付
＋
遺屬年金給付

19.11 生產事故救濟條例

衛生福利部 101 年 10 月公布「生育事故救濟試辦計畫」，當孕產婦或胎兒、新生兒因懷孕生產風險發生不良事件，導致傷殘或死亡，經民眾與醫療院所取得共識與協議後，由醫療院所向衛生福利部提出申請救濟，經審議委員會審議通過後，產婦死亡最高可獲得 200 萬元救濟，胎兒、新生兒死亡可獲 30 萬元以內救濟；傷殘則依程度給付 110 至 150 萬元以內救濟金。

（一）條例

《生產事故救濟條例》（民國 104 年 12 月 30 日）為承擔女性的生產風險，國家建立救濟機制，確保產婦、胎兒及新生兒於生產過程中發生事故時能獲得及時救濟，減少醫療糾紛，促進產婦與醫事人員之伙伴關係，並提升女性生育健康及安全，特制定本條例（第 1 條）。

生產事故指產婦、胎兒及新生兒因生產所致之重大傷害或死亡結果。生產事故糾紛指產婦或家屬認為生產事故應由醫事人員、醫療機構或助產機構負責所生爭議（第 3 條）。

（二）請求

生產事故糾紛發生，醫療機構或助產機構應於產婦、家屬或其代理人要求時，於 3 個工作日內提供個人病歷、各項檢查報告及健保醫令清單等資料複製本；資料眾多者，至遲應於 7 個工作日內提供（第 5 條）。

生產事故之救濟以與生產有因果關係或無法排除有因果關係者為限。但有下列各款情事之一時，不予救濟（第 11 條）：

1. 非醫療目的之中止妊娠致孕產婦與胎兒之不良結果。
2. 因重大先天畸形、基因缺陷或未滿 33 週早產所致胎兒死亡（含胎死腹中）或新生兒之不良結果。
3. 因懷孕或生育所致孕產婦心理或精神損害之不良結果者。
4. 同一生產事故已提起民事訴訟或刑事案件之自訴或告訴。但下列情形，不在此限：(1) 民事訴訟前於第一審辯論終結前撤回起訴。(2) 告訴乃論案件於偵查終結前撤回告訴或於第一審辯論終結前撤回自訴。(3) 非告訴乃論案件於偵查終結前以書面陳報不追究之意。
5. 應依藥害、預防接種或依其他法律所定申請救濟。
6. 申請救濟之資料虛偽或不實。
7. 本條例施行前已發生之生產事故。

生產事故救濟款項請求權，自請求權人知有生產事故時起，因 2 年間不行使而消滅；生產事故發生逾 10 年者，亦同（第 14 條）。

生產事故救濟款項請求權，不得讓與、抵銷、扣押或供擔保。受領生產事故之救濟給付，免納所得稅及遺產稅，亦不得為執行之標的（第 15 條）。

生產事故事件通報、查察為預防及降低生產事故風險之發生，醫療機構及助產機構應建立機構內風險事件管控與通報機制，並針對重大生產事故事件分析根本原因、提出改善方案，及配合中央主管機關要求進行通報及接受查察（第 22 條）。

符合生育事故救濟條件的申請案救濟金額上限

類 別		金 額
死亡	孕產婦死亡	新臺幣 200 萬元以內
	胎兒、新生兒死亡	新臺幣 30 萬元以內
中度以上障礙	孕產婦或新生兒極重度障礙	每人新臺幣 150 萬元以內
	孕產婦或新生兒重度障礙	每人新臺幣 130 萬元以內
	孕產婦或新生兒中度障礙	每人新臺幣 110 萬元以內

生育事故救濟案件申請及審議流程

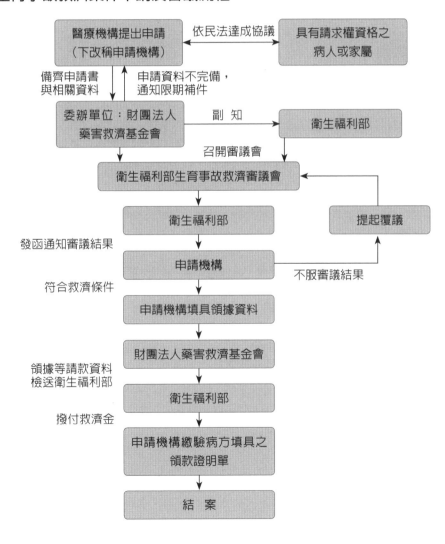

19.12 口腔健康法

　　人口老化的趨勢，加重口腔醫療照護的負擔。老年人的口腔問題包括：口腔組織的老化、牙周病的惡化、牙根齲齒的增加、牙齒喪失、老年人特有的口腔黏膜疾病、系統性疾病造成口腔組織的變化、口腔癌及義齒適應等。

　　身心障礙者口腔健康有待加強。身心障礙者的口腔健康狀況普遍不佳，缺少醫療補綴及潔牙行為不足，則是其共同的口腔健康問題。因此，有關身心障礙者的口腔醫療供給可近性、牙醫麻醉的資源配合、預防保健介入計畫等都，是政府未來需要解決的問題。

　　口腔疾病（齲齒、牙周病、口腔癌等）持續嚴重化。40 歲以上國人在齲齒指數上並未改變，然而在牙周疾病上有進步，惟與先進國家比較，仍有差距。口腔癌是全球癌症排行第八位，在亞洲中、南部，為第三順位常見的癌症。發生率的高低與危險行為（如吸菸、嚼檳榔及喝酒）有直接相關。

（一）條例

　　《口腔健康法》（民國 106 年 1 月 11 日），計 12 條，除明定立法目的、工作範疇外，尚明定為達立法目的所應採取措施，需包括寬列人力及經費、整合行政組織及研究工作等，提供口腔健康工作依法行政之依據。

　　政府應推行口腔疾病預防及保健工作，並展開下列有關口腔健康事項（第 3 條）：1. 口腔健康狀況之調查；2. 口腔預防醫學之推展；3. 口腔健康教育之實施；4. 口腔保健用品之監督與改進；5. 口腔健康問題之研究；6. 口腔健康危害因子之調查、研究及防制政策；7. 口腔健康與全身健康之相關性研究；8. 其他與口腔健康促進有關之事項。

　　直轄市、縣（市）主管機關應加強推展下列對象之口腔保健措施（第 8 條）：1. 老人、身心障礙者。2. 孕婦、乳幼兒、幼兒、兒童及少年。3. 口腔癌高危險群。主管機關應加強口腔健康危害因子之防制與宣導（第 5 條）。

（二）口腔醫學委員會

　　中央主管機關應設口腔醫學委員會，其任務如下（第 11 條）：
1. 口腔健康政策之擬議。
2. 口腔疾病流行病學調查之審議。
3. 口腔疾病預防措施之審議。
4. 口腔健康教育推展與宣導之審議。
5. 孕產婦、乳幼兒口腔保健推展之審議。
6. 老人、身心障礙者口腔保健推展之審議。
7. 學童口腔保健推展之諮詢。
8. 口腔癌危險因子及其他口腔健康危害因子之審議。
9. 口腔保健用品標準及效果之諮詢。
10. 口腔健康研究與發展之審議。
11. 其他有關口腔保健之審議。

臺灣地區6歲以下兒童口腔健康狀況

年齡	乳齒齲蝕指數（deft index，顆）	盛行率（%）
1～2	0.23	7.25
2～3	1.37	40.12
3～4	3.18	58.11
4～5	4.98	72.59
5～6	5.58	73.65

（資料來源：臺灣地區6歲以下兒童口腔狀況，2006）

臺灣地區12歲兒童口腔健康狀況

年別	恆齒齲蝕指數（DMFTindex）	盛行率（%）	治療率（%）
1981	3.76	85.1	14.0
1990	4.95	92.0	12.0
1996	4.22	85.0	28.7
2000	3.31	66.5	54.3
2006	2.58	37.30	60.01
2012	2.50	70.0	69.1

（資料來源：臺灣地區兒童及青少年口腔狀況調查，2012）

牙周病檢查指標

類型	指標	說明
牙菌斑與口腔衛生	口腔衛生指數	除智齒外所有的牙齒，頰側與舌側，碎屑結石堆積的面積
	牙菌斑指數	所有牙齒的近心、遠心、頰側與舌側，有無牙菌斑或牙齦流血的現象
牙結石	牙結石表面指數	下顎正中門牙與側門牙，其近心、遠心、唇側與舌側面，是否有牙結石堆積
牙齦與牙齦出血	乳突邊緣附著牙齦指數	除智齒外所有牙齒其唇側與舌側面，牙齦發炎（水腫、出血、壞死、退縮、形成囊袋）的嚴重程度
	牙齦指數	所有牙齒其唇側與舌側面，是否有牙齦發炎的現象，及其嚴重程度
牙周指數	牙周指數	所有牙齒其近心、遠心、唇側與舌側面，囊袋深度及牙齒動搖度（嚴重度）
	社區牙周治療需求指數	所有牙齒或17, 16, 11, 26, 27, 37, 36, 31, 46, 47等10顆牙齒，探測出血、牙結石、探測深度（嚴重度及治療需求）

19.13 油症患者健康照護服務條例

　　民國 68 年於臺中彰化地區，因廠商提煉米糠油在脫臭過程時，以多氯聯苯爲熱媒劑，致使熱媒管產生裂隙，導致多氯聯苯及其熱變性物由隙縫滲入米糠油中，發生所謂的多氯聯苯中毒（油症）事件，造成 2 千多位民衆受害。

　　依據研究結果顯示，多氯聯苯中毒除了早期在外觀上有明顯氯痤瘡、色素沉澱、眼瞼腺分泌過多，在後續也可能造成肝臟、免疫與神經系統損害等問題。

　　《油症患者健康照護服務條例》（民國 105 年 11 月 16 日）爲使油症患者獲得妥善醫療照護，保障其健康權益，特制定本條例（第 1 條）。

　　油症患者，指民國 68 年間，因多氯聯苯米糠油事件致中毒者（第 3 條）。油症患者分類如下：

　　1. 第一代油症患者，指具下列情形之一者：

　　(1) 民國 68 年 12 月 31 日前出生，已由中央主管機關列冊，或經審查確認。

　　(2) 民國 69 年 1 月 1 日至 69 年 12 月 31 日出生，其生母爲前目之第一代油症患者，或經審查確認。

　　2. 第二代油症患者，指民國 70 年 1 月 1 日後出生，且其生母爲第一代油症患者。

　　油症患者之人格及合法權益，應受尊重及保障，對其接受教育、就業、醫療等權益，不得有歧視之對待；其相關權益保障辦法，由中央主管機關會商中央各目的事業主管機關訂定之。非經油症患者同意，不得對其錄音、錄影或攝影。媒體報導油症事件或製作相關節目時，應注意油症患者或其遺屬之名譽及隱私。從事油症患者醫療照護之機關、機構、團體及其人員，應注意執行之態度及方法，維護其隱私與社會生活之經營，不得無故洩漏其資料（第 6 條）。

　　傳播媒體報導油症或油症患者時，不得有下列情事（《油症患者權益保障辦法》民國 104 年 11 月 27 日）：

　　1. 使用歧視性之稱呼或描述。

　　2. 與事實不符或足以使人產生歧視或偏見之敘述。

　　3. 未經當事人同意而揭露姓名、影像、住（居）所或就學（業）地點。

　　4. 未經當事人同意而揭露別名或俗稱等足以推斷其身分之資料。

　　中央主管機關應推動事項如下（第 7 條）：

　　1. 協調醫療院所設置油症患者特別門診。

　　2. 油症患者健康狀況評估、醫療照護與健康促進之研究及發展。

　　3. 醫事人員對油症患者照護之宣導。

　　4. 油症患者健康照護之國際交流。

　　5. 定期檢討油症患者健康照護政策及執行成果。

　　6. 其他關於油症患者健康照護事項。

《多氯聯苯中毒患者健康照護服務實施要點》 （民國100年1月1日）內容

項目	說明
醫療費用優惠內容	1. 油症患者凡持「油症患者就診卡」或已註記油症身分之健保IC卡就醫，不分科別免收取「門診」（含例假日門診、急診）之部分負擔 2. 第一代油症患者（68年12月31日以前出生之患者），可再享有各科別「住院」免部分負擔醫療費用
縣市衛生局主動安排至院所進行免費健康檢查	成人預防保健服務檢查項目：心電圖、腹部超音波、胎兒蛋白、C型肝炎病毒抗體檢查、B型肝炎表面抗原及表面抗體檢查、白血球分類、血清生化（鹼性磷酸酵素及加瑪麩胺醯轉移酵素）及糞便潛血免疫分析等檢查
開辦油症特別門診服務	衛生福利部豐原醫院及彰化基督教醫院於98年12月開辦「油症特別門診」

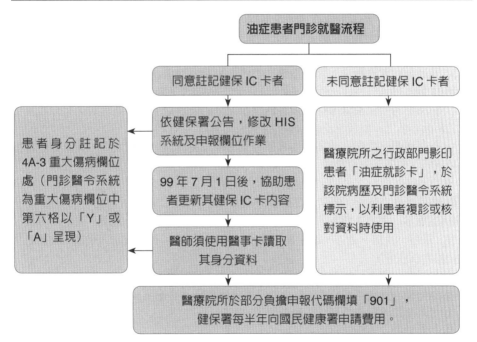

《多氯聯苯（PCBs）及多氯呋喃（PCDF）血液濃度異常值基準》

項目	內容
依據	《油症患者健康照護服務條例》第4條第4項
檢驗	高解析度氣相層析儀／高解析度質譜儀
判定	血液中多氯呋喃（PCDF）濃度2,3,4,7,8-PeCDF逾30皮克／克血清脂肪者，判定為異常；血液中多氯聯苯（PCBs）濃度達下列基準之一者，判定為異常： 1. PCB105逾10皮克／克血清脂肪。　2. PCB114逾3皮克／克血清脂肪。 3. PCB118逾45皮克／克血清脂肪。　4. PCB156逾16皮克／克血清脂肪。 5. PCB575逾4皮克／克血清脂肪。

20.1 菸害防制法

《菸害防制法》（民國98年1月23日）定義菸品：指全部或部分以菸草或其代用品作為原料，製成可供吸用、嚼用、含用、聞用或以其他方式使用之紙菸、菸絲、雪茄及其他菸品。

法規重點如下：

1. 菸品健康福利捐分配及運作辦法：菸品應徵健康福利捐。菸品健康福利捐應用於全民健康保險之安全準備、癌症防治、提升醫療品質、補助醫療資源缺乏地區、罕見疾病等之醫療費用、經濟困難者之保險費、中央與地方之菸害防制、衛生保健、社會福利、私劣菸品查緝、防制菸品稅捐逃漏、菸農及相關產業勞工之輔導與照顧；其分配及運作辦法，由中央主管機關及財政部訂定，並送立法院審查（第4條）。

2. 販賣菸品場所標示及展示管理：販賣菸品之場所，應於明顯處標示警示圖文；菸品或菸品容器之展示，應以使消費者獲知菸品品牌及價格之必要者為限（第10條）。

3. 戒菸教育實施辦法：醫療機構、心理衛生輔導機構及公益團體得提供戒菸服務（第21條）。

4. 菸品尼古丁焦油含量檢測及容器標示：菸品所含之尼古丁及焦油，應以中文標示於菸品容器上。尼古丁及焦油不得超過最高含量（第7條）。

5. 吸菸場所之限制：如高級中等學校以下學校及其他供兒童及少年教育或活動為主要目的之場所。醫療機構、護理機構、其他醫事機構及社會福利機構所在場所（第15條）。

6. 菸品廣告之禁止：促銷菸品或為菸品廣告，不得以下列方式為之（第9條）：

(1) 以廣播、電視、電影片、錄影物、電子訊號、電腦網路、報紙、雜誌、看板、海報、單張、通知、通告、說明書、樣品、招貼、展示或其他文字、圖畫、物品或電磁紀錄物為宣傳。

(2) 以採訪、報導介紹菸品或假借他人名義之方式為宣傳。

(3) 以折扣方式銷售菸品或以其他物品作為銷售菸品之贈品或獎品。

(4) 以菸品作為銷售物品、活動之贈品或獎品。

(5) 以菸品與其他物品包裹一起銷售。

(6) 以單支、散裝或包裝之方式分發或兜售。

(7) 利用與菸品品牌名稱或商標相同或近似之商品為宣傳。

(8) 以茶會、餐會、說明會、品嚐會、演唱會、演講會、體育或公益等活動，或其他類似方式為宣傳。

(9) 其他經中央主管機關公告禁止之方式。

7. 兒童及少年、孕婦吸菸行為之禁止：未滿18歲者，不得吸菸。孕婦亦不得吸菸。父母、監護人或其他實際為照顧之人應禁止未滿18歲者吸菸（第12條）。任何人不得供應菸品予未滿18歲者。任何人不得強迫、引誘或以其他方式使孕婦吸菸（第13條）。任何人不得製造、輸入或販賣菸品形狀之糖果、點心、玩具或其他任何物品（第14條）。

菸品健康福利捐的分配（《菸品健康福利捐分配及運作辦法》）

分配百分比	運作
70%	供全民健康保險之安全準備
5.5%	供癌症防治之用
4%	供提升預防醫學與臨床醫學醫療品質之用
2.5%	供補助醫療資源缺乏地區之用
2%	供罕見疾病等之醫療費用之用
6%	供補助經濟困難者之保險費之用
3%	供中央與地方菸害防制之用
3%	供中央與地方衛生保健之用
3%	供中央與地方社會福利之用
1%	供中央與地方私劣菸品查緝及防制菸品稅捐逃漏之用

菸品應徵健康福利捐

項目	金額
紙菸	每千支新臺幣 1,000 元
菸絲	每公斤新臺幣 1,000 元
雪茄	每公斤新臺幣 1,000 元
其他菸品	每公斤新臺幣 1,000 元

電子菸相關法規

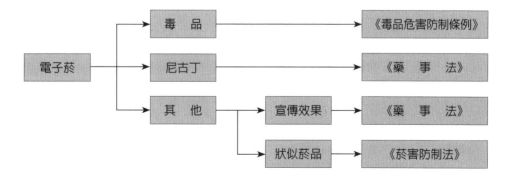

20.2 癌症防治法

　　《癌症防治法》（民國107年5月23日）對癌症之定義：係指經由病理切片證實，或經其他檢查、檢驗有效推定診斷，在臨床上具有再發或轉移現象之惡性腫瘤（第3條）。

（一）癌症防治事項

　　癌症防治包括下列事項（第4條）：
1. 推動防癌宣導教育與預防措施。
2. 提供符合經濟效益之癌症篩檢。
3. 提供以癌症病人為中心之正確醫療、適切照護，以及後續追蹤計畫。
4. 提供癌症末期病人安寧療護。
5. 辦理癌症防治相關研究。
6. 建立癌症相關資料庫。
7. 癌症防治醫事人員之教育訓練。
8. 其他有關癌症之預防、診斷、治療、照護事項。

（二）癌症防治組織

　　行政院為執行癌症防治政策，應設中央癌症防治會報。中央癌症防治會報置召集人一人，由行政院院長兼任；委員若干人，由行政院院長就政務委員、有關機關首長及具有癌症防治經驗之專家學者派兼或聘兼之（第6條）。

　　為落實國家癌症防治政策，中央主管機關應設立癌症防治政策委員會，其任務如下（第7條）：
1. 研訂癌症防治政策。
2. 評估癌症防治預算。
3. 評估癌症防治中心執行之成效。
4. 訂定醫療院所癌症防治醫療品質指標。
5. 審議癌症防治相關醫事人力、設備與癌症防治方案。
6. 審議癌症診斷治療指引。
7. 審查癌症篩檢方案。
8. 其他有關癌症防治事項。

　　委員會執行前項任務，應徵詢其他相關專家學者、產業、癌症病人與家屬代表之意見。

　　中央主管機關得整合癌症篩檢及診斷治療機構，建立完整之區域癌症篩檢及治療服務網，並得視需要獎助設立癌症防治中心及獎助醫療機構辦理癌症防治有關服務措施（第9條）。

　　財團法人國家衛生研究院應設癌症研究中心，辦理並整合與癌症有關之各項研究與治療方法、診斷技術、治療藥品等之開發及臨床試驗（第10條）。

　　為建立癌症防治相關資料庫，癌症防治醫療機構應向中央主管機關所委託之學術研究機構，提報下列資料（第11條）：
1. 新發生之癌症個案與期別等相關診斷及治療資料。
2. 癌症篩檢陽性個案之後續確診及治療資料。
3. 經由病理切片證實及經其他檢查、檢驗有效推定診斷為癌症之個案資料。
4. 癌症死亡資料。
5. 其他因推廣癌症防治業務所需資料。

乳癌篩檢流程

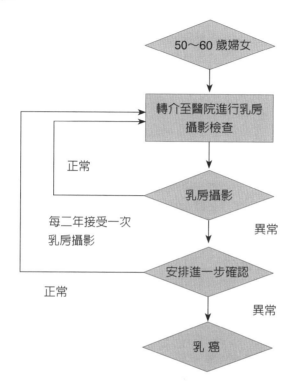

50～60 歲婦女

正常

每二年接受一次
乳房攝影

正常

轉介至醫院進行乳房
攝影檢查

乳房攝影

異常

安排進一步確認

異常

乳 癌

與癌症防治相關的法規

法規	內容
《菸害防制法》第 4 條	菸品健康福利捐應用於癌症防治
《勞工健康保護規則》第 21 條	依癌症防治法規定，對於符合癌症篩檢條件之勞工，於事業單位實施勞工健康檢查時，得經勞工同意，一併進行口腔癌、大腸癌、女性子宮頸癌及女性乳癌之篩檢
《勞工請假規則》第 4 條	經醫師診斷，罹患癌症（含原位癌）採門診方式治者，其治療或休養期間，併入住院傷病假計算
《學校衛生法》第 12 條	學校對患有癌症之學生，應加強輔導與照顧；必要時，得調整其課業及活動
《役男申請服替代役辦法》第 11 條	役男家屬經醫師診斷，罹患癌症第二期且經核定為重大傷病者，得比照認定為中度身心障礙
《癌症診療品質保證措施準則》第 1 條	本準則依癌症防治法第 15 條第 2 項規定訂定之
《優生保健法施行細則》第 11 條	因腫瘤學方面：如白血病、何杰金氏症、乳癌及其他癌症等。認定懷孕或分娩有招致生命危險或危害身體或精神健康範圍

20.3 化粧品衛生安全管理法

《化粧品衛生管理條例》修正案於 107 年 5 月 2 日頒布，名稱修正為《化粧品衛生安全管理法》，為使化粧品業者因應調整外包裝，其施行日期由行政院核定除化粧品應標示事項相關規定自 110 年 7 月 1 日施行外，自 108 年 7 月 1 日施行。

參酌國際規範，將一般牙膏及漱口水納入化粧品管理，可更保障消費者使用安全。化粧品業者須於上市前完成產品登錄、建立產品資訊檔案，另製造場所須符合優良製造準則（GMP），以取代現行含藥化粧品（新法施行後改稱特定用途化粧品）查驗登記制度。

另新增產品來源及流向資料之建立、業者主動通報義務、輸入化粧品邊境查驗等制度，大幅提高罰鍰金額，以及加重違規化粧品廣告之處罰，並得要求違規情節重大者刊登更正廣告及下架產品，以更健全的規範保障消費者權益。

化粧品指施於人體外部、牙齒或口腔黏膜，用以潤澤髮膚、刺激嗅覺、改善體味、修飾容貌或清潔身體之製劑。但依其他法令認屬藥物者，不在此限（第 3 條）。

（一）特定用途化粧品

1. 製造或輸入經中央主管機關指定公告之特定用途化粧品者，應向中央主管機關申請查驗登記，經核准並發給許可證後，始得製造或輸入。前項取得許可證之化粧品，非經中央主管機關核准，不得變更原登記事項（第 5 條）。

2. 特定用途化粧品之外包裝或容器應另標示所含特定用途成分之含量（第 7 條）。

（二）化粧品稽查與取締

1. 化粧品標示、宣傳或廣告內容涉及虛偽誇大，罰鍰上限從 5 萬提高至 20 萬；若涉及醫療效能，從原本依《藥事法》管理改成《化粧品衛生安全管理法》管理，可處 60 萬至 500 萬罰鍰。

2. 中央主管機關為加強輸入化粧品之邊境管理，得對有害衛生安全之虞之化粧品，公告一定種類或品項，經抽查、抽樣檢驗合格後，始得輸入（第 14 條）。

（三）主動通報

化粧品業者對正常或合理使用化粧品所引起人體之嚴重不良反應或發現產品有危害衛生安全或有危害之虞時，應行通報，並依《消費者保護法》第 10 條規定辦理（第 12 條）。

（四）化粧品登錄

經中央主管機關公告之化粧品種類及一定規模之化粧品製造或輸入業者應於化粧品供應、販賣、贈送、公開陳列或提供消費者試用前，完成產品登錄及建立產品資訊檔案；其有變更者，亦同（第 4 條）。

（五）化粧品廣告

化粧品之標示、宣傳及廣告內容，不得有虛偽或誇大之情事。化粧品不得為醫療效能之標示、宣傳或廣告。接受委託刊播化粧品廣告之傳播業者，應自刊播之日起 6 個月內，保存委託刊播廣告者之姓名或名稱、國民身分證統一編號或公司、商號、法人或團體之設立登記文件號碼、住居所或地址及電話等資料（第 10 條）。

《化粧品衛生安全管理法》原規定 vs 新規定

變更項目	原規定	新規定
法律名稱	《化粧品衛生管理條例》	《化粧品衛生安全管理法》
新增化粧品使用範圍	口腔用化粧品類別僅有牙齒美白劑、牙齒美白牙膏	非藥用之牙膏漱口水
含藥化粧品名稱	化粧品含有醫療或毒劇藥品基準（含藥化粧品基準）	特定用途化粧品
含藥化粧品查驗登記作業	上市前需取得許可證才可販售	不需取得許可證，但需完成以下作業始可販售： 1. 產品登錄制度 2. 建立產品資訊檔案（PIF）* 3. 製造場所須符合優良製造準則（GMP）
一般化粧品	產品無含藥成分，符合《化粧品衛生管理條例》規範即可公開販售	需完成以下作業始可販售 1. 產品登錄制度 2. 建立產品資訊檔案（PIF） 3. 製造場所須符合優良製造準則（GMP）
色素查驗	輸入化粧品色素需進行查驗登記	廢除化粧品色素查驗登記，並實施產品登錄制度

* 新法實施五年內，逐步由「產品登錄制度」及「建立產品資訊檔案（PIF）」取代。

《化粧品衛生安全管理法》各施行日期

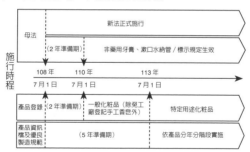

《化粧品衛生安全管理法》新制重要時間點

108.07.01 ● 化粧品衛生安全管理法，新法上路

108.11.09 ● 禁止動物試驗，許可之化粧品成分安全性評估例外

109.01.01 ● 特定用途化粧品成分名稱及使用限制表施行

110.07.01 ● 將非藥用之牙膏、漱口水納入化粧品管理
外包裝、容器、標籤或仿單之標示規定施行
一般化粧品需完成產品登錄，免工廠登記固態手工香皂業除外
▶ 包含嬰兒用、唇用、眼部用與非藥用牙膏、漱口水

113.07.01 ● 廢止查驗登記
特定用途化粧品需完成產品登錄、PIF、符合 GMP
▶ 包含染髮劑、燙髮劑、止汗制臭劑、軟化角質、面皰預防、美白牙齒等

114.07.01 ● 嬰兒用、唇用、眼部用與非藥用牙膏、漱口水需完成 PIF、符合 GMP

115.07.01 ● 一般化粧品需完成 PIF、符合 GMP，免工廠登記固態手工香皂業除外

20.4 安寧緩和醫療條例

對於末期疾病病患當病痛達到難以承受之程度，且病程已達到近期不可避免死亡的階段，病患可能因此認為生命的存在喪失希望、意義，而考慮已結束生命的方式停止痛苦。

依《安寧緩和醫療條例》（民國102年1月9日）第3條安寧緩和醫療是指為減輕或免除末期病人之生理、心理及靈性痛苦，施予緩解性、支持性之醫療照護，以增進其生活品質。末期病人指罹患嚴重傷病，經醫師診斷認為不可治癒，且有醫學上之證據，近期內病程進行至死亡已不可避免者。

安寧緩和醫療之實施：

1. 不施行心肺復甦術或維生醫療、2. 終止或撤除心肺復甦術或維生醫療。

（一）末期病人之認定

應由二位專科醫師診斷確為末期病人。專科醫師指與診斷末期病人所罹患嚴重傷病相關專業領域之專科醫師（《安寧緩和醫療條例施行細則》第5條），且不以在同一時間診斷或同一醫療機構之醫師為限（《施行細則》第4條規定）。

（二）意願書

末期病人得立意願書選擇安寧緩和醫療或作維生醫療抉擇。意願書之簽署，應有具完全行為能力者2人以上在場見證。但實施安寧緩和醫療及執行意願人維生醫療抉擇之醫療機構所屬人員不得為見證人（第4條）。

20歲以上具完全行為能力之人，得預立第4條之意願書。前項意願書，意願人得預立醫療委任代理人，並以書面載明委任意旨，於其無法表達意願時，由代理人代為簽署（第5條）。

（三）同意書

末期病人意識昏迷或無法清楚表達意願時，得由其最近親屬出具同意書代替之。但不得與末期病人於意識昏迷或無法清楚表達意願前明示之意思表示相反（第7條）。

同意書最近親屬之範圍：

1. 配偶。
2. 成年子女、孫子女。
3. 父母。
4. 兄弟姐妹。
5. 祖父母。
6. 曾祖父母、曾孫子女或三親等旁系血親。
7. 一親等直系姻親。

最近親屬出具同意書，得以一人行之；其最近親屬意思表示不一致時，依第4項各款先後定其順序。後順序者已出具同意書時，先順序者如有不同之意思表示，應於不施行、終止或撤除心肺復甦術或維生醫療前以書面為之。

無最近親屬者，應經安寧醫療照會後，依末期病人最大利益出具醫囑代替之。

安寧緩和醫療

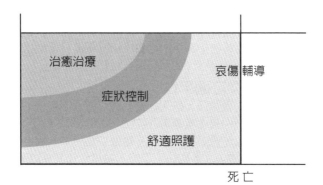

治癒治療

症狀控制

哀傷輔導

舒適照護

死亡

癌症末期常見症狀

症狀	比例	症狀	比例
• **疼痛**	88%	• 嘔吐	24%
• **虛弱**	60%	• 口乾	23%
• **無食慾**	56%	• 體重減少	17%
• **焦慮**	53%	• 口腔疼痛	17%
• 便秘	39%	• 神智混亂	17%
• 噁心	38%	• 腹瀉	16%
• 失眠	36%	• 四肢麻痺	14%
• 呼吸困難	30%	• 失智	14%
• 心情沮喪	27%	• 吞嚥困難	12%
• 昏睡	27%		

臨床倫理諮詢──倫理思辯四象限評估

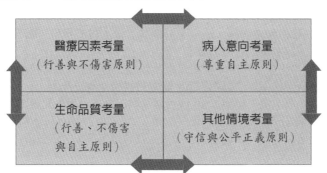

醫療因素考量
（行善與不傷害原則）

病人意向考量
（尊重自主原則）

生命品質考量
（行善、不傷害
與自主原則）

其他情境考量
（守信與公平正義原則）

20.5 勞動基準法

《勞動基準法》（民國108年6月19日）為規定勞動條件最低標準，保障勞工權益，加強勞雇關係，促進社會與經濟發展。雇主與勞工所訂勞動條件，不得低於本法所定之最低標準（第1條）。

（一）醫療保健服務業之適用性

《勞基法》適用於一切勞雇關係。但因經營形態、管理制度及工作特性等因素適用本法確有窒礙難行者，並經中央主管機關指定公告之行業或工作者，不適用之（第3條）。賦予主管機關勞動部（過去為勞委會）排除特定行業的權力。

醫療保健服務業於87年納入《勞基法》保障，並以責任制為由適用第84條之一，排除工時相關規定之適用。

103年1月1日起排除適用《勞基法》第84條之1的醫療保健服務業工作者，僅係手術室、急診室、加護病房、產房、手術麻醉恢復室、燒傷病房、中重度病房、精神科病房及器官移植小組之醫事及技術人員，其餘工作者之勞動條件回歸《勞基法》一般工時規範。

自民國73年起，勞動部分階段指定適用《勞基法》之行業。目前除下列各業及工作者不適用勞基法外，其餘一切勞雇關係，均適用勞基法：

1. 不適用之各業：如國際組織及外國機構、餐食攤販業、家事服務業。
2. 不適用之各業工作者（如醫療相關）：
(1) 公立醫療院所〔技工、工友、駕駛人、臨時人員除外〕之工作者。
(2) 醫療保健服務業之醫師（不含住院醫師）。

經中央主管機關核定公告之下列工作者，得由勞雇雙方另行約定，工作時間、例假、休假、女性夜間工作，並報請當地主管機關核備，不受第30條、第32條、第36條、第37條、第49條規定之限制（第84條之1）。

1. 監督、管理人員或責任制專業人員。
2. 監視性或間歇性之工作。
3. 其他性質特殊之工作。

（二）職業災害補償

勞工因遭遇職業災害而致死亡、殘廢、傷害或疾病時，雇主應依下列規定予以補償。但如同一事故，依勞工保險條例或其他法令規定，已由雇主支付費用補償者，雇主得予以抵充之：

1. 勞工受傷或罹患職業病時，雇主應補償其必需之醫療費用。職業病之種類及其醫療範圍，依勞工保險條例有關之規定。
2. 勞工在醫療中不能工作時，雇主應按其原領工資數額予以補償。但醫療期間屆滿2年仍未能痊癒，經指定之醫院診斷，審定為喪失原有工作能力，且不合第3款之殘廢給付標準者，雇主得一次給付40個月之平均工資後，免除此項工資補償責任。
3. 勞工經治療終止後，經指定之醫院診斷，審定其身體遺存殘廢者，雇主應按其平均工資及其殘廢程度，一次給予殘廢補償。殘廢補償標準，依勞工保險條例有關之規定。
4. 勞工遭遇職業傷害或罹患職業病而死亡時，雇主除給與5個月平均工資之喪葬費外，並應一次給與其遺屬40個月平均工資之死亡補償。

彈性工時形態與規定

形態		2週	4週	8週
法令依據		第 30 條第 2 項	第 30-1 條	第 30 條第 3 項
運作機制	方式	將 2 週內 2 日之正常工時，分配於其他工作日，分配於其他工作日之時數，每日不得超過 2 小時	將 4 週內正常工時，分配於其他工作日之時數，分配於其他工作日之時數，每日不得超過 2 小時	將 8 週內正常工時加以分配
	每日正常工時	不得超過 10 小時	不得超過 10 小時	不得超過 8 小時
	每週工作總時數	不得超過 48 小時	無明文規定	不得超過 48 小時
	例假日	每週至少 1 天	每 2 週至少 2 天	每週至少 1 天

臨時性、短期性、季節性及特定性工作

分類	說明
臨時性工作	係指無法預期之非繼續性工作，其工作期間在 6 個月以內者
短期性工作	係指可預期於 6 個月內完成之非繼續性工作
季節性工作	係指受季節性原料、材料來源或市場銷售影響之非繼續性工作，其工作期間在 9 個月以內者
特定性工作	係指可在特定期間完成之非繼續性工作。其工作期間超過一年者，應報請主管機關核備

工資給付原則

應以法定通用貨幣給付 （勞基法第 22 條）	工資應全額直接給付，但法令另有規定或勞雇雙方另有約定者，不在此限 （勞基法第 22 條第 2 項）
工資應定期給付 （勞基法第 23 條第 1 項）	不得預扣：雇主不得預扣勞工工資作為違約金或賠償費用 （勞基法第 26 條）

20.6 空氣污染防制法

依《空氣污染防制法》（民國107年8月1日）空氣污染物係指空氣中足以直接或間接妨害國民健康或生活環境之物質。污染源指排放空氣污染物之物理或化學操作單元（第3條）。

（一）防制區

中央主管機關（行政院環境保護署）應視土地用途對於空氣品質之需求或空氣品質狀況劃定直轄市、縣（市）各級防制區並公告之。防制區分為下列三級（第5條）：

1. 一級防制區：指國家公園及自然保護（育）區等依法劃定之區域。
2. 二級防制區：指一級防制區外，符合空氣品質標準區域。
3. 三級防制區：指一級防制區外，未符合空氣品質標準區域。

一級防制區內，除維繫區內住戶民生需要之設施、國家公園經營管理必要設施或國防設施外，不得新增或變更固定污染源（第6條）。

二級防制區內，新增或變更之固定污染源污染物排放量達一定規模者，其污染物排放量須經模式模擬證明不超過污染源所在地之防制區及空氣品質同受影響之鄰近防制區污染物容許增量限值（第6條）。

三級防制區內，既存之固定污染源應削減污染物排放量；新增或變更之固定污染源污染物排放量達一定規模者，應採用最佳可行控制技術，且其污染物排放量經模式模擬證明不超過污染源所在地之防制區及空氣品質同受影響之鄰近防制區污染物容許增量限值（第6條）。

（二）總量管制

指在一定區域內，為有效改善空氣品質，對於該區域空氣污染物總容許排放數量所作之限制措施（第3條）。

中央主管機關得依地形、氣象條件，將空氣污染物可能互相流通之一個或多個直轄市、縣（市）指定為總量管制區，訂定總量管制計畫，公告實施總量管制（第8條）。

符合空氣品質標準之總量管制區，其總量管制計畫應包括污染物容許增量限值、避免空氣品質惡化措施、新增或變更固定污染源審核規則、組織運作方式及其他事項（第10條）。

總量管制區內之直轄市、縣（市），應依總量管制計畫訂定及修正空氣污染防制計畫（第11條）。

在各級防制區及總量管制區內，不得有下列行為（第32條）：

1.從事燃燒、融化、煉製、研磨、鑄造、輸送或其他操作，致產生明顯之粒狀污染物，散布於空氣或他人財物。2.從事營建工程、粉粒狀物堆置、運送工程材料、廢棄物或其他工事而無適當防制措施，致引起塵土飛揚或污染空氣。3.置放、混合、攪拌、加熱、烘烤物質或從事其他操作，致產生惡臭或有毒氣體。4.使用、輸送或貯放有機溶劑或其他揮發性物質，致產生惡臭或有毒氣體。5.餐飲業從事烹飪，致散布油煙或惡臭。6.其他經主管機關公告之空氣污染行為。

空氣品質標準（民國101年5月14日）懸浮微粒部分

項 目	標準值		單 位
總懸浮微粒（TSP）	24 小時值	250	μg/m³（微克 / 立方分尺）
	年幾何平均值	130	
粒徑小於或等於 10 微米（μm）之懸浮微粒（PM₁₀）	日平均值或 24 小時值	125	μg/m³（微克 / 立方分尺）
	年平均值	65	
粒徑小於或等於 2.5 微米（μm）之細懸浮微粒（PM₂.₅）	24 小時值	35	μg/m³（微克 / 立方分尺）
	年平均值	15	

漂浮在空氣中類似灰塵的粒狀物，即稱為懸浮微粒（Particulate Matter, PM），PM 粒徑小於或等於 2.5 微米（μm）的粒子，就稱為 PM₂.₅，通稱「細」懸浮微粒。直徑約為頭髮的 1/28，懸於空氣中的生命週期可達數週，傳送距離更可超過 1,000 公里。PM₂.₅ 組成包括硫酸鹽、硝酸鹽、氨鹽、有機碳、金屬離子等。

不同懸浮微粒徑分布對呼吸系統影響

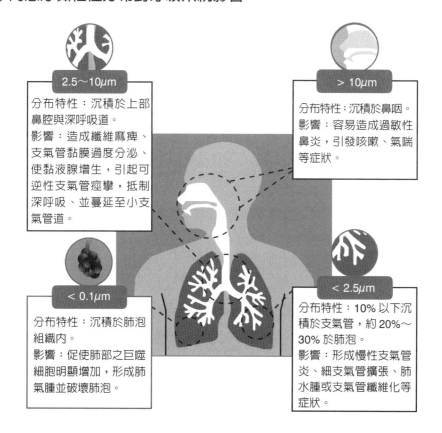

2.5～10μm
分布特性：沉積於上部鼻腔與深呼吸道。
影響：造成纖維麻痺、支氣管黏膜過度分泌、使黏液腺增生，引起可逆性支氣管痙攣，抵制深呼吸、並蔓延至小支氣管道。

> 10μm
分布特性：沉積於鼻咽。
影響：容易造成過敏性鼻炎，引發咳嗽、氣喘等症狀。

< 0.1μm
分布特性：沉積於肺泡組織內。
影響：促使肺部之巨噬細胞明顯增加，形成肺氣腫並破壞肺泡。

< 2.5μm
分布特性：10% 以下沉積於支氣管，約 20%～30% 於肺泡。
影響：形成慢性支氣管炎、細支氣管擴張、肺水腫或支氣管纖維化等症狀。

20.7 水污染防治法

依《水污染防治法》（民國 107 年 6 月 13 日）第 2 條第 7 款，列管事業指公司、工廠、礦場、廢水代處理業、畜牧業或其他經中央主管機關指定之事業。水污染指水因物質、生物或能量之介入，而變更品質，致影響其正常用途或危害國民健康及生活環境。污染物指任何能導致水污染之物質、生物或能量。

事業、污水下水道系統或建築物污水處理設施，排放廢（污）水於地面水體者，應符合放流水標準（第 7 條）。

事業、污水下水道系統及建築物污水處理設施之廢（污）水處理，其產生之污泥，應妥善處理，不得任意放置或棄置（第 8 條）。

（一）防治措施

事業排放廢（污）水於地面水體者，應向直轄市、縣（市）主管機關申請核發排放許可證或簡易排放許可文件後，並依登記事項運作，始得排放廢（污）水（第 14 條）。

事業應採行水污染防治措施，其水污染防治措施之適用對象、範圍、條件、必備設施、規格、設置、操作、監測、記錄、監測紀錄資料保存年限、預防管理、緊急應變，與廢（污）水之收集、處理、排放及其他應遵行事項之管理辦法，由中央主管機關會商相關目的事業主管機關定之（第 18 條）。

事業或污水下水道系統產生之廢（污）水，應經核准登記之收集、處理單元、流程，並由核准登記之放流口排放，或依下水道管理機關（構）核准之排放口排入污水下水道，不得繞流排放（第 18-1 條）。

事業或污水下水道系統排放廢（污）水，有嚴重危害人體健康、農漁業生產或飲用水水源之虞時，負責人應立即採取緊急應變措施，並於 3 小時內通知當地主管機關（第 27 條）。

事業或污水下水道系統設置之輸送或貯存設備，有疏漏污染物或廢（污）水至水體之虞者，應採取維護及防範措施；其有疏漏致污染水體者，應立即採取緊急應變措施，並於事故發生後 3 小時內，通知當地主管機關。主管機關應命其採取必要之防治措施，情節嚴重者，並令其停業或部分或全部停工（第 28 條）。

（二）鼓勵檢舉不法

事業或污水下水道系統不得因廢（污）水處理專責人員或其他受僱人，向主管機關或司法機關揭露違反本法之行為、擔任訴訟程序之證人或拒絕參與違反本法之行為，而予解僱、降調、減薪或其他不利之處分（第 39-1 條第一項）。

事業或污水下水道系統或其行使管理權之人，為前項規定所為之解僱、降調、減薪或其他不利之處分者，無效。

事業或污水下水道系統之廢（污）水處理專責人員或其他受僱人，因第一項規定之行為受有不利處分者，事業或污水下水道系統對於該不利處分與第一項規定行為無關之事實，負舉證責任（第 39-1 條）。

水污染物的分類、來源及影響

污染物	實例	來源	環境衝擊
耗氧性物質	腐敗植物、生物屍體	家庭廢棄物、生活污水,食品、造紙等工業廢水,農業廢水	溶氧耗竭,產生惡臭,影響水生生物的生長及水的利用
傳染媒介	細菌、病毒	糞便,醫院污水,畜牧廢水,屠宰、製革、生物製品等工廠廢水	罹患傳染性疾病(如霍亂、傷寒、痢疾)
植物營養物	硝酸鹽、磷酸鹽、硫酸鹽	農業廢水,糞便污水,化肥、製革、食品、造紙等工廠廢水	水的優養化,溶氧減少,水質惡化,影響水中生物生存
有機物質	農藥、清潔劑、油脂、有機溶液	農業廢水,石化、農藥、染料等工廠廢水,家庭污水,油料溢流	消耗溶氧,惡臭和味道,引起生物慢性和急性中毒,影響生態平衡

水污染防治法修法過程

63 年

7 月 11 日水污染防治法公布施行

- 為防治水污染,確保水資源之清潔
- 維護生態體系,改善生活環境,增進國民健康

5 次修正

72、80、89、91 及 96 年

- 由管末管制逐漸強調預防管理
- 引進許可及申報制度,逐步完備整體管制架構

104 年

因應重大違規案件頻傳,持續強化管制

- 提高罰鍰上限,納入不法利得
- 提升部分規定法律位階,執法有據
- 提高檢舉誘因

水質評估指標

水質項目 ＼ 污染程度	未(稍)受污染	輕度污染	中度污染	嚴重污染
溶氧量 (DO) mg/L	6.5 以上	4.6～6.5	2.0～4.5	2.0 以下
生化需氧量 (BOD$_5$) mg/L	3.0 以下	3.0～4.9	5.0～15	15 以上
懸浮固體 (SS) mg/L	20 以下	20～49	50～100	100 以上
氨氮 (NH$_3$-N)mg/L	0.50 以下	0.50～0.99	1.0～3.0	3.0 以上
點數	1	3	6	10
污染指標積分值	2.0 以下	2.0～3.0	3.1～6.0	6.0 以上

20.8 噪音管制法

依《噪音管制法》（民國97年12月3日），噪音係指超過管制標準之聲音（第3條）。主管機關在中央為行政院環境保護署，在直轄市為直轄市政府，在縣（市）為縣（市）政府（第2條）。但是，製造不具持續性或不易量測而足以妨害他人生活安寧之聲音者，由警察機關依有關法規處理之（第6條）。

噪音管制區

直轄市及縣（市）主管機關得視轄境內噪音狀況劃定公告各類噪音管制區，並應定期檢討，重新劃定公告之（第7條）。

依噪音管制區劃定作業準則於所轄四類管制區內選定人口密集處、主要幹道旁或其他適當地點，指定環境噪音監測點及交通噪音監測點（《施行細則》第3條）。

1. 指定原則：

(1) 直轄市第一類及第四類管制區內，應指定各二以上之環境及交通噪音監測點；縣（市）第一類及第四類管制區內，應指定各一以上之環境及交通噪音監測點。

(2) 直轄市第二類及第三類管制區內，應指定各四以上之環境及交通噪音監測點；縣（市）第二類及第三類管制區內，應指定各二以上之環境及交通噪音監測點。

2. 指定位置：

(1) 環境噪音監測點：在寬度8公尺以上之道路，應距離道路邊緣30公尺以上；在寬度6公尺以上未滿8公尺之道路，應距離道路邊緣15公尺以上。監測高度應離地面1.2公尺至1.5公尺。

(2) 交通噪音監測點：在道路邊有建築物者，應距離建物牆面1公尺以上。監測高度應離地面1.2公尺至1.5公尺。

3. 監測方式：每一監測點每季應進行二次以上之24小時連續測定。

噪音管制區內，於直轄市、縣（市）主管機關公告之時間、地區或場所不得從事下列行為致妨害他人生活環境安寧（第8條）：

1. 燃放爆竹。2. 神壇、廟會、婚喪等民俗活動。3. 餐飲、洗染、印刷或其他使用動力機械操作之商業行為。4. 其他經主管機關公告之行為。

噪音管制區內之下列場所、工程及設施，所發出之聲音不得超出噪音管制標準（第9條）：

1. 工廠（場）。2. 娛樂場所。3. 營業場所。4. 營建工程。5. 擴音設施。6. 其他經主管機關公告之場所、工程及設施。

在指定管制區內之營建工程或其他公私場所使用經中央主管機關指定之易發生噪音設施，營建工程直接承包商或其他公私場所之設施所有人、操作人，應先向直轄市、縣（市）主管機關申請許可證後，始得設置或操作，並應依許可證內容進行設置或操作（第10條）。

機動車輛、民用航空器所發出之聲音，不得超過機動車輛、民用航空器噪音管制標準（第11條）。

一般環境下之聲音音量

噪音源	分 貝
低聲說話	30～40
一般說話	60～70
吸塵器	80
車床	90～95
印刷機、紡織機	100
迪斯可舞廳	110
噴射機起飛	120（耳朵開始疼痛）

噪音危害防護途徑

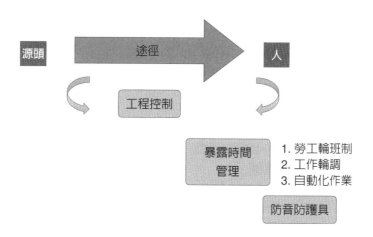

一般地區環境音量標準〔均能音量dB（A）〕

時段 管制區	早	日	晚	夜
第一類管制區	45	50	45	40
第二類管制區	55	60	55	50
第三類管制區	60	65	60	55
第四類管制區	70	75	70	65

早：指上午 5 時至上午 7 時。晚：指晚上 8 時至晚上 10 時（鄉村）或 11 時（都市）。
日間限定：指上午 7 時至晚上 8 時。夜間限定：指晚上 10 時（鄉村）或 11 時（都市）至翌日。

20.9 廢棄物清理法

依《廢棄物清理法》（民國 106 年 6 月 14 日）廢棄物，可分下列二種（第 2 條）：

1. 一般廢棄物：由家戶或其他非事業所產生之垃圾、糞尿、動物屍體等，足以污染環境衛生之固體或液體廢棄物。

2. 事業廢棄物：指事業活動產生非屬其員工生活產生之廢棄物。

(1) 有害事業廢棄物：由事業所產生具有毒性、危險性，其濃度或數量足以影響人體健康或污染環境之廢棄物。

(2) 一般事業廢棄物：由事業所產生有害事業廢棄物以外之廢棄物。

前項有害事業廢棄物認定標準，由中央主管機關會商中央目的事業主管機關定之。游離輻射之放射性廢棄物之清理，依原子能相關法令之規定。

事業，係指農工礦廠（場）、營造業、醫療機構、公民營廢棄物清除處理機構、事業廢棄物共同清除處理機構、學校或機關團體之實驗室及其他經中央主管機關指定之事業。

主管機關在中央為行政院環境保護署，在直轄市為直轄市政府，在縣（市）為縣（市）政府（第 4 條）。

執行機關為直轄市政府環境保護局、縣（市）環境保護局及鄉（鎮、市）公所。執行機關應設專責單位，辦理一般廢棄物之回收、清除、處理及廢棄物稽查工作。執行機關應負責規劃一般廢棄物回收、清除、處理用地，並協同相關機關優先配合取得用地。一般廢棄物之回收、清除、處理，在直轄市由直轄市政府環境保護局為之；在省轄市由省轄市環境保護局為之；在縣由鄉（鎮、市）公所負責回收、清除，由縣環境保護局負責處理，必要時，縣得委託鄉（鎮、市）公所執行處理工作（第 5 條）。

（一）廢棄物緊急清理

因天然災害、重大事故或其他急迫之情事，致現有廢棄物貯存、回收、清除、處理設施能量不足，而有污染環境或影響人體健康之虞時，中央主管機關應會同中央目的事業主管機關及有關機關，並報請行政院核准後，得指定廢棄物緊急清理之方法、設施、處所及其期限（第 8 條）。

（二）清除處理機構

從事廢棄物清除、處理業務者，應向直轄市、縣（市）主管機關或中央主管機關委託之機關申請核發公民營廢棄物清除處理機構許可文件後，始得受託清除、處理廢棄物業務（第 41 條）。

事業廢棄物之輸入、輸出、過境、轉口，應向直轄市、縣（市）主管機關申請核發許可文件，始得為之；其屬有害事業廢棄物者，並應先經中央主管機關之同意。但事業廢棄物經中央主管機關會商目的事業主管機關公告屬產業用料需求者，不在此限。事業廢棄物有下列情形之一者，禁止輸入；1. 有嚴重危害人體健康或生活環境之事實。2. 於國內無適當處理技術及設備。3. 直接固化處理、掩埋、焚化或海拋。4. 於國內無法妥善清理。5. 對國內廢棄物處理有妨礙（第 38 條）。

廢棄物管理政策

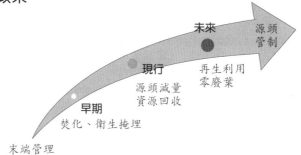

末端管理

早期
焚化、衛生掩埋

現行
源頭減量
資源回收

再生利用
零廢棄

未來

源頭管制

事業廢棄物之清理方式（第28條）

一、自行清理
二、共同清理：
　　由事業向中央目的事業主管機關申請許可
三、委託清理：
　　1. 公民營清理機構
　　2. 執行機關
　　3. 目的主管自行或轉導設置 之設施
　　4. 主管指定公營事業之設施
　　5. 促參建設法之設施
　　6. 事業餘裕之設施
四、其他中央許可方式

刑罰：
罰則第 45 條，致死、重傷、致病，處徒刑、罰金
罰則第 46 條，負責人或相關人員，未依規定方式，致污染，1~5 年有期徒刑，罰金 1500 萬元以下

行政罰：
罰則第 52 條，一般事廢，罰鍰 6 千 ~300 萬元，限期改善、按日連罰
罰則第 53 條，有害事廢，罰鍰 6~1000 萬元，限期改善、按日連罰，停工（業）

架 構

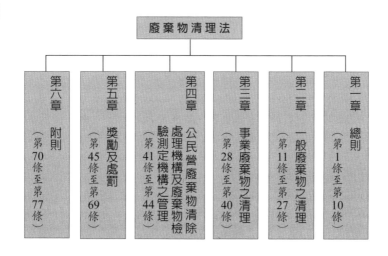

廢棄物清理法

第一章 總則（第 1 條至第 10 條）

第二章 一般廢棄物之清理（第 11 條至第 27 條）

第三章 事業廢棄物之清理（第 28 條至第 40 條）

第四章 公民營廢棄物清除處理機構及廢棄物檢驗測定機構之管理（第 41 條至第 44 條）

第五章 獎勵及處罰（第 45 條至第 69 條）

第六章 附則（第 70 條至第 77 條）

20.10 公害糾紛處理法

《公害糾紛處理法》（民國98年6月17日）第2條所稱公害，係指因人爲因素，致破壞生存環境，損害國民健康或有危害之虞者。其範圍包括水污染、空氣污染、土壤污染、噪音、振動、惡臭、廢棄物、毒性物質污染、地盤下陷、輻射公害及其他經中央主管機關指定公告爲公害者。公害糾紛係指因公害或有發生公害之虞所造成之民事糾紛。

（一）處理機構

1. 調處委員會：直轄市、縣（市）政府各設公害糾紛調處委員會（以下簡稱調處委員會），調處公害糾紛。

2. 裁決委員會：行政院環境保護署設公害糾紛裁決委員會（以下簡稱裁決委員會），裁決經調處不成立之公害糾紛損害賠償事件。

（二）公害糾紛之調處

經兩造當事人之同意後，或由當事人共同選定，得由調處委員一人或數人逕行調處，而其他未被選定之委員於調處期日，得不到場調處，俾使糾紛得以迅速獲得解決（第14條，《施行細則》第10條）。

指定管轄權（第16條）：

1. 公害糾紛之原因或損害之發生地涉及數直轄市、縣（市）者。

2. 二以上調處委員會於管轄權有爭議者。

3. 有管轄權之調處委員會，因法律或事實不能進行調處者。

4. 因管轄區域境界不明，致不能辨別有管轄權之調處委員會者。

調處經法院核定後，與民事確定判決有同一之效力；當事人就該事件，不得再行起訴；其調處書得爲強制執行名義（第30條）。

（三）裁決

經直轄市、縣（市）調處委員會調處不成立，其屬於因公害糾紛所生之損害賠償事件者，當事人得就同一事件申請裁決（第33條）。

調處不成立者，調處委員會應於7日內作成「調處不成立」之通知，送達當事人。申請裁決應於調處不成立之通知送達14日內，檢具申請書，向原調處委員會提出（第33條，《施行細則》第25條）。

裁決委員會之裁決，由主任委員指定委員3人或5人，以合議行之。合議結果，以指定委員過半數之意見決定之（第34條）。裁決委員會於裁決前應先行詢問，使雙方陳述，並就事件之有關事實爲必要之調查（第35條）。裁決書正本送達後20日內，如未就同一事件向法院提起民事訴訟，或經撤回其訴者，視爲依裁決書達成合意（第39條）。

（四）程序競合（第42條）

公害糾紛事件經第一審法院辯論終結者，不得進行調處或裁決。公害糾紛事件已繫屬於第一審法院，並依本法申請調處或裁決者，受訴法院於調處或裁決有結果前，得以裁定停止訴訟程序。如調處、協議或裁決經法院核定者，視爲撤回其訴訟。公害糾紛事件依鄉鎮市調解條例聲請調解，並依本法申請調處或裁決者，準用前項之規定。

公害糾紛處理管道

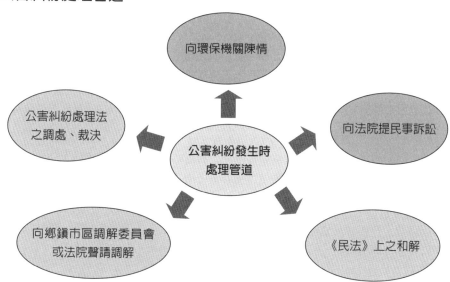

公害糾紛處理程序與法規 —— 處理機制

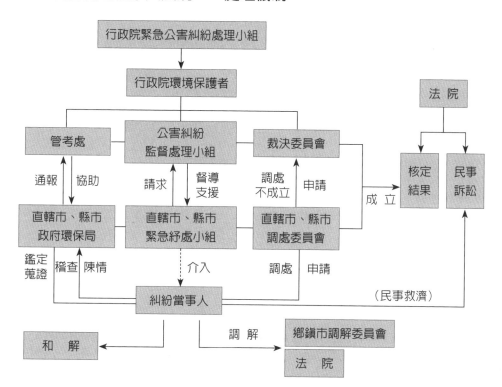

20.11 病人自主權利法

　　《病人自主權利法》（民國108年6月12日），為亞洲第一部病人自主權利的專法，臺灣病人自主權利往前邁一大步，核心重點為：具完全行為能力之意願人可以透過「預立醫療照護諮商」事先立下書面之「預立醫療決定」，可以選擇接受或拒絕醫療。本法105年1月6日公布後，特別規定施行日為公布3年後（第19條）。

　　「預立醫療照護諮商」及「預立醫療決定」須由醫療機構提供預立醫療照護諮商，並於預立醫療決定上核章證明，再經公證人公證或有具完全行為能力者二人以上在場見證，最後註記於全民健康保險IC卡，才算完成「預立醫療決定」而具有效力。為健全預立醫療照護諮商制度，將訂定提供預立醫療照護諮商之醫療機構之資格、諮商團隊成員與條件、程序及其他應遵循事項訂定之辦法，以確保「預立醫療照護諮商」之品質。

　　無處罰規定是本法另一大特色，目的是提供病人可以選擇接受或拒絕醫療的機會，因為病人意願涉及倫理、專業判斷及個人信仰等太多不確定的變數，如果以處罰強制的方式，強迫醫師、病人或親屬完全依照法律的規定，並不適合、也不利於本法之推動。

　　為尊重病人醫療自主、保障其善終權益，促進醫病關係和諧，特制定本法（第1條）。

　　預立醫療決定指事先立下之書面意思表示，指明處於特定臨床條件時，希望接受或拒絕之維持生命治療、人工營養及流體餵養或其他與醫療照護、善終等相關意願之決定（第3條）。

　　病人對於病情、醫療選項及各選項之可能成效與風險預後，有知情之權利。對於醫師提供之醫療選項有選擇與決定之權利。病人之法定代理人、配偶、親屬、醫療委任代理人或與病人有特別密切關係之人（關係人），不得妨礙醫療機構或醫師依病人就醫療選項決定之作為（第4條）。

　　病人就診時，醫療機構或醫師應以其所判斷之適當時機及方式，將病人之病情、治療方針、處置、用藥、預後情形及可能之不良反應等相關事項告知本人。病人未明示反對時，亦得告知其關係人。病人為無行為能力人、限制行為能力人、受輔助宣告之人或不能為意思表示或受意思表示時，醫療機構或醫師應以適當方式告知本人及其關係人（第5條）。

　　病人符合下列臨床條件之一，且有預立醫療決定者，醫療機構或醫師得依其預立醫療決定終止、撤除或不施行維持生命治療或人工營養及流體餵養之全部或一部（第14條）：

1. 末期病人。
2. 處於不可逆轉之昏迷狀況。
3. 永久植物人狀態。
4. 極重度失智。
5. 其他經中央主管機關公告之病人疾病狀況或痛苦難以忍受、疾病無法治癒且依當時醫療水準無其他合適解決方法之情形。前項各款應由二位具相關專科醫師資格之醫師確診，並經緩和醫療團隊至少二次照會確認。醫療機構或醫師依其專業或意願，無法執行病人預立醫療決定時，得不施行之。

病人自主權利法

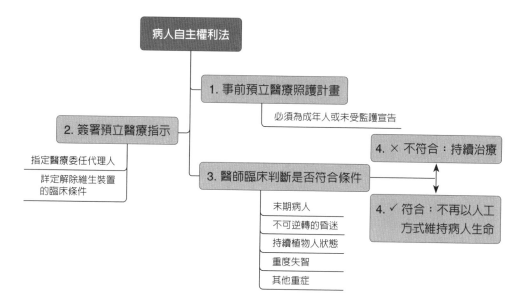

預立醫療照顧計畫

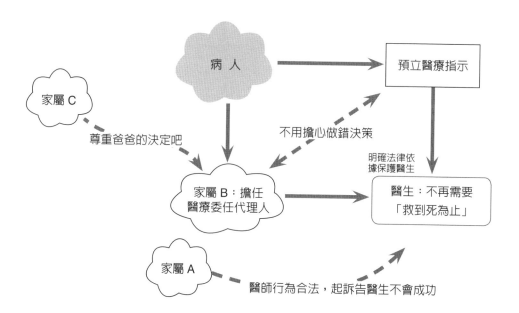

20.12 公共場所母乳哺育條例

美國小兒科醫學會建議，母乳是所有嬰兒，包括早產兒及生病的嬰兒，最好的食物。完全哺餵母乳是理想的營養，足於支持出生後前6個月適當的成長及發展，建議哺餵母乳至少12個月，之後由母嬰兩人自己決定要繼續哺餵多久。

為維護婦女於公共場所哺育母乳之權利，並提供有意願哺育母乳之婦女無障礙哺乳環境，特制定《公共場所母乳哺育條例》（民國108年4月24日）。主管機關在中央為衛生福利部，在直轄市為直轄市政府，在縣（市）為縣（市）政府（第2條）。

母乳哺育，係指婦女以乳房哺餵嬰幼兒或收集母乳哺餵嬰幼兒之行為（第3條）。婦女於公共場所母乳哺育時，任何人不得禁止、驅離或妨礙。前項選擇母乳哺育場所之權利，不因該公共場所已設置哺（集）乳室而受影響（第4條）。

下列公共場所，應設置哺（集）乳室供民眾使用，並有明顯標示（第5條）：

1. 提供民眾申辦業務或服務之場所總樓地板面積500平方公尺以上之政府機關（構）。

2. 營業場所總樓地板面積500平方公尺以上之公營事業。

3. 服務場所總樓地板面積1,000平方公尺以上之鐵路車站、航空站及捷運交會轉乘站及進出站（含轉乘）人次達該捷運路線運量前百分之十之捷運車站。

4. 營業場所總樓地板面積5,000平方公尺以上之百貨公司、零售式量販店、國際觀光旅館及一般觀光旅館。

5. 鐵路對號列車及高速鐵路列車。但通勤列車，不在此限。

6. 其他經中央主管機關公告之場所。

前項公共場所如有不適合設置哺（集）乳室之正當理由，經中央主管機關核准者，得不設置之。哺（集）乳室之基本設備、安全、採光、通風及管理、維護或使用等其他相關事項之標準，由中央主管機關定之。

（一）檢查或抽查

直轄市及縣（市）主管機關應對公共場所建築物所設置之哺（集）乳室及其設備，進行檢查或抽查。前項檢查或抽查，該公共場所之負責人及從業人員不得規避、妨礙或拒絕，並應提供必要之協助（第6條）。

（二）提倡母乳哺育

為提倡母乳哺育之風氣及觀念，各級主管機關應積極宣導，並得與民間團體合作辦理（第7條）。

依《哺集乳室與托兒設施措施設置標準及經費補助辦法》（民國108年9月16日），哺（集）乳室：指雇主設置供受僱者親自哺乳或收集母乳之場所。

雇主設置哺（集）乳室標準如下：

1. 哺（集）乳室之設置位置，應便於受僱者使用，設有明顯標示，且鄰近洗手台或提供洗手設施。

2. 哺（集）乳室應具隱密、安全性及良好之採光、通風。

3. 哺（集）乳室應具下列基本設備：(1)靠背椅。(2)桌子。(3)電源插座。(4)母乳儲存專用冰箱。(5)有蓋垃圾桶。

4. 訂定哺（集）乳室使用規範。

有關鼓勵母乳哺育的法規

法規	內容
《性別工作平等法》（105.5.18）第 18 條	子女未滿二歲須受僱者親自哺乳者，除規定之休息時間外，雇主應每日另給哺（集）乳時間 60 分鐘。前項哺乳時間，視為工作時間
《勞動基準法》（108.6.19）第 52 條	子女未滿一歲須女工親自哺乳者，於第 35 條規定之休息時間外，雇主應每日另給哺乳時間二次，每次以 30 分鐘為度。前項哺乳時間，視為工作時間
《嬰兒與較大嬰兒配方食品廣告及促銷管理辦法》（103.12.29）第 5 條	依前條（登載於學術性醫療刊物。未開放民眾取閱，僅供醫事人員使用之說明資料）但書方式刊登者，不得宣稱或影射嬰兒與較大嬰兒配方食品等同或其營養優於母乳
《女性勞工母性健康保護實施辦法》（103.12.30）第 3 條	事業單位勞工人數在 300 人以上者，其勞工於保護期間，從事可能影響胚胎發育、妊娠或哺乳期間之母體及嬰兒健康之下列工作，應實施母性健康保護
《女性勞工母性健康保護實施辦法》（103.12.30）第 15 條	女性勞工分娩滿一年後，仍在哺乳者，得請求雇主採取母性健康保護
《公務人員考績法施行細則》（104.12.30）第 4 條	各機關辦理考績時，不得以下列情形作為考績等次之考量因素：二、依法令規定給予之哺乳時間或因育嬰減少之工作時間

《公共場所母乳哺育條例》之罰則

條號	內容	罰則
第 8 條第 1 項	禁止、驅離或妨礙婦女於公共場所母乳哺育者	6,000 元以上 3 萬元以下罰鍰
第 8 條第 2 項	行為人如為該公共場所之從業人員者，併處該公共場所負責人	6,000 元以上 3 萬元以下罰鍰
第 9 條第 1 項	未設置哺（集）乳室或設置而無明顯標示者，直轄市或縣（市）主管機關應加以勸導，並命其限期改善；屆期未改善者，處新臺幣	2 萬元以上 10 萬元以下罰鍰，並得按次處罰
第 9 條第 2 項	設置哺（集）乳室違反第 5 條第 3 項所定標準者，直轄市或縣（市）主管機關應加以勸導，並命其限期改善；屆期未改善者，處新臺幣	2 萬元以上 10 萬元以下罰鍰，並得按次處罰
第 10 條第 1 項	規避、妨礙或拒絕檢查、抽查或未提供必要之協助者，處新臺幣	4,000 千元以上 2 萬元以下罰鍰
第 10 條第 2 項	未將哺（集）乳室設為獨立空間者，直轄市或縣（市）主管機關應加以勸導，並命其限期改善；屆期未改善者，處新臺幣	2 萬元以上 10 萬元以下罰鍰

參考資料

1. 公共衛生學，王榮德等，陳拱北預防醫學基金會，2011。
2. 公共衛生學，邱清華等，華杏出版股份有限公司，2011。
3. 健康促進，Naidoo，臺灣愛思唯爾有限公司，2010。
4. 公共衛生年報，行政院衛生署，2012。
5. 衛生行政學（含概要），王致勝，考用出版股份有限公司，2011。
6. 醫療衛生法規，曾淑芬，匯華圖書出版股份有限公司，2006。
7. 衛生行政管理學，黃維民，華杏出版股份有限公司，2006。
8. 論公共衛生議題在國際法之發展與趨勢，張孫福等，經社法制論叢，2004。
9. 論國際衛生條例之發展與潛在爭議，牛惠之，國立臺灣大學法學論叢，2009。
10. 行政學（概要）大意，程明，志光教育文化出版社，2012。
11. 行政法總論，林清，志光教育文化出版社，2006。
12. 公共衛生監測，陳國東，成功大學醫學院公共衛研究所，2003。
13. 我國人工生殖法的現況與未來，程法彰，高雄第一科技大學，2007。
14. 國內外推動職業安全衛生管理系統驗證實務之探討，黃國寶，工業安全科技，2008。
15. 全國法規資料庫——法務部全球資訊網。
16. 「因應少子女化衝擊，政府應有之措施與評估」專案調查研究，監察院 99 年度專案調查報告，2010。
17. 我國人口推計工作之評析與國際比較，樓玉梅，臺灣經濟論衡，2012。
18. 中華民國人口政策綱領，行政院，2011。
19. 健康指標與生命統計，葉錦瑩，臺北醫學大學醫學系公共衛生學科，2003。
20. 行政程序法與行政訴訟法，王平，考用出版股份有限公司，2012。
21. 醫療衛生制度與法規，許君強，巨流圖書公司，2007。
22. 臺灣地區公共衛生發展史，行政院衛生署，2001。
23. 衛生政策執行之研究——以花蓮縣檳榔暨口腔癌政策執行為例，賴慧櫻，東華大學公共行政研究所碩士論文，2010。
24. 法定傳染病監測工作指引，行政院衛生署疾病管制局，2010。
25. 以預防保健觀點探討臺北市健康服務中心之績效評估，黃秋玉，佛光大學管理學系碩士在職專班碩士論文，2013。
26. 健康促進活動對民眾知識、態度及行為之影響——以論人計酬試辦計畫中部某區域整合模式為例，黃士玲，中國醫藥大學醫務管理學研究所碩士論文，2013。
27. 水污染防治法規及實務案例說明，江育德，環保署水保處，2014。
28. 政府政策工具的應用對公共政策執行成效的影響：嘉義縣鹿草垃圾焚化爐及大林垃圾焚化爐之個案比較，李典蓉，國立中正大學政治學系政府與公共事務碩士在職專班碩士論文，2013。
29. 政府應用 Web 2.0 於政策行銷之研究——以臉書為例，廖乙甄東海大學行政管理

暨政策研究所碩士論文，2013。

30. 醫院評鑑暨教學醫院評鑑新變革，黃雅娟，中國醫訊，2011。

31. 醫療品質、病人安全與醫院評鑑，石美春，行政院衛生署醫事處，2006。

32. 公共衛生教育與人力——現況與展望，陳為堅等，國家衛生研究院，2010。

33. 從政策行銷論我國全面募兵政策，王俊淵，國防大學政治作戰學院政治學系政治研究所碩士班碩士論文，2014。

34. 國際公共衛生體系之法律研究，蔣子鈞，國立中興大學法律學系科技法律碩士班碩士學位論文，2012。

35. 職場健康促進：國際與臺灣經驗之比較，范國棟等，臺灣衛誌，2008。

36. 職業衛生與健康促進，趙坤郁，工業安全科技，2006。

37. 我國財團法人醫院經營績效之研究（計畫編號：NSC91-2415-H-030-007-），王媛慧，輔仁大學餐旅管理學系。

38. 社區健康促進，洪德仁，學校體育，2006。

39. 健康促進政策及展望，蕭美玲，行政院衛生署國民健康局，2007。

40. 健康職場概論，陳叡瑜，臺北醫學大學公共衛生學系，2014。

41. WHO 菸草控制框架公約關於菸草控制與貿易及投資議題之進展與爭議，謝欣晏，經貿法訊，2015。

42. WHO 與我國防疫政策，張晉元，國立東華大學公共行政研究所碩士論文，2008。

43. 基層衛生所組織轉型之研究，盧麗鈴，南華大學公共行政與政策研究所碩士論文。2006。

44. 老人健康促進計畫（2009-2012），行政院衛生署國民健康局，2009。

45. 我國公立醫院行政組織法制之研究——以衛生署所屬公立醫院為中心，林蔚芯，成功大學法律學研究所碩士論文，2003。

46. 兒童語言問題與教學，錡寶香，國立臺北教育大學特教系，2010。

47. 人口問題與政策，王光旭，台南大學行政管理學系，2015。

48. 2013 年臺灣醫療衛生政策，林奏延，行政院衛生署，2012。

49. 工業廢棄物資源化發展現況與展望，劉蘭萍等，綠基會通訊，2008。

50. 認識精神疾病與精神治療趨勢，周少華，臺中慈濟醫院，2013。

51. 2013 年世界衛生報告——全民健康覆蓋研究，世界衛生組織，2013。

52. 初、中級救護技術員到院前緊急救護參考流程及技術操作手冊，臺灣急診醫學會緊急醫療救護委員會，2013。

53. 環保政策風險管理發展計畫（計畫編號：EPA-96-K101-02-10），瑞鉅災害管理及安全事務顧問股份有限公司，2007。

54. 臺灣醫院營運分析，陳珹棽等，嘉南藥理科技大學醫務管理系，2005。

55. 基層醫療保健品質評估指標，詹其峰等，家醫研究，2003。

56. 臺灣醫療衛生政策之前瞻與未來，許銘能，行政院衛生署，2011。

57. 職業安全危害辨識方法探討，邱瀧毅，中央大學環境工程研究所碩士論文，2012。

58. 世界衛生組織菸草控制框架公約，世界衛生組織，2003。
59. 各年齡層口腔流行病學及防治策略，季麟揚，陽明大學牙醫學系、公共衛生研究所，2006。
60. 從醫藥分業探討基層醫療診所藥師之角色，蔡昭華，中山大學人力資源管理研究所碩士在職專班碩士論文，2002。
61. 社會行銷的理論與實務，林東泰，社會教育學刊，1996。
62. 社會流行病學及其應用，陳清肇等，警察通識與專業學術研討會論文集，2008。
63. 流行病學在公共衛生監測之應用，江大雄，行政院衛生署疾病管制局，2009。
64. 流行病學概論（二版），陳品玲，華杏出版股份有限公司，2010。
65. 流行病學方法與模型，姜慶五等，復旦大學出版社，2007。
66. 臺灣食品安全管理，馮潤蘭，行政院衛生署，2010。
67. 食品安全與營養白皮書2008-2012，行政院衛生署，2008。
68. 建構衛生與福利安全網——我國長期照護組織及運作體系之探討，李武育等，研考雙月刊，2012。
69. 臺灣全民健保與醫院經營，戴桂英，行政院衛生署中央健康保險局，2010。
70. 醫療衛生決策原理簡介，鄭守夏等，2001。
71. 衛生法規與倫理（含概要），王致勝，考用出版股份有限公司，2011。

國家圖書館出版品預行編目資料

圖解衛生行政與法規／顧祐瑞著. -- 三版.
-- 臺北市：五南圖書出版股份有限公司，
2023.12
　　面；　　公分.
　ISBN 978-626-366-607-8（平裝）

1.CST: 衛生行政 2.CST: 衛生法規

412.1　　　　　　　　112015196

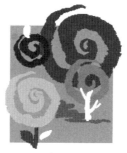

5J67

圖解衛生行政與法規

作　　　者 ― 顧祐瑞(423.2)

發 行 人 ― 楊榮川

總 經 理 ― 楊士清

總 編 輯 ― 楊秀麗

副總編輯 ― 王俐文

責任編輯 ― 金明芬

封面設計 ― 姚孝慈

出 版 者 ― 五南圖書出版股份有限公司

地　　　址：106台北市大安區和平東路二段339號4樓

電　　　話：(02)2705-5066　傳　　真：(02)2706-6100

網　　　址：https://www.wunan.com.tw

電子郵件：wunan@wunan.com.tw

劃撥帳號：01068953

戶　　　名：五南圖書出版股份有限公司

法律顧問　林勝安律師

出版日期　2016年10月初版一刷
　　　　　2020年 7 月二版一刷
　　　　　2021年10月二版三刷
　　　　　2023年12月三版一刷

定　　　價　新臺幣400元

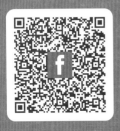

經典永恆・名著常在

五十週年的獻禮 —— 經典名著文庫

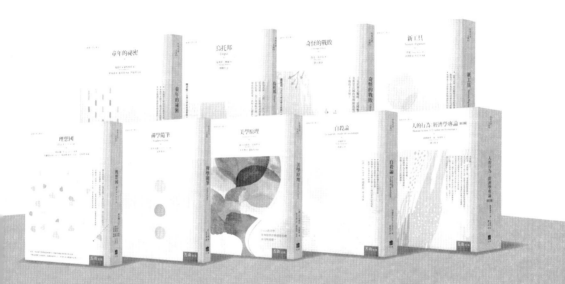

五南，五十年了，半個世紀，人生旅程的一大半，走過來了。

思索著，邁向百年的未來歷程，能為知識界、文化學術界作些什麼？

在速食文化的生態下，有什麼值得讓人雋永品味的？

歷代經典・當今名著，經過時間的洗禮，千錘百鍊，流傳至今，光芒耀人；

不僅使我們能領悟前人的智慧，同時也增深加廣我們思考的深度與視野。

我們決心投入巨資，有計畫的系統梳選，成立「經典名著文庫」，

希望收入古今中外思想性的、充滿睿智與獨見的經典、名著。

這是一項理想性的、永續性的巨大出版工程。

不在意讀者的眾寡，只考慮它的學術價值，力求完整展現先哲思想的軌跡；

為知識界開啟一片智慧之窗，營造一座百花綻放的世界文明公園，

任君遨遊、取菁吸蜜、嘉惠學子！